儿童结核病

主编　万朝敏　舒　敏

科学出版社

北　京

内 容 简 介

  本书邀请了一批具有丰富的儿童结核病诊治临床经验及在各相关领域卓有成就的微生物学、结核病学、呼吸病学和影像学专家共同撰写。主要内容包括儿童结核病的病原学、病理学、影像学、支气管镜检查及免疫学检查等诊断技术，儿童潜伏结核感染、肺结核、肺外结核、耐药结核等疾病的诊断；儿童结核病及耐药结核病的化学治疗；儿童结核病化学治疗的毒副作用，特别是对药物性肝损害的诊治；儿童结核病的预防和护理知识进行了系统深入的论述。

  本书可供广大医务人员，特别是儿科医护人员和结核病防治工作者参考使用。

图书在版编目（CIP）数据

儿童结核病 / 万朝敏，舒敏主编. —北京：科学出版社，2020.6

ISBN 978-7-03-065476-2

Ⅰ . ①儿… Ⅱ . ①万… ②舒… Ⅲ . ①小儿疾病–结核病–防治

Ⅳ . ①R529.9

中国版本图书馆 CIP 数据核字（2020）第 099211 号

责任编辑：戚东桂 / 责任校对：杨 赛
责任印制：赵 博 / 封面设计：龙 岩

科学出版社 出版

北京东黄城根北街 16 号
邮政编码：100717
http://www.sciencep.com

北京画中画印刷有限公司 印刷

科学出版社发行 各地新华书店经销

*

2020 年 6 月第 一 版 开本：787×1092 1/16
2020 年 6 月第一次印刷 印张：13
字数：293 000

定价：**78.00** 元

（如有印装质量问题，我社负责调换）

《儿童结核病》编写人员

主　编　万朝敏　舒　敏

编　者（以姓氏笔画为序）

万朝敏　四川大学华西第二医院

邓建军　四川大学华西第二医院

龙莉琳　四川大学华西第二医院

朱　渝　四川大学华西第二医院

李　雷　四川大学华西第二医院

李　黎　四川大学华西第二医院

李明远　四川大学华西基础医学与法医学院

周　伟　四川大学华西第二医院

钟　琳　四川大学华西第二医院

高利红　四川大学华西第二医院

郭应坤　四川大学华西第二医院

舒　敏　四川大学华西第二医院

廖　琼　四川大学华西第二医院

前　言

　　结核病是全世界单一致病菌导致死亡人数最多的疾病。近年来，世界卫生组织（WHO）将结核病列为重点控制的传染病之一。2018 年 9 月 26 日联合国召开了结核病防治问题高级别会议，各国国家元首和政府首脑承诺要在 2035 年终止结核病的流行。WHO 估算，当前全球已有 1/3 人口感染了结核杆菌，每年约有 1000 万新发结核病患者，每年死亡人数高达 200 万。而且，多种耐药病例日益增加，如果不采取强有力的措施，势必造成结核病更为严重的流行。从结核病的地理分布来看，全球 80% 的结核病患者集中在 30 个结核病高负担国家；中国是结核病高负担国家之一，肺结核和耐药肺结核患者人数居世界第 2 位。因此，实现 2035 年"终止结核病"的目标还任重而道远。

　　WHO《2019 年全球结核病报告》估计，2018 年全球新发结核病患者约 1000 万，其中儿童结核病患者占比 11%，约 110 万；同时，中国新发结核病患者 86.6 万，以 11% 估算，中国新发儿童结核病患者达 8 万～9 万。WHO 认为儿童结核病反映了某一国家或地区近期结核杆菌感染的现状，并可作为远期结核病疫情的预测指标，因此中国儿童结核病疫情不容乐观。

　　长期以来，我国将注意力更多地集中于成人结核病；与成人相比，儿童结核病患病率偏低，因此在国家结核病防治规划中常得不到应有的重视。同时，儿科医师对结核病的诊断、治疗原则和最新进展了解不够，也导致儿童结核病的规范诊治受到影响。

　　与此同时，我国医学界对于儿童结核病的认识差异很大，很多临床医师应用成人结核病的相关知识和诊治经验来诊治儿童结核病患者，导致儿童结核病患者奔走于各大医院之间，甚至导致治疗困难、严重毒副作用和死亡。关于结核病的国内外专著虽然很多，但迄今为止，关于儿童结核病的专著很少；近 5 年，我国还没有以"儿童结核病"作为主题的专著。

　　四川大学华西第二医院儿童感染/传染科是目前全国儿童专科医院中为数不多、四川省唯一一家专门诊治儿童感染/传染性疾病的专业科室，每年平均收治各类感染/传染性疾病患儿近 1000 人。截至目前，已诊治上万名各类感染/传染性疾病患儿，近年来对耐药结核、结核合并药物性肝损害和结核药物其他毒副作用的诊治具有独到的诊疗经验。我们收治并成功治愈了来自四川省内各地，以及来自西藏、云南、贵州、甘肃、新疆、青海、宁夏、陕西、湖北、湖南、重庆、广西等中国结核病高发地区转诊的疑难重症结核病患儿。近年来，我们的团队依托临床开展了一系列的儿童结核病基础研究和应用基础研究，并且获得了国家级及省部级的多项有关项目的资助。因此，我们的研究团队对儿童结核病具有非常深入的认识和研究。在上述临床和科研成果的基础上，我们邀请了一批具有丰富临床经验、在各相关领域卓有成就的微生物学、结核病学、呼吸病学、影像学儿科专家共同撰写了本书，详细地介绍了结核病病原学、病理学、免疫学及影像学等诊断技术；系统阐述了儿童潜伏结核感染、肺结核、肺外结核及其相关疾病的诊断与治疗；对结核病及耐药结核病的化学治疗进行了深入的论述，并对全球儿童结核病流行趋势、结核病控制策略及结核病传播与预防的相关知识进行了介绍。本书还以 WHO 等组织发布的权威指南为基础介绍了结核病的相关研究进展，可作为儿科医师、全科医师、结核科医师和其他科室医师的参考用书。

感谢四川大学华西第二医院结核、呼吸、病理、临床微生物及影像专业同事的辛勤劳动，感谢四川大学华西基础医学与法医学院微生物学专家李明远教授参与了相关章节的编写。

由于时间仓促，加之编者水平有限，对于本书存在的缺点和不足，恳请广大读者批评和指正。

万朝敏

2019 年 11 月于成都

目　　录

第一篇　基　础　篇

第一章　结核病病原学 ·· 3
　第一节　结核杆菌的形态结构 ·· 3
　第二节　结核杆菌的培养特性和生化反应 ·································· 5
　第三节　结核杆菌的遗传与变异 ·· 6
　第四节　结核杆菌的致病性 ·· 9
第二章　结核病病理学 ·· 13
第三章　细菌学检查 ·· 17
第四章　结核菌素试验 ·· 27
第五章　儿童结核病的影像诊断 ·· 32
第六章　支气管镜检查 ·· 45
第七章　结核病的免疫学检查 ·· 51

第二篇　临　床　篇

第八章　儿童结核病的临床特点 ·· 57
第九章　潜伏结核感染 ·· 65
第十章　儿童结核病分类 ·· 69
第十一章　原发性肺结核 ·· 72
第十二章　血行播散型肺结核 ·· 77
第十三章　其他类型肺结核 ·· 79
第十四章　结核性脑膜炎 ·· 81
第十五章　结核性心包炎 ·· 87
第十六章　结核性腹膜炎 ·· 91
第十七章　肾结核 ·· 96
第十八章　皮肤结核病 ··· 102
第十九章　淋巴结结核 ··· 106
第二十章　骨关节结核 ··· 112
第二十一章　先天性结核病 ··· 119
第二十二章　结核病与艾滋病 ··· 123
第二十三章　肺结核合并肺部感染 ··· 131

第二十四章 耐药结核病的诊断 ………………………………………………… 135

第二十五章 儿童结核病与耐药结核病的化学治疗总论 ………………………… 137

    第一节 化学治疗的原则 ……………………………………………………… 137

    第二节 单耐药结核病和多耐药结核病 ……………………………………… 140

    第三节 耐多药结核病的治疗 ………………………………………………… 141

第二十六章 儿童结核病与耐药结核病的化学治疗各论 ………………………… 150

    第一节 潜伏结核感染的治疗 ………………………………………………… 150

    第二节 活动性结核的治疗 …………………………………………………… 152

第二十七章 结核病治疗过程中发生的暂时恶化问题 …………………………… 156

第二十八章 抗结核药物不良反应和临床对策 …………………………………… 159

第三篇 预 防 篇

第二十九章 儿童结核病的流行趋势与控制对策 ………………………………… 167

第三十章 卡介苗与卡介苗接种 …………………………………………………… 172

第四篇 护 理 篇

第三十一章 结核病患儿与家长的心理护理 ……………………………………… 179

第三十二章 儿童结核病的护理 …………………………………………………… 183

第三十三章 技术操作 ……………………………………………………………… 191

第三十四章 结核病病区消毒隔离及自我防护措施 ……………………………… 196

第一篇

基 础 篇

第一章

结核病病原学

结核病（tuberculosis）虽是一种古老的疾病，但至今仍为我国重大传染病之一。结核病的病原体为结核分枝杆菌（*Mycobacteria tuberculosis*，MTB；简称结核杆菌），在微生物分类中归属于分枝杆菌属。据世界卫生组织（World Health Organization，WHO）报道，全球每年约有 800 万新发病例，至少有 200 万人死于结核病。新中国成立前，我国结核病病死率高，居各种疾病死亡原因之首。新中国成立后，随着人民生活水平的提高，环境卫生条件的改善，特别是开展了群防群治和儿童普遍接种卡介苗（BCG）后，结核病的发病率和病死率大大降低。但从 20 世纪 90 年代以来，由于 BCG 在长期使用后保护作用的降低、大量结核杆菌潜伏感染人群的存在、艾滋病的流行和免疫抑制剂的广泛应用，易感人群增加，细菌多重耐药使治疗难度增大，社会快速发展中的人群流动性和环境污染使病原体传播加速，许多国家和地区的公共卫生条件落后及贫困等多种因素使结核病发病率又不断上升，成为重要的再现传染病。目前，结核病是全世界尤其是发展中国家危害最严重的慢性传染病之一，而中国是全球 30 个结核病高负担国家之一。

第一节　结核杆菌的形态结构

结核杆菌是 Koch 在 1882 年分离到的，菌体细长且略弯曲，有呈分枝生长的趋势。由于结核杆菌细胞壁中含有大量脂质，使细菌不易被一般染料着色，但能抵抗盐酸乙醇的脱色，因此这类细菌又被称为抗酸杆菌（acid-fast bacilli）或抗酸性细菌（acid-fast bacteria）。医学微生物中的分枝杆菌属包括 MTB 复合群、麻风分枝杆菌及非 MTB 三类和诺卡菌属的少数菌种都是抗酸染色阳性菌。

一、结核杆菌的形态与结构

结核杆菌为细长略弯曲的杆菌，大小为（1～4）μm×0.4μm。而 MTB 复合群中的牛分枝杆菌则比较粗短，呈单个或分枝状排列，但常聚集成团。结核杆菌无鞭毛，不形成芽孢，有菌毛，有微荚膜。结核杆菌微荚膜的主要成分为多糖，部分为脂质和蛋白质，实际上是某些突出于细胞壁的组分末端结构。微荚膜可在电镜下观察到，但在制备电镜标本固定前需用明胶处理，以防止荚膜脱水收缩。在电镜下观察到的荚膜是菌体外的一层较厚的透明区，对结核杆菌有一定的保护作用。

培养物的衰老或药物（如青霉素、环丝氨酸或溶菌酶）诱导会影响结核杆菌细胞壁中肽聚糖的合成，异烟肼影响分枝菌酸的合成，以及巨噬细胞吞噬的结核杆菌在溶菌酶的作用下破坏肽聚糖，这些均可导致结核杆菌成为"细菌 L 型"。该菌菌体膨大，呈颗粒状或丝状等多形性。其抗酸染色可阴性，革兰氏染色阳性，所以过去被称为 Much（莫赫）颗粒，此颗粒在体内或体外培养时能返回为抗酸杆菌。

结核杆菌的结构与其他原核细胞性微生物相似，但细胞壁结构及化学组分在原核细胞型微生物中是比较特殊的，既没有革兰氏阳性细菌细胞壁的磷壁酸，也没有革兰氏阴性细菌细胞壁的脂多糖。MTB 的细胞壁除含肽聚糖外，还含有大量脂质，约占细胞壁干重的 60%。近年来，通过磁共振光谱分析等技术发现，这些脂质组分大多与阿拉伯糖和甘露糖结合而形成糖脂（glycolipid），如脂阿拉伯甘露聚糖（lipoarabinomannan，LAM）、6, 6-双分枝菌酸海藻糖酯（trehalose-6，TDM）、脂甘露聚糖（lipo-mannan，LM）等。细胞壁的核心框架结构是分枝菌酸（mycolic acid）、阿拉伯糖和肽聚糖通过共价结合的大分子结构称为分枝酰-阿拉伯半乳糖苷-肽聚糖复合物（mycolyl-arabinogalatan-peptidoglycan complex，mAGP 复合物），但 LAM 和分枝菌酸是复合物的主要组分。LAM 端膨大部分呈分支帽状结构，为甘露聚糖组分，暴露于细胞壁外层，在 MTB 的感染中发挥着重要作用。此外，细胞壁中还有其他特殊结构的糖脂，如硫酸脑苷脂（sulfatide）、脂寡糖（lipooligosaccharide）、酚糖脂（phenolic glycolipid）、双分枝菌蜡酸盐（dimycocerosate）和磷脂酰肌醇甘露糖苷（phosphatidyl-myo-inositol mannoside，PIM）等。

二、结核杆菌的染色性

结核杆菌的革兰氏染色结果为阳性，但不易着色，是因为其细胞壁中脂质含量较高，使细胞壁具有像蜡一样的疏水性，可影响一般染料的穿入。因此，结核杆菌最常用的染色方法是抗酸染色法（acid-fast stain）。此外，也可采用金胺荧光素染色法，此方法简便易行，但不具特异性，仅供选择使用。

抗酸染色方法是 F. Ehrlich 在 1882 年首创的，后经 F. Ziehl 改进而创建的一种比较常用的细菌染色方法，其中最具代表性的是 Ziehl-Neelsen（齐-内）染色法。该染色方法的原理是因为分枝杆菌的细胞壁中含有大量的脂质并包绕在肽聚糖的外面，所以一般不易着色，需要通过加热和延长染色时间来促使其着色。而石炭酸品红在脂质中的溶解度比在盐酸乙醇中高，结核杆菌中的分枝菌酸与石炭酸品红染料结合后，就很难被酸性脱色剂脱掉最初染上的颜色，仍保持红色，故又称为抗酸染色。

抗酸染色方法的具体操作是将涂片标本以 5%的石炭酸品红（高浓度的品红加入 5%石炭酸）加温染色 3～5 分钟后，用 3%盐酸乙醇脱色 0.5～1 分钟，再用碱性亚甲蓝进行对比染色或复染。最后的结果是抗酸杆菌呈现红色，即抗酸染色阳性；而其他细菌及背景中的物质为蓝色，为抗酸染色阴性。

三、结核杆菌的抵抗力

结核杆菌的细胞壁中含有脂质，故对某些理化因素的抵抗力较强，可以概括为"四不怕"。一是不怕干燥，结核杆菌含有较多的脂质，可防止菌体水分丢失，故对干燥的抵抗力特别强。结核杆菌黏附在尘埃上能保持 8～10 天的传染性，在干燥的痰内可存活 6～8 个月。二是不怕酸碱，结核杆菌对 3% HCl、6% H_2SO_4 或 4% NaOH 均有抵抗力，一般处理 30 分钟后结核杆菌仍有活性，故常用酸碱来处理标本中的其他杂菌和消化标本中的黏稠物质。三是不怕碱性染料，结核杆菌对 1:13 000 孔雀绿或一定难度的结晶紫有抵抗力，可加在培养基中抑制其他细菌生长。四是不怕青霉素等作用于细胞壁的抗生素。

结核杆菌也有"四怕：一是怕乙醇，因为结核杆菌对乙醇敏感，在 70% 的乙醇中 2分钟即被杀死。二是怕湿热，结核杆菌对湿热敏感，在液体中加热 62～63℃ 15 分钟或煮沸即可被杀死。三是怕紫外线，结核杆菌对紫外线敏感，直接日光照射数小时可被杀死，可用于结核患者衣服、书籍等的消毒。四是怕链霉素、异烟肼和利福平等抗结核药物，所以这些药物是治疗结核病的一线药物。

另外，结核杆菌的抵抗力与环境中有机物的存在有密切关系，如痰液可增强结核杆菌的抵抗力。大多数消毒剂可使痰中的蛋白质变性凝固并包绕在细菌周围，使细菌不易被杀死。例如，5% 石炭酸 30 分钟可杀死结核杆菌，但有痰时需要 24 小时；5% 来苏尔（甲酚皂溶液）5 分钟可杀死结核杆菌，有痰时则需要 1～2 小时。

第二节 结核杆菌的培养特性和生化反应

结核杆菌具有专性需氧、营养要求较高、生长缓慢等主要培养特性。结核杆菌的部分生化反应有助于区别结核杆菌和非结核杆菌，因而也有利于对结核病的诊断。

一、结核杆菌的生长繁殖

结核杆菌同其他原核细胞型微生物一样，在营养物质和气体充足、合适的 pH 与温度等条件下，以二分裂（binary fission）方式进行无性繁殖。结核杆菌细胞壁的脂质含量高，影响了营养物质的吸收，故繁殖速度较慢，细菌分裂数量倍增所需要的时间（即代时，generation time）为 18～20 小时。细菌分裂时，菌细胞首先增大，染色体复制；接着细胞中部的细胞膜由外向内陷入，逐渐伸展并形成横隔；同时细胞壁亦向内生长，成为子代细菌的细胞壁；最后在肽聚糖水解酶的作用下，使细胞壁肽聚糖的共价键断裂，分裂成为两个子代细菌。

二、结核杆菌的营养要求和培养基

结核杆菌为专性需氧菌，具备完整的呼吸酶系统，需要以分子氧作为受氢体来完成需氧呼吸，故在无游离氧的环境下不能生长；而这一特性也使结核病病变部位常发生于通气最好的肺部上叶，其次结核杆菌也易在肾生长，因这些部位的氧含量较高。培养结核杆菌的最适温度为 37℃，低于 30℃ 或高于 42℃ 均不生长。最适 pH 为 6.4～6.8。结核杆菌的营养要求较高，生长缓慢，繁殖一代需 18～20 小时；在宿主体内时生长繁殖速度更慢，一般需要 24～36 小时。培养结核杆菌常用的培养基为罗氏（Lowenstein-Jensen）培养基，内含蛋黄、甘油、马铃薯粉、无机盐（其中最重要的是铁）和孔雀绿等。一般培养 2～4 周可见粗糙型菌落生长。菌落表面干燥呈颗粒状、结节状或菜花状，乳白色或米黄色，不透明。可将其培养特点概括为"馋、懒、丑"。"馋"是指营养要求高，必须在含血清、卵黄、某些无机盐的特殊培养基上才能生长；"懒"是指生长缓慢，需 2～4 周才能见到菌落；"丑"是指菌落为粗糙型，堆积成菜花状。在液体培养基中，由于结核杆菌含脂质量较多，具有疏水性，加之有需氧需求，故易形成皱褶的菌膜浮于液面；但在液体培养基中生长相对较快，可在 2 周左右形成菌膜，并较易获得大量的结核杆菌。液体培养的菌体可相互粘连，排列成绳索状，该现象是由细胞壁脂质分子 TDM 引起的，故 TDM 亦被称为索状因子（cord factor）。若在液体培养基中加 Tween-80，则细菌容易分散而均匀生长，有利于药敏试验（药物敏感试验）及接种实验动物。

三、结核杆菌的生化反应

结核杆菌不发酵糖类。人型结核杆菌和牛型结核杆菌的区别在于前者可合成烟酸和还原硝酸盐，而后者不能。热触酶试验对区别结核杆菌与非结核杆菌有重要意义，结核杆菌对试验呈阴性，而非结核杆菌对试验呈阳性。

大多数分枝杆菌都产生过氧化氢酶，但产生的量有所不同，而且对 68℃ 的敏感性也不同，据此可将过氧化氢酶分为耐热与不耐热两种。过氧化氢酶试验的原理是在分枝杆菌培养物表面加过氧化氢，观察是否产生气泡。耐热过氧化氢酶试验是将细菌悬液置于 68℃ 加温 20 分钟后再加过氧化氢，有气泡产生则为耐热过氧化氢酶试验阳性。结核杆菌的过氧化氢酶试验阳性，但耐热过氧化氢酶试验阴性；而非结核杆菌的过氧化氢酶试验和耐热过氧化氢酶试验均阳性。

第三节　结核杆菌的遗传与变异

结核杆菌同其他细菌一样，具有生物学特性相对稳定、世代相传的遗传特性，也具有子代细菌与亲代细菌之间的生物学特性差异、产生变种或新种的变异性。遗传与变异的物质基础均为其所含的遗传物质，包括细菌基因组、质粒和噬菌体，遗传物质发生改变所引起的变异称为遗传性变异，而遗传物质未发生改变的变异则称为非遗传性变异。

一、结核杆菌的基因组

1998 年，英国 Sanger 中心和法国 Pasteur 研究所率先联合完成了结核杆菌标准株 H37Rv

的全基因测序，至今已有 25 株不同结核杆菌菌株的基因组序列发布。基因组大小为 4.38～ 4.42Mb，G+C 含量 65.6mol%，含有 3638～4293 个 ORF（开放阅读框），编码功能蛋白 3590～4189 个。在结核杆菌的基因中，目前已知约有 525 个基因参与细胞壁合成及相关生理过程，188 个基因编码调节性蛋白，91 个基因决定细菌的毒力，200 个基因参与脂肪酸代谢，分析其原因可能是结核杆菌生长繁殖时需要大量脂肪酸，同时也可能用脂肪酸作为主要碳源，所以参与脂代谢的基因较多，这也为抗结核新药的研究提供了选择的靶点。

1999 年，Behr 等通过 DNA 芯片技术比较了结核杆菌（H37Rv）、牛结核杆菌和 BCG 的全基因组，发现结核杆菌与牛结核杆菌之间有 11 个差别区（region of difference，RD），而 BCG 在此基础上还多出 5 个差别区，所以一共发现了 16 个差别区，包括 129 个开放阅读框。RD1 是唯一的 BCG 基因组具有的差别区，这自然使人联想到 RD1 在结核杆菌的致病机制和宿主免疫反应中的作用，因而对其的研究特别深入。已有的研究结果表明，差别区基因与结核分枝杆菌的毒力密切相关，其早期表达的蛋白成为诱骗宿主免疫系统的蛋白，使之发生免疫逃逸而不被宿主所清除，其中部分蛋白还可能参与结核杆菌的潜伏感染及致病过程。因此，对这些基因功能的研究，在结核病新疫苗研发和新诊断方法的建立中都具有重要意义。

二、结核杆菌的质粒

质粒（plasmid）是细菌染色体外的遗传物质，存在于细胞质中。其为共价闭合环状的双链 DNA 分子，带有遗传信息，可控制细菌某些特定的遗传性状，如性菌毛的生成、耐药性、细菌素和毒素的产生及细菌代谢等。质粒能独立自行复制，随细胞分裂转移到子代细胞中。质粒不是细菌生长所必需的，失去质粒的细菌仍能正常存活。

关于结核杆菌中是否有质粒存在，至今尚无定论。20 世纪 80 年代初，Alberghina 和 Franzblau 等都根据结核杆菌的耐药现象提出结核杆菌可能携带质粒的推测；而 Crawford 则认为结核杆菌 H37Rv 的毒力因子可能与其携带的质粒有关，但当时他们并未从结核杆菌中提取出质粒，更不用说探究其特性。1979 年，Crawford 等首次从非结核杆菌中分离到质粒，后来就陆续见到了从鸟-胞内分枝杆菌、瘰疬分枝杆菌和偶发分枝杆菌中检测到质粒的报道。1990 年，Zain Uddin 做了提取结核杆菌质粒的尝试，此后国内也有学者做过这方面的努力，结果在结核杆菌临床分离菌株中均没有提取到质粒。因此，目前比较共同的认识是，结核杆菌是否存在染色体外线状或单链 DNA 分子需建立新的方法来证明。虽然现通过电穿孔可将质粒成功地导入至结核杆菌和 BCG 中，并能维持代代相传，但结核杆菌独特的细胞壁组成与结构不易接受来自其他微生物的质粒。此外，结核杆菌耐药性和毒力是否与质粒相关也是值得深入研究的课题。

三、结核杆菌的噬菌体

噬菌体（bacteriophage）是感染细菌、放线菌或螺旋体等微生物的病毒，它具有病毒的基本特性，包括个体微小，可以通过滤菌器；没有完整的细胞结构，为非细胞型微生物；

只能在活的细菌细胞内复制增殖，是一种专性活细胞内寄生的微生物。噬菌体具有严格的宿主特异性，只能寄居在易感宿主菌体内。根据噬菌体与宿主菌的关系，可以分为毒性噬菌体（virulent phage）及温和噬菌体（temperate phage）两大类。毒性噬菌体导致宿主菌裂解，在平板上形成一个透亮的空斑，成为噬斑（plaque），并在噬菌体治疗中具有应用前景。噬菌体分布极广，凡是有细菌存在的地方都有可能分离到相应的噬菌体；生物圈中存在约 10^{31} 种噬菌体，所以每种细菌至少存在 10 种以上的噬菌体。

结核杆菌中具有噬菌体。分枝杆菌噬菌体早在 1947 年就被成功分离，迄今已分离出 250 种以上噬菌体。噬菌体在结核杆菌的研究主要集中在噬菌体治疗和耐药性检测中，其中研究最多、最深入的是噬菌体 D29。D29 是由 Forman 等在 1954 年分离到的，已经历了 60 多年的研究历史，也是目前研究最详尽的结核杆菌噬菌体，而且有较多关于 D29 治疗结核病的报道，并已被国外研究者注册专利。噬菌体 Legendre 是 1967 年分离自结核病患者的结核结节，已有的研究表明其免疫原性低，宿主范围广，具有抗耐药结核的潜力。我国学者还开展过对噬菌体 Leo、33D、TM4 和 Guo1 的研究，特别关注对静止期结核杆菌的裂解作用研究，展示出良好的实验结果。关于利用噬菌体进行结核杆菌耐药性的检测被称为噬菌体生物扩增法（phage-amplified biologically assay，PhaB）。其原理是结核杆菌噬菌体只能感染活的结核杆菌，如果待测菌为耐药菌株，细菌不会被抗结核药物杀死，则噬菌体可在感染的菌体内得到保护，不被随后加入的杀毒剂杀死；反之，敏感菌会被抗结核药物杀死，噬菌体得不到保护会被随后加入的杀毒剂杀死。在菌体内繁殖的噬菌体将宿主菌裂解，加入含有指示细胞的培养皿后会出现肉眼可见的噬菌斑。因此，只需根据噬菌斑的有无即可判断待测菌株是否耐药。PhaB 具有敏感性较高、特异性好、不需特殊设备、经济安全等优点，正在逐步成为耐药结核杆菌实验室快速检测的方法之一。

四、结核杆菌的变异

结核杆菌与其他细菌一样容易发生变异，包括形态、菌落、毒力、免疫原性和耐药性变异等。在形态变异方面，于结核性脓肿、痰等临床标本中可见非抗酸性革兰氏阳性颗粒，即细菌 L 型。由于这只是细菌形态的变异，其遗传物质并没有改变，在体内或体外培养时能返回为抗酸性杆菌。另外，在青霉素、溶菌酶等作用下，结核杆菌可失去细胞壁结构而变为细菌 L 型，常呈颗粒状或串珠状。

结核杆菌毒力变异的最好例子当属卡介苗的研制。20 世纪早期（1908 年），法国的 Calmette 和 Guerin 将牛型结核杆菌在含甘油、胆汁、马铃薯的培养基中经 13 年 230 次连续传代培养，然后获得了一株减毒活菌株。这株菌的毒力降低，但可使人获得对结核的免疫力，从而被广泛用于免疫接种预防结核病。他们发明的这种用于预防结核病的活菌生物制剂被称为卡介苗，从 1921 年沿用至今，目前主要用于儿童的免疫接种，有效率达 60%~80%。

结核杆菌的耐药性变异是结核病再现的主要原因之一。结核杆菌生长缓慢，因而对外界因素敏感性较差；加之治疗结核病需长时间用药，所以细菌容易出现耐药性，特别是对异烟肼、链霉素、利福平等常用抗菌药物发生耐药性变异。目前，临床上已出现了对多种抗结核药同时耐药的多重耐药菌株（multidrug resistant strains，MDR），更强化了结核病对人类健康的威胁。

第四节　结核杆菌的致病性

结核杆菌既不产生内毒素，也不产生外毒素和侵袭性酶类，其致病性主要表现为细菌在机体内的侵袭能力和持续生存能力，包括逃避和抵抗机体免疫应答及药物耐受等，而组织器官的病理损伤主要与细菌大量繁殖和宿主免疫系统之间的相互作用所引起的免疫病理有关。总之，结核杆菌的致病机制还有待进一步阐明。

一、结核杆菌的致病物质

结核杆菌的致病物质主要是其菌体成分，特别是细胞壁中所含的大量脂质及菌体蛋白，与细菌侵入吞噬细胞、营造细胞内生存的微生境和引起免疫病理损伤等密切相关。

（一）脂质

脂质是结核杆菌具有致病性质的主要毒力因子，决定结核杆菌的侵袭和生存能力。结核杆菌的脂质成分大多数与多糖结合成为糖脂，其细胞壁的糖脂组分有多种，其组成的差异决定了不同毒力株的差异、疾病程度和结局。

1. TDM　又称为索状因子，是结核杆菌细胞壁的重要成分。TDM 能破坏宿主细胞的线粒体膜，影响细胞呼吸，抑制白细胞游走和引起慢性肉芽肿，是结核杆菌致病性的主要毒力因子。索状因子的主要成分是分枝菌酸，但致病性分枝杆菌与非致病性分枝杆菌的分枝菌酸却有所不同。结核杆菌具有环丙烷合成酶基因 *pcaA*，它是甲基化转移酶基因的一种。蛋白 PcaA 在分枝菌酸合成中起修饰作用，能将环丙烷残基连接在分枝菌酸分子上，而这种被修饰的分枝菌酸是致病性分枝杆菌与非致病性分枝杆菌的重要区别。环丙烷化修饰的分枝菌酸能使结核杆菌抵抗巨噬细胞的抗微生物分子活性氧中间物（reactive oxygen intermediate，ROI）的杀灭作用，从而引起持续性感染。TDM 引起肉芽肿的机制是通过与巨噬细胞可诱导性 C 型凝集素受体 Mincle 结合，激活 Syk-Card9 信号通路，引起多种炎性介质产生和免疫细胞集聚发展而成，而慢性肉芽肿是原发性结核的重要病理改变。

2. LAM　不仅是结核杆菌细胞壁中的一种大分子物质，而且含量较多。LAM 不仅有助于结核杆菌侵入巨噬细胞，而且有助于它在细胞内存活。LAM 通过与巨噬细胞甘露糖受体（mannose receptor，MR）结合，使结核杆菌顺利进入细胞内；而在细胞内又通过抑制钙/钙调蛋白-磷脂酰肌醇激酶通路而抑制吞噬体成熟，阻止巨噬细胞对结核杆菌的消化作用。结核杆菌毒力菌株的 LAM 端连接有甘露糖帽状结构（Man LAM），而其他分子中的甘露聚糖也具有类似结构，它们均可与 MR 结合，导致促炎性反应的下调。Man LAM 中的病原体相关分子模式（PAMP）与巨噬细胞的模式识别受体（PPR）结合后，启动一系列的下调促炎性反应，包括抑制巨噬细胞产生的促炎细胞因子和 NO、氧自由基；并通过封闭 TLR2

阻止 TNF 的合成，以及 IL-12 的产生；还可通过诱导 IL-10 和 TGF-β 的产生而负性调节炎性介质的产生。总之，通过启动一系列下调促炎反应、抑制吞噬体成熟等途径，使进入吞噬细胞的结核杆菌不会被消灭。

3. 其他脂质　结核杆菌还有多种脂质成分与其致病性有关。①磷脂（phosphatide）：能刺激单核细胞增生，抑制蛋白酶的分解，使病灶组织分解不完全，引起干酪样坏死和结核结节的形成。②蜡质 D（wax D）：是细胞壁脂质中的主要成分，也可能就是 mAGP 组分。蜡质 D 是一种糖肽脂与分枝菌酸的复合物，具有佐剂作用。蜡质 D 与蛋白结合可激发机体产生Ⅳ型变态反应，引起组织坏死和全身中毒症状，并在结核结节形成中发挥一定作用。③硫酸脑苷脂（sulfatides）：存在于结核杆菌有毒菌株的细胞壁，可抑制吞噬细胞中吞噬体与溶酶体的融合，使结核杆菌能在吞噬细胞中存活。这类糖脂能结合中性红染料产生中性红反应，可借此鉴别结核杆菌有无毒力。

结核杆菌细胞壁中的糖脂组分，特别是甘露聚糖基序结构与人体甘露糖很相似，因此被认为是结核杆菌不引起免疫细胞强烈反应的原因所在，从而有利于结核杆菌在人体内长期生存，造成大量潜伏感染人群的存在。

（二）蛋白质

结核杆菌菌体内含有多种蛋白成分，其中最重要的是结核菌素。结核杆菌的蛋白质作为毒力因子，与其致病性相关，也可刺激机体产生抗体，虽然这种抗体对机体可能无保护作用，但对某些类型的结核病诊断却有帮助。

1. 结核菌素　是菌体蛋白的主要成分，其本身不具有毒性，但与蜡质 D 结合后注入体内能诱发Ⅳ型变态反应。利用结核菌素建立的结核菌素皮肤试验（tuberculin skin test，TST）有助于辅助诊断结核杆菌感染和卡介苗接种效果。常用的结核菌素包括旧结核菌素（old tuberculin，OT）和纯蛋白衍生物（purified protein derivative，PPD），PPD 又分为由人结核杆菌提取的 PPD-C 和由卡介苗提取的 BCG-PPD。

2. 分枝菌素　为一种脂溶性的铁螯合物，对铁有亲和力，可作为载铁体将环境中的铁转运到菌体内。铁是结核杆菌生长必要的微量元素，其既是一种毒力因子，也是区别有毒和无毒结核杆菌的一个指标，而且具有作为新型抗结核药物靶点的可能性。

3. ESAT6/CFP10　是结核杆菌基因组中 RD1 区基因编码的产物，即培养滤液蛋白 10（10kDa culture filtrate protein，CFP10）和 6kDa 早期分泌抗原靶蛋白（6kDa early secretory antigenic target protein，ESAT6）。它们由Ⅶ型分泌系统以 ESAT6/CFP10 复合的形式分泌，并将其传递至宿主巨噬细胞和单核细胞。它们是 RD1 区重要的 T 细胞抗原，能诱导产生记忆性免疫应答。ESAT6 蛋白上的一些抗原表位能被 T 细胞识别，其中多个 T 细胞表位可以被 HLA 分子识别，从而发挥免疫效应；CFP10 能诱导机体产生细胞和体液免疫反应，产生高水平 γ 干扰素和强烈的Ⅳ型变态反应（DTH）。

4. 抗原85复合物　是结核杆菌培养滤液中三种分子质量为 30～32kDa 的抗原 85 复合物（Ag85A、Ag85B 和 Ag85C），具有较强的细胞免疫和体液免疫活性；可与机体组织中的纤维粘连蛋白结合，参与逃避免疫应答和结核结节的形成。

5. 19kDa 蛋白　结核杆菌的 19kDa 蛋白是一种暴露于结核杆菌细胞壁表面的脂蛋白，

在卡介苗中也有表达。19kDa 蛋白可以触发机体免疫反应，通过 TLR2 诱导相关炎性介质的产生，上调 Th1 型细胞因子 IL-12 的产生，激活中性粒细胞并引起组织损伤。19kDa 蛋白能够被结核患者血清中的抗体识别，增加抗原检测的灵敏度，所以可作为结核杆菌血清学检测的内容之一。

（三）多糖

结核杆菌的多糖包括半乳糖、甘露糖及阿拉伯糖等，大多数与脂质结合成为糖脂，分布于微荚膜和细胞壁中，如微荚膜中的 α 葡聚糖。结核杆菌细胞壁含有的阿拉伯半乳聚糖和阿拉伯甘露聚糖，主要与蜡质 D 结合，能引起病灶局部的炎性细胞浸润。结核杆菌的 25kDa 糖脂蛋白能抑制巨噬细胞 MHC II 类分子的表达，影响巨噬细胞对抗原的加工和提呈。

（四）荚膜

近年来的研究发现结核杆菌具有荚膜，主要成分是多糖、脂质和蛋白质。其中，荚膜多糖可与巨噬细胞表面的补体受体 3（CR3）结合，有助于细菌的黏附与侵入巨噬细胞；而进入细胞后，多糖还能抑制吞噬体与溶酶体的融合。荚膜可防止宿主的有害物质对细菌的损伤作用，还能降解宿主组织中的大分子物质，为细菌生长繁殖提供所需的营养。

此外，结核杆菌基因组中包括了一些抗杀伤的基因，如 noxR3、ahpC 和 glbN，其表达产物能分解反应性氮中间产物（RNI），逃避 RNI 如 NOS2 的杀伤作用，修复过氧化物所致的 DNA 损伤等。目前，已鉴定出了 20 多个与结核杆菌持续感染有关的基因，如参与宿主源性脂肪酸利用的异柠檬酸裂合酶基因 icl，参与分枝菌酸合成的环丙烷合成酶基因 pcaA，转录因子基因 mprA、sigH 和 whiB3 等。

二、结核杆菌所致疾病的类型

结核杆菌可通过呼吸道、消化道或皮肤损伤等途径侵入易感机体，引起多种组织器官的结核病变，但以通过呼吸道感染引起的肺结核最多见。肠道中存在大量正常菌群，结核杆菌与易感细胞的黏附比较困难，加之正常菌群的生物拮抗作用，故肠道结核病并不多见。

（一）肺部感染

由于感染菌的毒力、数量、机体的免疫状态不同，肺结核可有以下两类表现。

1. 原发感染（primary infection） 指机体初次感染结核杆菌，多见于儿童。由于原发感染的机体缺乏特异性免疫，结核杆菌侵入肺泡后被巨噬细胞吞噬，并在其中大量生长繁殖，并最终导致细胞裂解死亡。释放出的结核杆菌又重复该过程，引起肺泡的渗出性炎症，称为原发病灶。原发病灶内的结核杆菌常沿淋巴管扩散至肺门淋巴结，引起肺门淋巴结肿大和淋巴管炎，胸部 X 线片显示为哑铃状阴影，称为原发综合征（primary syndrome）。原发感染大多经纤维化或钙化而自愈，但病灶内常有一定量的结核杆菌长期潜伏，成为日后内源性感染的来源。

2. 原发后感染（post-primary infection） 指初次感染后再发生结核杆菌感染，多见于成人。感染多由原发病灶内潜伏的结核杆菌引起，少部分也可由外来结核杆菌再次侵入引起。由于机体已有针对结核杆菌的特异性免疫应答能力，原发后感染的病灶多局限，一般不累及邻近的淋巴结，但容易发生干酪样坏死和空洞形成，使痰中带有大量结核杆菌，称为开放性肺结核。

（二）肺外感染

部分免疫力低下的患者，结核杆菌可通过血液和淋巴液扩散至肺外组织器官，如脑、肾、骨、关节、生殖器等，并引起相应器官的结核病。AIDS 等免疫力极度低下的患者，结核杆菌可播散至全身，引起全身播散性结核病。结核杆菌也可侵入消化道，引起肠结核、结核性腹膜炎等。此外，结核杆菌可通过破损的皮肤感染人体，导致皮肤结核。近年来，有较多肺外结核标本中细菌 L 型检出率高的报道，需要引起足够的重视。

（李明远　周琳琳）

参 考 文 献

陈凡，朱荣生，周菁，等，2019. 我国结核病防治现状与展望. 公共卫生与预防医学，30（4）：8-11.

李凡，徐志凯，2018. 医学微生物学. 第 9 版. 北京：人民卫生出版社.

李兰娟，任红，2013. 传染病学. 第 8 版. 北京：人民卫生出版社.

李明远，徐志凯，2015. 医学微生物. 第 3 版. 北京：人民卫生出版社.

Carroll KC, Hobden JA, Miller S, et al, 2016. Jawetz, Melnick & Adelberg's Medical Microbiology. 27th ed. New York：McGraw Hill.

第二章

结核病病理学

结核病是由结核杆菌引起的一种慢性肉芽肿性疾病，以肺结核常见，但也可以见于全身各器官。典型病变为结核结节形成伴有不同程度的干酪样坏死。由于机体的反应性、感染菌量及受感染病变组织的不同，感染者可呈现不同的病理改变。

一、结核病基本病理改变

（一）以渗出为主的病变

一般出现在炎症早期或机体免疫力低下、菌量多、毒力强或变态反应强时。病变表现为浆液性炎或浆液纤维素性炎。早期病灶内可见中性粒细胞，但很快被增生的巨噬细胞所取代。在渗出液和巨噬细胞中可查见结核杆菌。此型变化好发于肺、浆膜、滑膜和脑膜等处。渗出物可被完全吸收而不留痕迹或转变为以增生或坏死为主的病变。

（二）以增生为主的病变

一般出现在菌量较少、毒力较低或机体免疫反应较强时，形成具有特征性诊断价值的结核性肉芽肿（又称为结核结节）。结核性肉芽肿由上皮样细胞、朗汉斯巨细胞及外周聚集的淋巴细胞和少量反应性增生的成纤维细胞构成（见彩图 2-1，扫封底二维码获取彩图）。当变态反应较强时，肉芽肿中央可出现干酪样坏死。上皮样细胞由吞噬结核杆菌的巨噬细胞体积增大转变而来。上皮样细胞呈梭形或多角形，胞质丰富，嗜伊红，细胞界线不清，细胞间常以胞质突起互相连接。核呈圆形或卵圆形，染色质稀疏，可见 1~2 个核仁。朗汉斯巨细胞由多个上皮样细胞融合而成，或由于一个上皮样细胞胞核分裂但胞质不分裂而形成的多核巨细胞。朗汉斯巨细胞体积大，直径可达 300μm，胞质丰富，嗜伊红，细胞核十数个到数十个不等，甚至 100 多个，在胞质周围排列成花环状、马蹄形或密集在胞体一端。

单个结核肉芽肿直径约为 0.1mm，肉眼和 X 线检查均不易见，只有三四个以上结节融合才能见到。融合结节界线清楚，多为粟粒大小，呈灰白色，有干酪样坏死时呈淡黄色，略隆起于器官表面。

（三）以坏死为主的病变

当菌量多、毒力强、机体抵抗力低或变态反应强时，以渗出或增生为主的病变均可继发干酪样坏死。由于破坏的结核杆菌和脂肪变性的上皮样细胞中含脂质较多，坏死灶常呈淡黄色，均匀细腻，质地较实，状似奶酪，故称为干酪样坏死。显微镜下为红染无结构的颗粒状物。坏死物中大都含有一定量的结核杆菌，但其中心为低氧、低 pH 和高脂肪酸环境，在坏死中心很难见病菌；因而，进行抗酸染色镜检时，应仔细搜寻坏死灶周边。坏死灶内有多量抑制酶活性的物质，故坏死物可长期保存，不易发生自溶、排出，也不易被吸收。但是，有时因中性粒细胞及巨噬细胞释放大量溶菌酶，促使干酪样坏死发生软化和液化，形成半流体物质。随着液化，病菌大量繁殖，也进一步促进液化。液化虽有利于干酪样坏死物的排出，但同时也为结核杆菌在体内蔓延扩散提供有利条件，是结核病恶化进展的原因之一。

需要注意的是，结核病的三种基本病理改变常同时存在，只是以其中某一种改变为主。随着机体抵抗力变化、变态反应强弱或治疗反应，三种病理改变可以相互转化，因此在同一器官或不同器官中，结核病的病理改变往往具有多样性。结核病的基本病理改变与机体免疫力关系见表 2-1。

表 2-1　结核病基本病理改变与机体免疫力关系

病变	机体状态		结核杆菌		病理改变
	免疫力	变态反应	菌量	毒力	
渗出	低	较强	多	强	浆液性炎或浆液纤维素性炎
增生	较强	弱	少	较低	结核结节
坏死	低	强	多	强	干酪样坏死

二、结核病基本病理改变的转化

结核病的发展和结局取决于机体抵抗力与结核杆菌致病力之间的矛盾关系。当机体抵抗力增强时，病菌可逐渐被抑制、杀灭，病变转向愈合；反之，则病变转向恶化。

（一）转向愈合

1. 吸收消散　渗出性病变的主要愈合方式。渗出物可逐渐通过淋巴管吸收，病灶缩小或完全吸收消散。X 线可见渗出性病变边缘模糊，密度不均、云絮状阴影逐渐缩小或被分割成小片，以至于完全消失，临床称为吸收好转期。较小的干酪样坏死灶或增生性病灶通过积极治疗也可被完全吸收。

2. 纤维化、纤维包裹及钙化　增生性病变转向愈合时，上皮样细胞逐渐消失，被成纤维细胞取代，同时肉芽肿周围的成纤维细胞向内生长，使结节纤维化愈合。未被吸收的渗出性病变也可机化而发生纤维化。小的干酪样坏死（1～2cm）可被机化而发生纤维化；较大者则难以完全纤维化，由其周围的纤维组织增生包裹坏死组织，继而坏死物逐渐干燥、浓缩，伴有钙盐沉着而发生钙化。

病灶纤维化后，结核杆菌已无存活，称为完全痊愈。在纤维包裹及钙化的干酪样坏死灶中仍有少量结核杆菌存活，但病变处于相对静止期，即临床痊愈；当机体抵抗力下降时，病变可复燃进展。X 线检查显示，纤维化病灶边缘清楚，呈现密度较高的条索状阴影；钙化灶则密度更高，表现为边界清晰的阴影。临床称为硬结钙化期。

（二）转向恶化

1. 浸润进展　疾病恶化表现为病灶周围出现渗出性病变，且范围不断扩大，并继发干酪样坏死，坏死区随渗出性病变的扩散而增大。X 线检查显示，原病灶周围出现云絮状阴影，边缘模糊。临床称为浸润进展期。

2. 溶解播散　干酪样坏死物溶解液化后，可经体内的自然管道（气管、输尿管等）排出，以致局部形成空洞。空洞内液化的坏死物中含有大量的结核杆菌，可通过自然管道播散到其他部位形成新的病灶。X 线片可见病灶阴影密度深浅不一，出现透亮区及大小不等的新的播散病灶影，临床称为溶解播散期。儿童支气管未充分发育，管腔狭小容易阻塞或容易受外部病变压迫，因而儿童原发性肺结核很少形成空洞和发生支气管播散。

3. 淋巴管或血道播散　病菌通过淋巴管循淋巴液蔓延到淋巴结或经血液播散至全身器官，引起血源性结核病。

三、儿童结核病的临床病理特点

（一）原发性肺结核

结核杆菌被吸入肺泡后，最先引起的病变称为原发灶，或称为 Ghon 灶，以右肺多见，常位于通气较好的上叶下部或下叶上部靠近胸膜处，形成 1～1.5cm 的灰白色圆形病灶，镜下见结核性肉芽肿，病灶中央多见干酪样坏死。由于儿童常为初次感染结核杆菌，机体缺乏特殊免疫力，原发灶的细菌游离或被巨噬细胞吞噬，很快侵入淋巴管，循淋巴液引流到所属肺门淋巴结，引起结核性淋巴管炎和淋巴结炎。肺的原发灶、淋巴管炎和肺门淋巴结结核三者合称为原发综合征，又称为 Ghon 综合征。X 线片可见原发灶和肺门淋巴结阴影，并与淋巴管炎的较模糊的条索状阴影相连，形成哑铃状改变。

约 95% 的患者不再发展而自然痊愈，小的病灶可完全吸收或纤维化，较大病灶可纤维增生包裹和钙化。少数营养不良或同时患有其他传染病的患儿，机体抵抗力低下，病变恶化，肺内原发灶及肺门淋巴结病变继续扩大，并通过支气管、淋巴管和血行播散，引起小叶性干酪性肺炎、淋巴结结核或血源性结核病等。

（二）结核性脑膜炎

结核性脑膜炎主要由结核杆菌经血行播散所致。病变以脑底最明显，在脑桥、脚间池、视神经交叉及大脑外侧裂等处的蛛网膜下腔内有多量灰黄色的胶冻样渗出物。脑室脉络丛及室管膜有时可见灰白色结核结节。镜下，蛛网膜下腔内炎性渗出物主要由浆液、纤维素、巨噬细胞和淋巴细胞组成，常伴干酪样坏死，偶见结核结节形成。病变严重者可以累及脑皮质而引起脑膜炎。病程较长者可发生闭塞性血管内膜炎，引起多发性脑软化。病程迁延者因渗出物机化而发生蛛网膜粘连，可出现第四脑室正中孔和外侧孔堵塞，引起脑积水。

（三）肠结核病

儿童多由于饮用带有结核杆菌的牛奶或乳制品而感染。结核杆菌侵入肠壁淋巴组织，形成结核结节，结节逐渐融合继发干酪样坏死，破溃后形成溃疡。由于结核杆菌随肠壁环形淋巴管扩散，因此典型结核溃疡呈环形，其长轴与肠管长轴垂直。溃疡较浅，底部附有干酪样坏死物，其下可见结核性肉芽肿。溃疡底部血管多发生闭塞，一般很少发生肠出血和穿孔。溃疡愈合后，由于瘢痕形成及纤维组织收缩容易引起管腔狭窄。

（四）骨结核

骨结核多由血源性播散所致。多侵犯脊椎、指骨及长骨骨骺。病理改变分为干酪样坏死型和增生型。干酪样坏死型较多见，见明显的干酪样坏死和死骨。坏死物液化后在骨旁形成结核性"脓肿"，因无明显红、肿、热、痛，故称为冷脓肿。增生型较少见，以结核肉芽肿为主，无明显干酪样坏死和死骨形成。

（五）结核性腹膜炎

结核性腹膜炎常继发于溃疡性肠结核、肠系膜淋巴结结核等。病理改变分为干型和湿型。干型可见腹膜散在多量结核结节及大量纤维素性渗出物，机化后常引起腹腔器官广泛粘连。湿型表现为腹膜上密布大量结核结节，腹腔内出现大量草黄色腹水，偶见血性腹水。腹水所含纤维蛋白少，很少发生腹膜粘连。

（李　雷）

参 考 文 献

景春梅，王偲，赵洁，2014. 儿童结核病 421 例临床特点分析. 现代医药卫生，30（21）：3236-3238.

李玉林，2013. 病理学. 第 8 版. 北京：人民卫生出版社.

潘家华，张雪，2014. 儿童结核病的诊治进展. 中国当代儿科杂志，16（2）：218-224.

Perez-Velez CM，Marais BJ，2012.Tuberculosis in children.N Engl J Med，367（4）：348-361.

第三章

细菌学检查

结核病的细菌学检查是结核病的直接病原学证据，是结核病早期诊断、耐药结核患者的及时发现和治疗、流行病学调查的重要依据，特异性高。传统的细菌学检查方法包括直接涂片法、浓缩集菌法、固体培养法等，但阳性率较低，获得结果的周期过长。随着技术的发展，自动化分枝杆菌快速培养检测系统、分子生物学等新技术的应用，结核病的病原学诊断在时效性、准确性等方面均有了很大程度的提高。

一、标 本 采 集

新发患者应在抗结核药物治疗前留取标本。

1. 痰 是青少年和能咳痰儿童最适当的标本，尽管合格的痰标本较难获得。能自主咳痰的患儿于清晨漱口后，留取 3~5ml 合格痰标本（深咳后吐出的黏液痰、脓样痰、干酪样痰、褐色血样痰或含少量新鲜血液的血痰）到无菌痰杯，若在标本中发现唾液，应重新采集。应该至少连续 3 天送检晨痰标本。对于痰量不多的患者，可以使用高渗盐水雾化诱导咳痰，这种方法无侵入性，但需要患者合作，尤其在年龄小的患儿中不容易实施。

2. 胃液 胃液抽吸是最广泛使用的、收集儿童吞咽下去的呼吸道分泌物的方法，尤其适用于小年龄组儿童。采集前，最好禁食 8 小时以上，抽吸 3~5ml，连续 3 天收集送检。

3. 支气管灌洗液 取 3~5ml，并以无菌容器盛装送检。

4. 组织标本 至少取 1g 组织，需用组织研磨器磨碎后再行检测。

5. 尿液标本 至少收集 20ml 晨尿，不建议留取 24 小时尿液。

6. 体液或脑脊液 不少于 2ml。

7. 脓 尽最大可能多采集脓液，使用注射器注入无菌试管中送检。

8. 粪便 收集至少 1g 标本于无菌容器中送检。对粪便标本进行抗酸杆菌的培养非常困难，因为肠道菌群会对结果造成影响，而且处理流程也相对复杂。感染 HIV-1 的儿童粪便标本可用于抗酸杆菌的检测；对于鸟-胞内分枝杆菌感染的儿童，粪便的直接抗酸染色常为阳性。

二、直接涂片检查

（一）抗酸染色检查载玻片要求

应使用经 95%乙醇擦拭（或浸泡）脱脂、干燥、清洁、无油污、无划痕的新载玻片制备涂片；一张载玻片只能涂抹一份标本；载玻片只能使用一次，不得清洗后再次使用。

（二）涂片制备

操作过程应在生物安全柜内进行，严禁在涂抹标本的同时对载玻片进行加热。

1. 痰标本直接涂片　小心打开盛痰标本容器，仔细观察标本，使用接种环或折断的消毒竹签端挑取标本中可疑部分 0.05～0.1ml，于载玻片正面右侧 2/3 处均匀涂抹成 10mm×20mm 的椭圆形痰膜。自然干燥后，紫外线照射 20 分钟后进行染色镜检。涂片的厚薄应以将染色后涂片放置在报纸上，透过痰膜刚能分辨报纸上字体为 5 号的文字为宜，避免太薄或太厚。

2. 痰标本集菌涂片

（1）漂浮集菌法：痰标本经 121℃高压灭菌 15 分钟，冷却后，取标本于体积为 100ml 的玻璃容器中（口径约 2cm），加灭菌蒸馏水 20～30ml，总体积勿超过容器 1/3，加二甲苯 0.3ml，置振荡器振荡 10 分钟，加蒸馏水至满瓶口，将已编号的载玻片盖于瓶口上，静置 20 分钟，取下载玻片，自然干燥后，加热固定染色镜检。

（2）离心集菌法：痰标本经 121℃高压灭菌 15 分钟，冷却后取标本于体积为 50ml 的塑料螺旋盖离心管中，加灭菌蒸馏水至 50ml，经 3000g 离心 20 分钟后，取沉淀涂片染色镜检。

3. 胃液涂片　同痰标本直接涂片法。

4. 胸腔积液、腹水涂片检查　留全部胸腔积液、腹水，静置弃上清液，取 10～30ml 置于 50ml 塑料有盖离心管中，经 3000g 离心 20 分钟后，取沉淀涂片染色镜检。

5. 支气管灌洗液　同胸腔积液、腹水涂片检查。

6. 脓液标本涂片检查　同痰标本直接涂片。

7. 脑脊液涂片检查　可以将脑脊液置于室温或 4℃ 24 小时后形成薄膜，取薄膜进行涂片，或将脑脊液离心后取沉淀涂片染色镜检。若脑脊液量少，也可以使用细胞离心机进行离心，然后涂片染色镜检。

8. 尿液涂片检查　同胸腔积液、腹水涂片检查。

（三）染色方法及报告标准

1. 齐-内（Ziehl-Neelsen）染色法　此法简单、快速、无须特殊仪器且当天能出结果，但其敏感性低，一般需每毫升有 5000～10 000 条菌才能得到阳性结果；特异性不高，各种分枝杆菌均可着色，需进一步鉴定是否为结核杆菌；不能区分死亡菌与活菌。

（1）染色步骤：涂片自然干燥后，火焰固定涂片（如果没有经高压灭菌，则固定前先将涂片放在生物安全柜内用紫外线照射 20 分钟），将涂片放置在染色架上，玻片间距保持

10mm 以上。滴加石炭酸品红染液盖满全片，火焰加热至出现蒸汽后，脱离火焰，保持染色至少 5 分钟，高原或气温低的地区可以适当延长染色时间；流水自玻片一端轻缓冲洗，冲去染色液，沥干涂片上剩余的水；滴加脱色液布满痰膜，脱色 1 分钟，如有必要，需流水洗去脱色液后，再次脱色至痰膜无可视红色为止，但脱色时间累计不能超过 10 分钟，流水自玻片一端轻缓冲洗，冲去脱色液，沥干涂片上剩余的水；滴加亚甲蓝复染液，染色约 30 秒，若染不上可再次复染一次，流水自玻片一端轻缓冲洗，冲去复染液，沥干涂片上剩余的水；待玻片干燥后镜检。

（2）镜检：使用光学显微镜（目镜 10 倍，物镜 100 倍）镜检，观察 300 个视野或整个标本区。一张染色合格的涂片，外观应呈亮蓝色；油镜视野下，抗酸杆菌呈红色，其他细菌和细胞呈蓝色。

（3）结果报告

1）抗酸杆菌阴性（－）：连续观察 300 个不同视野，未发现抗酸杆菌。

2）报告抗酸杆菌菌数：1～8 条抗酸杆菌/300 视野。

3）抗酸杆菌阳性（＋）：3～9 条抗酸杆菌/100 视野。

4）抗酸杆菌阳性（＋＋）：1～9 条抗酸杆菌/10 视野。

5）抗酸杆菌阳性（＋＋＋）：1～9 条抗酸杆菌/每视野。

6）抗酸杆菌阳性（＋＋＋＋）：≥10 条抗酸杆菌/每视野。

（4）质量控制：使用灭活的 MTB H37Ra 制成阳性质控片，非抗酸的球菌或杆菌制成阴性质控片，与标本一同进行染色；每批或每一货次新试剂使用前及使用中至少每周进行一次室内质控（检测频率大于 1 周的，每次染色时均应同时进行室内质控）。

（5）常见影响染色质量的因素

1）涂片偏红的原因：脱色时间不够；火焰固定不当；加热时局部过热或出现沸腾；涂片太厚；石炭酸品红浓度太高；脱色液浓度不够。

2）涂片偏蓝：亚甲蓝浓度太高，染色时间过长；涂片太厚。

3）涂片不（易）着色：标本为唾液，染液浓度不够，染色时间不够。

2. 荧光染色法 与抗酸染色类似，利用金胺 O 能与所有分枝杆菌细胞壁上脂质分枝菌酸牢固结合，使分枝杆菌呈亮黄色，试剂高锰酸钾用于消除非特异性荧光背景，金胺 O 染色，蓝紫色滤片，目镜 10 倍，物镜 40 倍，观察 100 视野。这种方法可用较低倍镜检，因此比普通的抗酸染色方法更能快速找出抗酸菌。

（1）染色步骤：涂片经火焰固定后，滴加染色液盖满玻片，染色 30 分钟；流水自玻片一端轻缓冲洗，洗去染色液，沥去玻片上剩余的水；滴加脱色剂，脱色 3 分钟或至无色，流水自玻片一端轻缓冲洗；滴加复染剂染色 2 分钟，流水自玻片一端轻轻冲洗，自然干燥后镜检。

（2）镜检：首先用荧光显微镜低倍镜（目镜 10 倍、物镜 20 倍）进行镜检，发现可疑荧光杆状物，使用 40 倍物镜确认。在暗背景下，抗酸杆菌发出黄色荧光，呈杆状略弯曲。如果荧光法不能确认时，将原涂片使用齐-内染色后油镜确认。

（3）荧光染色镜检结果分级报告标准：物镜 20 倍检查结果分级报告标准如下。

1）荧光染色抗酸杆菌阴性（－）：0 条/50 视野。

2）荧光染色抗酸杆菌阳性（报告抗酸杆菌数）：1～9 条/50 视野。

3）荧光染色抗酸杆菌阳性（+）：10～49 条/50 视野。

4）荧光染色抗酸杆菌阳性（++）：1～9 条/每视野。

5）荧光染色抗酸杆菌阳性（+++）：10～99 条/每视野。

6）荧光染色抗酸杆菌阳性（++++）：≥100 条/每视野。

（4）质量控制：同齐-内染色法。

（5）注意事项：经酸、碱处理的标本不宜做荧光染色；由于荧光会随着时间而衰减，故荧光染色后的涂片应于当日镜检，如当日不能完成，应将涂片放置于 4℃ 避光保存，次日必须完成镜检；判断结果为"阴性"前，必须看够规定要求的视野数；荧光显微镜应定期进行校准。

三、分枝杆菌常规分离培养

结核杆菌培养阳性是确诊结核病的"金标准"。改良罗氏培养法或使用 MiddleBrook 7H10 和 7H11 培养基法是目前较为成熟的分离培养方法。根据结核杆菌生长缓慢，菌落干燥、颗粒状、乳酪色，似菜花状，菌体染色抗酸性强等特点判断是否为结核杆菌。此法培养时间长，不适于快速检测分枝杆菌，同时各种分枝杆菌均可生长，阳性结果需要进一步鉴定是否为结核杆菌。痰、胃液、粪便等含有大量杂菌的标本在接种固体培养基之前均需要进行去污染处理。

（一）去污染处理

去污染处理的目的是杀灭或抑制杂菌生长，溶解黏液、脓液、蛋白，将包裹的分枝杆菌释放出来，提高检出率；处理的方法有酸处理法、碱处理法、胰蛋白酶-新洁尔灭法、NALC-NaOH（N-乙酰-L-半胱氨酸-氢氧化钠）法等，美国 CDC 推荐使用 NALC-NaOH 方法进行样本的前处理。

1. 2% NALC-NaOH 标本前处理液配制　用 50ml 4% NaOH 溶液和 50ml 2.9% 枸橼酸钠溶液配制 100ml 混合液，高压消毒后，加入 0.5g NALC（N-乙酰-L-半胱氨酸），混匀。在 24 小时内使用。

2. 痰液/胃液标本的前期处理

（1）挑取 3～5ml（不超过 10ml）痰液/胃液至 50ml 已标记的离心试管中。

（2）加等量的 2% NALC-NaOH 前处理液（不超过 10ml），强力旋涡振荡 20 秒。如果痰液、胃液很黏稠，可多加入一些前处理液，并重复振荡。

（3）室温静置 15～20 分钟；请勿超过 20 分钟（以防杀死结核菌）。

（4）加无菌 PBS（pH 6.8）至约 50ml，盖紧盖子。

（5）离心 3000g，15 分钟，倒掉上清液。

（6）添加 1～3ml PBS（pH 6.8）以中和 pH 至 6.8。

（7）处理后标本可接种 0.1ml 至培养基进行固体培养，也可以同时接种 MGIT 培养管进行液体培养和涂片染色。

3. 其他无杂菌标本的前处理　脑脊液、腹水、胸腔积液等无杂菌的标本，直接 3000g 离心 20 分钟后，取沉渣 0.1ml 接种。

（二）接种方法

取前处理后的标本 0.1ml 接种于培养基斜面上，每份标本同时接种两支培养基，置 37℃ 孵箱内横放 24 小时，再竖直培养。

（三）结果观察与报告

培养基接种 37℃ 孵育后，3～7 天每天进行观察，2 周后每周观察一次，至 8 周无菌落生长即可报告阴性。在观察分枝杆菌生长情况时，发现有非抗酸杆菌的生长，则报告污染，需重新送检。

（1）抗酸杆菌培养阴性：斜面无菌落生长。

（2）抗酸杆菌培养阳性（＋）：菌落生长占斜面面积的 1/4。

（3）抗酸杆菌培养阳性（＋＋）：菌落生长占斜面面积的 1/2。

（4）抗酸杆菌培养阳性（＋＋＋）：菌落生长占斜面面积的 3/4。

（5）抗酸杆菌培养阳性（＋＋＋＋）：菌落生长布满全斜面。

（四）注意事项

标本的接种量勿小于 0.1ml；生长与否应以肉眼可见菌落为准，常规不用放大镜或显微镜；对可疑菌落须涂片进行抗酸染色证实；污染率以 3%～5% 为宜；高于 5% 应查找引起污染的原因，低于 3%，则意味着消化过度，有杀死分枝杆菌的可能性。

四、分枝杆菌快速培养检测系统

WHO 推荐此检测系统，指使用液体培养基对分枝杆菌做培养及药敏试验，是当前结核病细菌学确诊的参考方法。BACTECMGIT 960 是一款全自动无放射性的检测系统，其基本原理是 MGIT 培养管底部包埋有荧光物质，荧光物质随着管内氧含量的变化而发生反应。若分枝杆菌在 MGIT 培养管内生长消耗氧，管内荧光物质被激活，在特定光源的激发下释放荧光。BACTECMGIT 960 系统将每隔 60 分钟连续检测 MGIT 培养管内荧光强度，从而判断 MGIT 管内分枝杆菌生长情况。系统平均阳性结果检出时间为 9 天，平均药敏时间为 8 天。液体培养较固体培养结核杆菌的复苏率高且耗时短，是一个更加灵敏的培养系统，但污染率较固体培养方法高，非结核杆菌（NTM）分离株出现频率也更高。

五、分子生物学检测

（一）PCR

荧光定量聚合酶链式反应已广泛应用于分枝杆菌感染的诊断，与传统细菌学检测方法相比较，具有反应快速、重复性好、灵敏度高等优点。该技术可以检测不同来源的临床标本，能早期诊断结核菌血症，在儿童结核杆菌感染早期细菌量少或者化学治疗后细菌变异难于培养时更能显示其优越性，如 PCR-荧光探针、多重 PCR 等技术均可较好地区分结核杆菌与非结核杆菌。

（二）Xpert MTB/RIF

利用实时 PCR 技术自动检测结核杆菌及利福平耐药，通过扩增结核杆菌特异性 *rpoB* 基因，并同时使用分子信标检测利福平耐药区突变。该检测平台整合了样本处理及 PCR 过程，细菌裂解、核酸提取、扩增、产物检测在一次性检测槽中进行，2 小时可获得结果，操作简便。

鉴于其在成人结核病临床评估中具有很好的应用价值，WHO 于 2011 年出版了 Xpert MTB/RIF 试验的使用指南，但在儿童结核病诊断中的研究数据较少。在儿童痰液标本的检测中，Xpert MTB/RIF 试验的敏感度和特异度远高于抗酸染色，但敏感度仍然显著低于结核培养或临床诊断。Xpert MTB/RIF 试验主要被推荐用于急需快速诊断的重症疾病患儿，但其阴性结果无法排除活动性结核病存在，仍需要根据临床资料进行综合诊断。

Xpert MTB/RIF 试验对处理过或未处理的痰标本均适用，也适用于洗胃后或抽取的胃液标本。当急需快速诊断结果时，在脑脊液送检量较少或者无法再抽取脑脊液的情况下，应优先采用 Xpert MTB/RIF 试验进行初筛，而非培养；如果脑脊液送检量足够，应采用离心法提高检出率。Xpert MTB/RIF 试验在胸腔积液标本中的敏感度很低，因为无论采用何种诊断方法，胸腔积液都是结核性胸膜炎病原学确诊的次选标本，胸膜活体组织为首选标本。目前尚无 Xpert MTB/RIF 试验在粪、尿和血液标本中诊断的数据，因此不适用于这些标本的检测。

（三）Genotype MTBDR

MTBDR 线性探针杂交整合了 PCR 与分子杂交技术，并同时对异烟肼和利福平两种耐药基因突变进行检测，检测时间约为 6 小时。MTBDR 检测结核杆菌的敏感度为 94.4%，对异烟肼和利福平耐药预测的准确度分别为 84.2%、96.2%。

（四）基因芯片

基因芯片技术可用于同时检测多个基因序列，检测细菌的保守序列以进行鉴定，可同时检测基因突变引起的耐药。与传统的药敏试验相比较，基因芯片对利福平耐药检测的敏感度为 80%。

六、结核分枝杆菌菌种鉴定

在结核病高负担国家，大多数分枝杆菌分离株均为 MTB。在不同的国家和地区，NTM 的流行程度不同，某些地区可能高于结核杆菌感染人群。因此，必须对所有分离自液体或固体培养基的菌株进行菌种鉴定，以区分非结核杆菌和结核杆菌。菌种鉴定的方法多样，如表型检测、免疫层析、基因分型等。

在分枝杆菌属表型鉴定方面，首先依据抗酸染色、生长速度、色素产生和菌落特征做出初步鉴定，凡在固体培养基上 7 天内生长菌落者为快生长分枝杆菌，7 天以上生长者为慢生长分枝杆菌。结核杆菌复合群细菌的主要培养及生化特征是抗酸染色阳性，菌体细长微弯，生长缓慢，菌落呈乳白色或淡黄色，干燥、粗糙呈颗粒状，似菜花样，不发酵糖类，烟酸、烟酰胺酶及硝酸盐还原试验均阳性，脲酶阳性。

基因型分析较表型检测更能快速地提供可靠的菌种鉴定结果。除非确定为结核分枝杆菌属，否则分枝杆菌的分离株对一线药物的耐药表型可能预示着是 NTM 感染而并不一定是耐药结核病。

七、分枝杆菌的药敏试验

分枝杆菌的药敏试验（drug susceptibility testing，DST）对于耐药结核病患者的及时发现和治疗，以及耐药结核病高危人群的筛查工作均具有重要作用，早期耐药检测对治疗方案的制订和控制结核病流行具有重要意义。耐药结核病的确诊需要检测到结核杆菌并且进行药敏试验，通过培养分离分枝杆菌菌株，并鉴定种属，采用液体或固体培养进行 DST，或采用 WHO 认可的分子检测 Mtb DNA 和耐药突变来实现。由于传统耐药结核病诊断周期过长，延误有效的治疗方案制订，增加了耐药结核病传播概率，甚至在诊断期间患者体内出现新的耐药菌株，易导致根据 DST 结果制订的治疗方案失败。

表型 DST 方法检测耐药不需要考虑耐药机制及分子生物学基础，可在固体或液体培养基上直接或间接进行。固体培养常用的方法有比例法、绝对浓度法和抗性比率法；液体培养系统主要是比例法，这些方法对于一线抗结核药物具有良好的一致性。二线药物的 DST采用肉汤或液体培养基，与固体培养的比例法的检测结果相似，但仍有待建立准确度高和可重复性强的标准方法。

（一）表型药物敏感试验——固体培养法

1. 含药培养基的制备

（1）含药培养基基础液成分：天门冬氨酸（或谷氨酸钠 7.2g）3.6g、甘油 12ml、KH_2PO_4 2.4g、蒸馏水 600ml、$MgSO_4 \cdot 7H_2O$ 0.24g、新鲜鸡蛋液 1000ml、枸橼酸镁 0.6g、2%孔雀绿 20ml。

（2）培养基含药的最终浓度见表 3-1。

表 3-1 培养基含药的最终浓度

药物	绝对浓度法		比例法浓度（μg/ml）	溶解药粉使用的溶剂
	低浓度（μg/ml）	高浓度（μg/ml）		
INH	1	10	0.2	灭菌蒸馏水
SM	10	100	4	灭菌蒸馏水
EMB	5	50	2	灭菌蒸馏水
RFP	50	250	40	二甲亚砜

药物	绝对浓度法		比例法浓度（µg/ml）	溶解药粉使用的溶剂
	低浓度（µg/ml）	高浓度（µg/ml）		
PAS-Na	1	10	1	灭菌蒸馏水
TB1	10	100	40	灭菌蒸馏水
TH1321	25	100	40	二甲亚砜
KM	10	100	30	灭菌蒸馏水
CPM	10	100	40	灭菌蒸馏水
RFT	50	250	40	二甲亚砜
OF	10	100	3	先用少量 4% NaOH 完全溶解，再加灭菌蒸馏水至所需浓度

注：INH，异烟肼；SM，链霉素；EMB，乙胺丁醇；RFP，利福平；PAS-Na，对氨基水杨酸钠；TB1，氨硫脲；TH1321，丙硫异烟胺；KM，卡那霉素；CPM，卷曲霉素；RFT，利福喷丁；OF，诺氟沙星。

以上培养基含药浓度为最终浓度，如果配制含药培养基需要考虑灭菌过程中药效丢失现象，不同种药效丢失程度有所不同，请参考相关文献进行配制。

（3）保存要求：利福平、利福喷丁药粉在 −20℃ 环境保存。其他药粉可保存在 4～8℃ 冰箱。配好的储存药液根据实际工作量分装并保存在 −20℃ 环境。不能反复冻融使用。

（4）含药培养基制备步骤：配制基础培养基基础液；按照药物纯度和效价计算药量；选用适当的溶剂溶解、稀释；按实际需要量每 100ml 基础培养基中加入 1ml 药液；混匀，分装，85℃凝固 50 分钟；自然冷却，37℃无菌试验 24 小时，检查污染情况后 4℃保存，1 个月内用毕。

2. 菌液制备　在新鲜培养物（肉眼可见菌落后 1～2 周的菌落）的不同部位刮取具有代表性的菌落，放入到带盖的平底试管中，试管预先放 10～20 个直径 3mm 的玻璃珠和 1ml 0.5%吐温 80 的生理盐水，置于涡旋振荡器振荡约 30 秒，使菌悬液充分匀化，静置 1 分钟后加入灭菌生理盐水调节菌悬液浓度，与 1 个麦氏单位的标准麦氏浊度管比浊，即配成 1mg/ml 的菌悬液。

3. 菌液稀释和接种

（1）绝对浓度法：将配好的 1mg/ml 菌悬液静置片刻，使其中的颗粒或菌块沉淀，取 0.5ml 上述 1mg/ml 菌悬液加至 4.5ml 灭菌蒸馏水试管中，振荡混匀即配成 10^{-1}mg/ml 的菌悬液。按上述方法进行稀释直至 10^{-2}mg/ml；以灭菌刻度吸管接种 0.1ml 于含药和对照培养基上，每管接种菌量 10^{-3}mg。

（2）比例法（method of proportion，MOP）：是 WHO 全球结核病耐药监测项目统一推荐的方法。目前常用接种方法有接种环法和移液管法。

1）接种环法：使用经校准过的 0.01ml 定量接种环，取 2 满环 10^{-2}mg/ml（配制 10^{-2}mg/ml 菌悬液的方法参见绝对浓度法）的菌悬液移至装有 2ml 蒸馏水的小试管，振荡混匀，即配成 10^{-4}mg/ml 的菌液。用接种环分别将 10^{-2}mg/ml 和 10^{-4}mg/ml 的菌悬液接种一环于含药培养基和对照培养基的斜面，接种菌为 10^{-4}mg 和 10^{-6}mg。

2）移液管法：将配好的 1mg/ml 的菌悬液静置片刻，使其中的颗粒或菌块沉淀，取 0.5ml

上述 1mg/ml 菌悬液加至装有 4.5ml 灭菌蒸馏水的试管中，振荡混匀，即配成 10^{-1}mg/ml 的菌悬液，按上述方法连续进行 10 倍稀释，直至稀释到 10^{-5}mg/ml。在不含药的两个培养基和含药的两个培养基上分别接种 0.1ml 的 10^{-3}mg/ml 和 10^{-5}mg/ml 菌悬液。

4. 孵育、结果观察及报告

（1）绝对浓度法：接种好的培养基斜放，使菌落尽可能多地覆盖培养基表面，于 37℃ 环境孵育 24 小时后，直立培养基置于 37℃ 环境继续培养 4 周观察结果，按下列方式报告对照及含药培养基上菌落生长情况。

1）分枝杆菌培养阴性：斜面无菌落生长。

2）分枝杆菌培养阳性（+）：菌落生长占斜面面积的 1/4。

3）分枝杆菌培养阳性（++）：菌落生长占斜面面积的 1/2。

4）分枝杆菌培养阳性（+++）：菌落生长占斜面面积的 3/4。

5）分枝杆菌培养阳性（++++）：菌落生长布满整个斜面。

培养基斜面上菌落数少于 20 个时，报告菌落数。

（2）比例法：将接种环接种好的培养基直立并置于 37℃ 环境培养 4 周，观察结果。将移液管接种好的培养基斜放，使菌液尽可能多地覆盖培养基表面，在 37℃ 环境中孵育 24 小时后，直立培养基并置于 37℃ 环境继续培养 4 周。

结果的判读、解释和报告：计算耐药百分比，即含药培养基上菌落与无药培养基上菌落数相比的百分比。小于或等于 1% 报告耐药。

5. 质量控制　每批试验应以结核杆菌参考菌株（H37Rv 敏感株）10^{-3}mg 检测含药培养基质量。接种 10^{-3}mg 要求对照培养基菌落数在 200 个以上且无融合。若菌落数低于 50 个时，要求重新做药敏试验。含药培养基无菌生长。

6. 药敏试验注意事项

（1）分枝杆菌药敏试验应在生物安全柜中进行，并严格按技术规范实施，防止产生气溶胶，尤其在挑取菌落、磨菌、菌液稀释和接种、烧灼接种环等操作时需要更加小心。

（2）选择新鲜、生长旺盛的菌落进行药敏试验，生长不良或陈旧菌株应传代后再进行试验。

（3）比浊、菌液稀释应力求精确，以保证接种菌量的准确。

（4）有些菌落在罗氏培养基上生长不良；如果在含某种药物的培养基上出现含药培养基的生长比不含药培养基的生长更好时，通常将这种现象称为依赖该药的结核杆菌。

（二）表型药物敏感试验——液体培养法

BACTEC MGIT 960 系统采用的是 CLSI 推荐的比例法以进行结核杆菌药敏试验的检测，药敏试验判断的临界度为 1%。仪器通过自动检测，比较一定周期内给药管与生长对照管（不给药管）的荧光强度，得到药敏判断结果。商品化的液体培养被认为是最快且可靠的二线药物 DST 方法。

（三）基因型药物敏感试验

在基因型 DST 中，线性探针检测技术和 Xpert MTB/RIF 是当前被 WHO 认可的、仅有的两项用于利福平耐药的检测技术。大多数情况下，尤其是使用一线抗结核药物固定剂量复合制剂（FDC）时，利福平耐药几乎都合并异烟肼耐药，检测到利福平耐药也意味着极有可能（但并非全部）是 MDR-TB。快速利福平耐药检测的优势包括 MDR-TB 高风险患者的快速筛查，尽早发现不适当的一线抗结核药物治疗方案，尽早阻断 MDR-TB 的传播。MTBDRsl 线性探针基因型检测方法对检测氟喹诺酮类和二线注射药物的特异度高，而敏感度稍差。利福平耐药的表型 DST 和基因型 DST 方法检测结果不完全一致，但新证据表明，*rpoB* 基因 DNA 测序（基因型 DST 检测的金标准）尽管并不完美，但是相较于表型 DST，*rpoB* 基因 DNA 测序是一个更好的参考方法。

WHO 建议，在高危人群中使用分子生物学方法快速诊断 MDR-TB。耐药结核病的高危人群包括慢性排菌患者和（或）复治失败患者；密切接触耐多药肺结核患者的涂阳肺结核患者；初治失败患者；复发与返回治疗的患者；治疗 3 个月末，痰涂片仍阳性的初治涂阳患者。其中，复治方案化学治疗失败患者的 MDR-TB 比率高达 85%～90%。对高危人群尽早开展耐药基因检测，以便尽早发现耐药结核病患者，是有效控制疫情、避免疾病进一步传播的重要途径。

（周　伟）

参 考 文 献

陈东科，孙长贵，2011. 实用临床微生物学检验与图谱. 北京：人民卫生出版社.

江载芳，易著文，赵顺英，2007. 实用小儿结核病学. 北京：人民卫生出版社.

焦伟伟，孙琳，肖婧，等，2016. 国家结核病规划指南——儿童结核病管理. 第 2 版. 中国循证儿科杂志，11（1）：65-74.

王辉，任健康，王明贵，2015. 临床微生物学检验. 北京：人民卫生出版社.

王伟，刘京铭，李传友，2015. WHO 2014 年版《耐药结核病规划管理指南伙伴手册》解读之五（耐药结核病实验室检测）. 中国防痨杂志，37（6）：655-658.

World Health Organization，2013. Automated real-time nucleic acid amplification technology for rapid and simultaneous detection of tuberculosis and rifampicin resistance：Xpert MTB/RIF system for the diagnosis of pulmonary and extra-pulmonary TB in adults and children Policy Update. Geneva：World Health Organization.

第四章

结核菌素试验

一、概　述

结核菌素试验也称为芒图试验、PPD 试验，是基于Ⅳ型变态反应的一种皮肤试验，是临床上诊断结核杆菌感染的重要指标之一，对诊断活动性结核病和测定机体细胞免疫功能具有参考意义。其具有操作简单、技术要求低、经济、安全等特点。

二、试 验 目 的

（一）卡介苗接种对象的选择

如结核菌素试验阳性时，表明体内感染过结核杆菌，无须再接种卡介苗。阴性者是卡介苗的接种对象。

（二）卡介苗接种后免疫效果的评价

一般在接种卡介苗 3 个月以后，应做结核菌素试验，了解机体对卡介苗是否产生免疫力。假如结核菌素试验阳性，表明卡介苗接种成功，反之需重新进行卡介苗接种。

（三）结核杆菌感染的诊断与鉴别诊断

结核菌素试验对儿童结核病的诊断和鉴别诊断具有重要意义，是儿科临床上普遍运用的辅助检查手段。

三、试 验 原 理

结核菌素试验是基于Ⅳ型变态反应的一种皮肤试验。它是抗原（结核杆菌或卡介苗）进入机体，使机体的免疫 T 淋巴细胞致敏，并大量分化增殖，具有对结核杆菌的识别能力。当已致敏的机体再次遭受到抗原入侵时，致敏淋巴细胞就会与之结合，释放出多种可溶性淋巴因子，导致血管通透性增加，使致敏的 T 淋巴细胞、小淋巴细胞、巨噬细胞聚集在注射部位而产生硬肿炎性反应。具体表现为结核菌素注射部位形成硬结甚至发生水疱、坏死。结核菌素试验阳性表明机体曾经受到结核杆菌感染或接种过卡介苗，也表示机体对结核杆菌具有一定免疫力。但也有少数免疫力低下的人（约 5%）呈阴性或因技术原因而呈现假阴性。通常接种卡介苗后，若结核菌素试验阴性，说明接种失败；而没有被结核杆菌感染的人几乎对结核杆菌没有免疫力，结核菌素试验也呈阴性。

人体受结核杆菌的自然感染或人工感染（卡介苗接种）后 2～10 周就会产生对结核菌蛋白的变态反应，当局部注射结核菌素时，即呈阳性反应。结核菌素反应的出现时间有赖于人体感染结核杆菌的数量、有毒结核杆菌繁殖的速率。当大量有毒结核杆菌进入人体时，变态反应甚至可以在人体感染结核杆菌 5～7 天后即出现。

四、历 史 发 展

1890 年 4 月 4 日在第 10 届世界医学大会上，罗伯特·柯赫宣布他发现了一种可以预防豚鼠结核病并且具有治疗作用的物质。1891 年，柯赫证实了这种液体是结核杆菌甘油蛋白培养液制成的滤液，并命名为结核菌素。1908 年，Mantoux 公布了结核菌素皮内试验方法。1928 年，美国 P. B. Seibert 从结核杆菌培养液中制成了一种纯蛋白衍生物-结核菌素（PPD）。1941 年，美国成功研制出一种标准纯蛋白衍生物-结核菌素（PPD-S）。1958 年，丹麦成功研制出更纯、更浓的纯蛋白衍生物-结核菌素（PPD-RT23），并且作为 WHO 推荐的制剂供应世界许多国家。

1980 年，我国从人型结核杆菌中制成 PPD-C（80-1），经实验室和人体使用观察，各项指标均达到 WHO 结核菌素标准要求，由卫生部批准于 1983 年正式命名为 PPD-C（80-1），并列为国家参考标准。然后，我国又从卡介苗制成 BCG-PPD。根据我国药品主管部门批准的 PPD 规程与使用说明书，TB-PPD 与 BCG-PPD 均以 PPD 国际标准 PPDS 标化的同剂量国家标准品进行标化，活性效价完全一致。目前，国内使用的主流产品如 50IU/ml 规格的 TB-PPD 与 BCG-PPD 用途相同，可用于结核病的临床诊断、卡介苗接种对象的选择及卡介苗接种后的质量监测；而 20IU/ml 规格的 TB-PPD 则专供结核病的流行病学调查及临床疑似结核病患者的诊断。

五、试验方法及注意事项

（一）试验方法

皮内注射法比较敏感，注射剂量准确，是目前国内外常规使用的试验方法。在试验前，以 75%乙醇消毒被试验者左前臂掌侧中、下 1/3 交界处的皮肤，待乙醇蒸发干燥以后，以 1ml 的 4～5 号注射器吸取适量 PPD 试剂，将针尖斜面和针管刻度均向上，取与皮肤近乎平行的方向刺入皮内，针尖刺入不宜过深，以针孔刚刺入皮内而不见其孔为准，注射剂量为 0.1ml（5IU），注射后针头应停留在皮内数秒，以免结核菌素漏出，局部可见一轮廓明显的小皮丘，直径 6～10mm。如果皮丘直径小于 6mm，则需在另一前臂重做试验。试验结束后 48～72 小时观察结果，以测量的硬肿的横径毫米数×纵径毫米数表示，如有水疱、硬结、坏死和淋巴结炎时，应记录。

（二）注意事项

（1）进行结核菌素试验前，应仔细检查结核菌素试剂的规格、稀释度、剂量、有效期和外包装是否破损。如已过期或试剂呈现混浊、沉淀、变质等情况，则不宜使用。

（2）结核菌素试剂应该保存在冰箱（2～10℃）内，以免失效。

（3）0.1ml 结核菌素必须准确地注入皮内，切忌注入皮下，否则不仅影响结核菌素试验的结果，而且可能导致机体的发热反应，对于高度敏感的患者甚至可能在注射部位出现水疱、浸润或溃疡。

（4）注射部位不能用手抓、擦，以免感染，也不能涂抹任何药物及风油精、香水、肥皂等，以免影响结果判断。

（5）试验后 48～72 小时准时判读反应结果，在规定时间内提前或推迟判读会影响结果判断的准确性。

（6）局部有水疱、溃疡时可外用地塞米松软膏（0.05%）或氟轻松软膏（0.025%），并给予无菌纱布覆盖以避免感染。

（7）若试验结果可疑，可于 1 周后再次复查，因为第一次结核菌素试验 1 周后，即可出现结核菌素试验复强作用。

六、判 断 标 准

结核菌素试验的阳性标准，根据不同地区大量人群的结核菌素试验硬结大小的分布频率来确定。硬结平均直径＜5mm 为阴性（－）；5～9mm 为弱阳性（＋）；10～19mm 为阳性（＋＋）；≥20mm（儿童≥15mm）为强阳性（＋＋＋）；如果直径＜20mm，但有水疱、坏死、双圈反应及淋巴管炎等均为强阳性。

在不同国家，不同人群具有不同的判断结核菌素反应的标准。2000 年，美国胸科学会（ATS）、美国疾病控制与预防中心（CDC）和美国儿科学会（AAP）修订了结核菌素试验的标准，根据不同人群，分别以≥5mm、≥10mm 和≥15mm 作为结核菌素试验阳性的判定标准。对于高危人群，如 HIV 感染、接受免疫抑制剂治疗、近期与活动性结核病患者有密切接触、胸部 X 线片有既往结核改变而未经治疗者，≥5mm 考虑为结核感染；对于来自结核高发地区和贫困地区的人群，年龄小于 4 岁的儿童及与高危人群有接触的儿童、青少年，具有慢性病、肿瘤、营养不良等高危因素的人群，≥10mm 考虑为结核感染；对于低危人群，≥15mm 考虑为结核感染。

七、临 床 意 义

结核菌素试验作为检测结核感染的指标有助于传染源的初筛，对流行病学调查具有重要意义；该试验对于儿童结核病的诊断也具有重要价值，有助于发现无明显临床症状的原发性肺结核。但是，值得注意的是：①在我国，BCG 的普遍接种使结核菌素试验的诊断价值降低；②在非结核杆菌的流行地区，需考虑同时进行其他分枝杆菌抗原皮内试验以助鉴别；③结核菌素试验仅提示结核感染，并不能确定活动性结核病的存在。

在临床工作中，判断结核菌素试验的诊断价值时，需要考虑以下方面的因素。

（一）年龄

（1）3 岁以内，尤其是未接种过卡介苗的 1 岁以内婴儿，结核菌素反应呈阳性，提示新近感染，可能体内存在活动性结核病灶；年龄越小，结核菌素试验阳性提示活动性结核病的可能性越大。

（2）对于无临床症状的儿童，结核菌素试验呈弱阳性，仅提示该患儿发生过结核感染，其体内并不一定存在活动性结核病灶。

（二）结核菌素试验阳性的诊断价值

（1）结核菌素反应≥15mm 或有水疱、坏死、双圈反应及淋巴管炎等，需考虑为结核感染。

（2）在两年之内，儿童结核菌素反应由原来硬结直径<10mm 增加到≥10mm，且增加幅度为 6mm 以上者，需考虑为新近感染。

（3）如果结核菌素反应为 5～9mm，则需要结合临床来考虑其诊断价值。如果患儿有结核接触史特别是与痰涂片结核杆菌阳性患者有密切接触者或胸部 X 线片提示有病变，则结核菌素反应 5～9mm 也应考虑为结核菌素试验阳性。

（三）假阳性反应

（1）卡介苗接种后的变态反应。
（2）结核菌素试验的复强作用。
（3）在热带及亚热带地区人群中，如果发现结核菌素试验结果为 5～9mm，应考虑非结核杆菌感染的可能性，应同时以各种类型非结核杆菌制成的 PPD 做结核菌素试验以助鉴别。

（四）假阴性反应

（1）结核杆菌感染初期，机体尚未建立抗结核免疫力。
（2）机体免疫反应受到抑制时，可以出现结核菌素试验假阴性反应。此见于血行播散性结核病、结核性脑膜炎等严重结核病，某些原发性肺结核病，麻疹、风疹及流行性感冒（流感）等病毒感染，麻疹减毒活疫苗的接种，糖皮质激素和免疫抑制剂的使用，重度营养不良，小于 6 个月特别是小于 3 个月的婴儿。
（3）免疫缺陷病，如先天性胸腺发育不全症、瑞士型缺乏丙种球蛋白血症、共济失调毛细血管扩张症等。
（4）某些细菌感染性疾病，如伤寒、布氏菌病、百日咳等。
（5）某些恶性肿瘤，如淋巴瘤、慢性淋巴细胞性白血病等。

（6）结核菌素本身效价不足或技术误差均可影响结核菌素反应的效果。因此，当患儿疑似结核病而结核菌素试验呈阴性反应时，应考虑有无上述导致假阴性反应的因素存在，切勿轻易下结论，以免贻误诊断。

（舒　敏）

参 考 文 献

黄苏丹，廖梅兰，元梅花，等，2009. 不同年龄肺部疾病患者结核菌素试验结果分析. 护士进修杂志，24（21）：1935-1936.

刘菲，张崇德，操敏，等，2009. 酶联免疫斑点检测和结核菌素试验在初治肺结核中的辅助诊断价值. 中国医学科学院学报，31（4）：443-448.

刘珍敏，赵瑞秋，许红梅，2019. 结核感染 T 细胞斑点试验、涂片检查和结核菌素试验在儿童结核病诊断中的价值. 临床儿科杂志，37（4）：282-287.

张立群，王云霞，周敏，等，2010. 4 种不同结核分枝杆菌检测方法对结核病的诊断价值比较. 中华医院感染学杂志，20（11）：1633-1635.

David NG，Henry FC，George ME，et al，2016. Sanford Guide：the Sanford Guide to Antimicrobial Therapy. Virginia：Antimicrobial Therapy，Inc.

第五章

儿童结核病的影像诊断

一、影像学检查在儿童结核病中的应用现状

自 19 世纪伦琴发现 X 线以来，影像学技术在医学领域的运用备受关注，随着临床对影像检查的需求增加，影像诊断水平也不断提高。传统 X 线作为影像检查中的基本手段，在呼吸系统、骨骼肌肉系统及泌尿生殖系统疾病等方面都有广泛应用。计算机断层成像（computed tomography，CT）的出现是 X 线医用成像的革命性进展，它利用 X 线束对人体进行扫描，将信息经计算机处理得到图像，具有图像分辨率高、无重叠等优点。近年来，CT 进展迅速，其成像方式、图像质量及图像后处理都在飞速发展。但是，由于电离辐射限制了其在儿童疾病检查方面的应用，引起了 CT 厂商和临床医师的高度重视。近年来，低剂量 CT 影像技术的发展及应用观念的更新均促使儿童 CT 检查的辐射剂量大大减低，拓展了 CT 检查的应用范围，提高了儿童疾病的诊断水平。磁共振（magnetic resonance，MR）是利用人体内部氢原子与外磁场相互作用进行成像。由于图像软组织分辨率高并且没有辐射损伤，多用于神经系统和肌骨系统结核的诊断。影像应用技术的发展为儿童结核病诊断及治疗提供了更多的信息，对临床尽早发现、诊断及治疗结核病具有重要价值。

尽管结核病发现及防治已有一百多年的历史，但结核病患病率仍较高，特别是儿童结核病的诊治已成为一大难题。传统诊断主要依赖临床症状、痰涂片及胸部 X 线片。虽然近年来儿童结核病的实验室检查取得了一些进展，但是儿童结核病的误诊率和漏诊率仍然偏高，结核病的影像诊断及长期随访尚需进一步加强。

儿童免疫系统尚未成熟，病变易经血行、淋巴及支气管播散，引起急性肺内血行播散、干酪性肺炎及全身其他脏器结核病。不同年龄段儿童的免疫状态不同，结核分枝杆菌感染的数量及毒力不同，机体的变态反应程度不同，临床症状和影像学表现不同。儿童肺内结核多呈浸润、斑片、肺段实变及胸膜病变等不同表现，缺乏典型的结核影像征象，肺外结核发生率较成年人高，影像表现较成年人结核病更为复杂多样。因此，全面熟悉和掌握儿童结核病的影像学特点对结核病的临床诊断和治疗随访具有重要价值。

二、常用的影像学检查方法

影像学检查及流行病学接触史是诊断儿童结核病的主要线索，不同的影像检查技术在诊断及鉴别诊断中各有侧重，具体如下：

（一）X 线检查

由于肺部良好的对比度，早期在呼吸系统疾病的诊断中应用较多，是结核病的基本检查方法。胸部 X 线常规（正侧位）检查可显示较大的斑片影、肺段（或叶）实变影、钙化影，对小病灶及淋巴结的显示欠佳，不能早期发现病变。在骨关节结核中，X 线检查能显示骨质形态及密度的变化。X 线检查作为一种普遍的影像检查方法，对显示血行播散性肺结核、继发性肺结核、骨结核等疾病具有一定优势。

（二）CT 检查

1. 多层螺旋 CT 与 X 线比较，CT 断层成像具有更高的密度分辨率，对病灶的显示更加清晰，能发现更多病灶，提供更多的疾病信息，是结核病诊断的最佳影像学方法。CT 平扫图像能观察不同类型的肿块影、实变影、空洞、空腔、钙化、胸膜病变及肺外结核病的表现，能发现胸部 X 线片显示正常或模糊的病变；但由于 CT 辐射剂量高于传统 X 线检查，在儿科的应用受到限制，近年来低剂量 CT 检查技术的推广有助于儿童结核病的诊断。

CT 检查能较早地发现肺内隐匿病灶、微小结节及干酪性肺炎等，提供疾病的大小、部位、形态、与周围组织的关系、累及范围等信息，并能在解剖学层面进行定位、定量或定性。肺结核在 X 线上表现为结节或肿块，与肿瘤难以区分及肺门和纵隔淋巴结肿大与其他伴有淋巴结肿大的疾病难以鉴别时，可通过增强 CT 检查进行鉴别。另外，对于肺内隐匿性病灶的检出，如儿童结核病早期不明显的粟粒样结节或表现为磨玻璃样改变时，CT 检查较 X 线检查更有优势。同时，对于结核性脑膜炎、结核性胸膜炎、结核性腹膜炎及脊柱结核的诊断，以及随访儿童结核病病灶变化、结核性胸膜炎等 X 线检查不能准确判断时，CT 检查具有更高的诊断价值。

2. 高分辨率 CT 成像（high resolution CT，HRCT） 通过薄层扫描与骨算法成像，可获得高分辨率 CT 图像，主要用于肺内病灶微细结构和肺部弥漫性间质病变的观察。HRCT 能清晰地显示肺组织的细微结构（肺小叶气道、血管及小叶间隔、肺间质及毫米级的肺内小结节等），对微小结核病活动性病灶的判断更有优势，尤其对结核杆菌播散所致的支气管壁增厚、小叶间隔增粗、磨玻璃影、小空洞及小结节影等检出率较高。

3. 后处理技术 通过三维重建技术及多平面重建技术，结合横断面、冠状面及矢状面进行观察，明确纵隔、肺门区、双侧腋窝及胸廓入口等多组肿大淋巴结的表现，准确定位。最小密度投影能清晰地显示气管支气管树，对肺内小结节的显示更为清晰。近年来发展的仿真内镜技术，通过软件处理，模拟内镜技术对气管支气管进行立体重建，能从闭塞或狭窄远端观察病变并协助制订手术计划，其对病变的显示更为立体逼真。

（三）MRI 检查

MRI 检查具有多参数、多序列、多方位成像的特点，对软组织的显示更为清晰，尤其对纵隔、神经系统、泌尿系统等肺外组织显示较佳，有助于与其他炎性病变及肿瘤样病变进行鉴别。因此，肺外结核病灶 CT 检查后诊断不明确或儿童不能接受大剂量辐射的情况下应考虑选择 MRI 检查。

三、儿童结核病的基本影像表现

（一）渗出性病变

肺泡内的气体被急性炎症所致的渗出液、蛋白所替代，形成肺实变，并可沿肺泡壁蔓延。X 线片表现为大小不一、边缘模糊的小片状影，形成肺段或肺叶实变影时可有空气支气管征。CT 表现为边缘模糊的小叶性阴影、磨玻璃影或肺内实变影（图 5-1）。

（二）增殖性病变

增殖性病变由淋巴细胞、上皮样细胞、朗汉斯巨细胞及成纤维细胞组成，多为早期渗出性病变未完全吸收，形成结核肉芽组织，表现为结节状、片状或团状的密度增高影（图 5-2）。肺内结核及结核性脑膜炎可表现为边缘光滑、形态较规则的结核球，需与周围肺癌相鉴别。

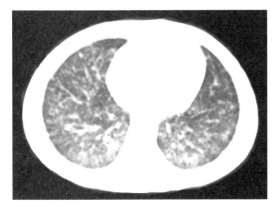

图 5-1 渗出性病变

患儿，女性，3 岁。发热 1 周。CT 表现为边缘模糊的小叶性阴影、磨玻璃影或肺内实变影

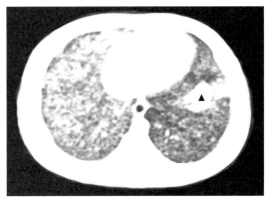

图 5-2 增殖性病变

患儿，男性，4 岁。经组织学证实为肺结核。CT 表现左肺下叶团状的密度增高影（▲）及双肺散在小片状影

（三）干酪样病变

渗出性病灶迅速发展或相互融合而形成肺段或肺叶范围内的干酪样肺炎，干酪性病变周边有浆液性渗出，中心坏死物质经引流支气管排出可形成空洞，或经支气管、血管播散，或部分吸收，多经钙化痊愈。可表现为大小不一、密度不均、边缘不清的片状影，纵隔窗呈软组织密度影，其内有水样低密度。大片状阴影内可见虫蚀样空洞，密度较大叶性肺炎

高。干酪样物质纤维包裹形成结核球也属干酪样病变，表现为边缘光滑的圆形或类圆形影，其内可见点状、层状或片状钙化，周围常有卫星灶。

（四）纤维性改变

肺内病变在修复愈合过程中，纤维组织取代细胞成分，呈纤维性改变。肺内结核纤维化多表现为粗细不均的索条状或斑片状密度增高影，邻近支气管可牵拉扩张，与肺内其他炎性病变纤维化难以鉴别。

（五）粟粒样结节

结核杆菌进入血液，沿血管播散形成粟粒样结节。粟粒样结节影多见于急性血行播散性肺结核和慢性血行播散型肺结核，X 线和 CT 上均表现为直径 1～2mm 的小圆形密度增高影。

（六）空洞

渗出性病灶迅速发展或相互融合而形成肺段或肺叶范围内的干酪样肺炎，干酪性病变周边有浆液性渗出，中心坏死物质经引流支气管排出可形成空洞。按洞壁厚度可分为无壁空洞、薄壁空洞及厚壁空洞。无壁空洞又称为虫蚀样空洞，多见于干酪样肺炎，表现为形状、大小不一的透光区。薄壁空洞壁厚小于 3mm，空洞内常无气液体，壁外光滑，影像学表现为圆形或椭圆形薄壁透亮影。厚壁空洞壁厚超过 3cm，壁厚薄不均，干酪物质排出可形成纤维空洞。CT 能清晰地显示洞壁的厚薄、形态、洞内及洞外的情况（图 5-3）。

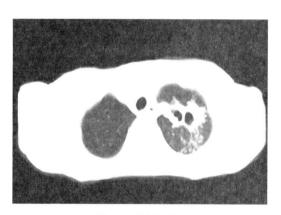

图 5-3 厚壁空洞

患儿，男性，3 岁，脑部结核瘤。CT 示左肺尖内壁光滑、厚薄不均的空洞影

（七）钙化

受到破坏的组织局部脂肪酸分解致酸碱度变化，钙离子以磷酸钙或碳酸钙的形式沉积于病变组织内，CT 表现为边缘锐利、形状不同的高密度影，可呈点状、斑块状，肺内结核常见钙化。

（八）淋巴结肿大

细菌沿淋巴管蔓延，引起淋巴结反应性增大，纵隔淋巴结直径≥1cm 为淋巴结肿大。肺内结核引起淋巴结肿大常互相融合，CT 能清晰地显示肺门（图 5-4）及纵隔（图 5-5）淋巴结肿大，增强扫描可见病灶内部坏死而呈环形强化。

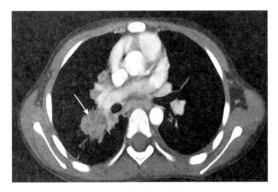

图 5-4　肺门淋巴结肿大

患儿，男性，4 岁。咳嗽、发热 20 余天。CT 示右肺门淋巴结肿大伴环形强化（箭头）

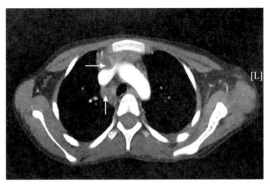

图 5-5　纵隔淋巴结肿大

患儿，男性，4 岁。咳嗽、发热 20 余天。CT 示纵隔淋巴结肿大伴环形强化（箭头）

四、儿童结核病影像学诊断

有数据显示，儿童血行播散型肺结核和结核性脑膜炎较多，5～9 岁儿童更易患淋巴结结核。近年来，重症肺结核、耐多药结核病、结核性脑膜炎等结核病人数有增多趋势，儿童结核病早期难以发现，而且较成年人更易发生肺外结核病。1998 年，中华结核病学会将结核病分为 5 型：①原发性肺结核（Ⅰ）；②血行播散型肺结核（Ⅱ），包括急性血行播散型肺结核、亚急性血行播散型肺结核及慢性血行播散型肺结核；③继发性肺结核（Ⅲ）；④结核性胸膜炎（Ⅳ）；⑤其他结核，按部位及脏器名称可分为骨结核、结核性脑膜炎、泌尿系统结核及生殖系统结核等。儿童肺内结核病以原发性肺结核和血行播散型肺结核多见。

（一）原发性肺结核

初次感染结核杆菌所引起的肺结核称为原发性肺结核。结核杆菌经呼吸道被吸入肺内所引起的病灶称为原发灶。由于初次感染，儿童对其无免疫力，结核杆菌可沿引流淋巴管蔓延至所属的肺门淋巴结，导致淋巴管和肺门淋巴结炎，呈典型的原发综合征。

原发综合征表现为首次感染的结核杆菌经支气管、细支气管到肺泡，在肺实质内产生局限性急性渗出性炎症，称为原发病灶。原发病灶经淋巴管引流至淋巴结，引起淋巴管炎及淋巴结肿大，在 X 线上表现为"哑铃状"改变。原发病灶可发生于肺内任何部位，上叶较下叶多见，一般呈小结节影或云絮状影。婴幼儿免疫力低下，原发病灶周围可出现周围炎，表现为大片云絮状影。淋巴管炎则表现为原发病灶与淋巴结之间有一条或数条模糊的小条状影，淋巴结炎多与原发病灶位置相关，病灶先引流至同侧淋巴结，表现为肺门上、下组淋巴结肿大，X 线表现为肺门肿块影，CT 表现为肺门淋巴结肿大。出现典型的原发综合征时可明确诊断肺内结核病。

（二）血行播散型肺结核

1. 急性血行播散型肺结核　X 线表现为"三均匀征"，即病灶密度、大小和分布均匀。常表现为两肺弥漫性分布的大小较一致的粟粒状阴影，呈小圆形，与支气管走行无关，常见于发病 2 周后（图 5-6A）。

　　CT 表现与 X 线相似，尤其是高分辨率 CT 扫描，能更易清晰地显示粟粒性病灶（图 5-6B），尤其对早期急性血行播散型肺结核的显示优于胸部 X 线片，有利于确诊。治疗后病灶可逐渐吸收，偶尔以纤维化或钙化而愈合。病变发展时，可以发生病灶融合成小片或大片状阴影，并可形成空洞。

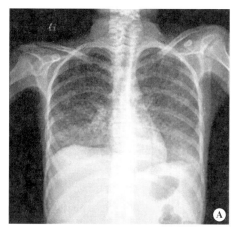
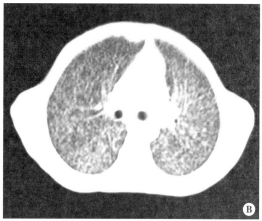

图 5-6　急性血行播散型肺结核 X 线及 CT 影像

患儿，女性，6 岁，发热。X 线及 CT 表现为两肺弥漫性分布的大小较一致的粟粒状阴影，与支气管走行无关

　　2. 亚急性或慢性血行播散型肺结核　X 线表现为密度不同、大小不一、分布不均匀的粟粒状阴影，即"三不均匀"，病灶多位于两肺上、中肺野，部分病灶可融合，形成小斑片状阴影，也可有纤维条索阴影，也可见胸膜增厚与粘连；部分病灶也可形成空洞样透亮区，表现为两肺中、下肺野透光度增高（图 5-7A）。

　　CT 显示均较 X 线清晰。慢性血行播散型肺结核病灶多位于双上肺，常表现为渗出性、增生性和钙化性等新旧病灶同时存在，纤维条索影更明显，病灶钙化更多见，胸膜增厚和粘连更显著（图 5-7B）。

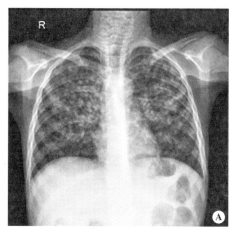
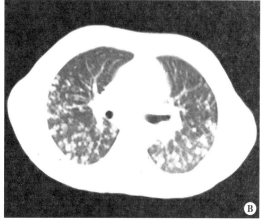

图 5-7　亚急性血行播散型肺结核 X 线及 CT 影像

患儿，女性，10 岁，发热 2 天，中度贫血。X 线及 CT 表现为密度不同、大小不一、分布不均匀的粟粒状阴影

（三）继发性肺结核

一般认为小儿继发性肺结核通常是原发性肺结核病变的进展或合并症，再次侵入的结核杆菌引发的肺结核机会非常少。因此，儿童继发性肺结核与成人有所不同，年龄越大，继发性肺结核的发病率越高，原发综合征等减少。其主要表现为浸润性肺结核、结核球、干酪样肺炎及慢性纤维空洞型肺结核等。

1. 浸润性肺结核 X线表现以病灶呈多发性、多形性、新老不一共存为影像特点，多发性是指病变常累及双肺多个肺叶、肺段，以双上肺、下肺背段多见。多形性是指病灶形态呈多样化，可表现为局限性斑片渗出性阴影、团片状实变影、"梅花瓣"或"树芽"状阴影、纤维条索病灶及球形结节或肿块病变，并可见斑点、层状或环状钙化。新老不一是指病变的密度或活动性不一，渗出性、增殖性及变质性病变可以同时存在。CT检查对显示病变大小、形态、边缘、累及部位、密度及其与周围结构之间的关系更清晰、客观和准确，从而更易确立诊断和了解病变的转归情况。CT还可显示支气管内膜结构改变，表现为支气管内壁黏膜不规则，局部管腔狭窄或扩张，以及继发的肺不张等改变。

2. 结核球 被纤维结缔组织包围的结核性干酪病变或结核性肉芽肿，直径大于2cm，好发于上叶尖后段和下叶背段，以单发多见，X线表现为边缘清楚的结节影，密度多不均匀，其内见环形、弧形或层状钙化，对诊断有重要意义。其周围常有斑点、结节、条索状卫星病灶，邻近胸膜者常见胸膜牵拉粘连、增厚。结核球可长期稳定不变，也可溶解排空而形成空洞。

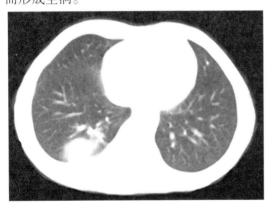

图 5-8　结核球

患儿，男性，8岁，经痰培养证实为肺结核。CT示右肺下叶边缘光滑的结节影

CT可清晰显示结核球（图5-8），且能发现结核球中较微小的钙化。增强扫描有利于结核球与其他肺内孤立性肿块的鉴别，结核球中心干酪物质不强化或仅轻度环形强化，伴有周围卫星灶。

3. 大叶性干酪肺炎 是大量结核菌进入肺内和（或）机体抵抗力降低所致，多发生于右肺上叶且伴其余肺野支气管播散。

X线表现为锁骨上下区中间密度较高而边缘模糊的致密影，也可为云絮状影，呈肺叶或肺段分布的渗出病变。密度常不均匀，其中可见多发不规则的虫蚀样空洞影，也可因纤维化而部分萎陷。病变发展迅速，但吸收较慢，短期复查无明显变化，需与大叶性肺炎和支气管肺炎相鉴别。

CT能更清楚地显示干酪性肺炎（图5-9），尤其是病变中的坏死空洞、支气管播散灶及少量胸腔积液，能较准确地对比病灶吸收及发展情况。对于结核最好发部位的上叶尖后段或下叶背段的单发或多发小叶性实变或腺泡结节，胸部CT较X线片显示敏感，尤其对其中的小卒洞、周边卫星灶及下肺野的支气管播散灶较X线片更优越。

4. 慢性纤维空洞型肺结核 是一种晚期的结核病变，多为各型肺结核持续发展的结果。病变主要包括纤维厚壁空洞、广泛的纤维性变及支气管播散病灶。

X线表现为一侧或两侧肺上叶大量条索状或团片状致密影，其中有多发、不规则的空洞影，空洞周围有大片渗出和干酪样病变，多支引流支气管与空洞相通，呈条索轨道状阴影或出现牵引性支气管扩张。邻近胸膜粘连、增厚，也可见不同程度的钙化和新老不一的支气管播散性结核病灶，常伴有不同程度的肺萎陷、胸廓塌陷、肋间隙变窄、

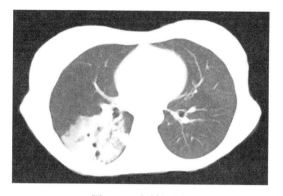

图 5-9　干酪性肺炎

患儿，女性，2 岁，抗结核治疗后 1 年。CT 示右肺下叶背段片状不均匀密度影，其内见多发不规则的虫蚀样空洞影

气管被牵拉向患侧移位。双肺上叶收缩，双肺门牵拉上移，下肺纹理呈垂柳状；双肺中下叶透光度增加。纵隔变窄，下部肋间隙增宽，膈肌变平下降，呈桶状胸改变。CT 表现基本同 X 线表现，但显示牵引性支气管扩张、纵隔肺门淋巴结肿大、支气管播散灶等较 X 线片更敏感。

（四）结核性胸膜炎

结核性胸膜炎多见于儿童和青少年，可以由胸膜下肺结核病灶或胸壁结核直接蔓延，也可以为肺结核和肺门纵隔淋巴结结核经淋巴管逆流至胸膜，或为结核菌的血行播散所致，分为干性和湿性两种。可与肺部病变同时出现，也可单独发生。干性结核性胸膜炎 X 线表现可无异常，当局部胸膜产生粘连时，可表现为小天幕状或不规则锯齿状阴影。CT 显示胸膜增厚明显（图 5-10A）。湿性结核性胸膜炎多为一侧性胸腔积液，X 线及 CT 主要表现为不同程度的胸腔积液（图 5-10B），可为游离胸腔积液、叶间积液、肺底积液和包裹性积液。晚期渗液吸收后通常引起胸膜的肥厚、粘连及钙化。

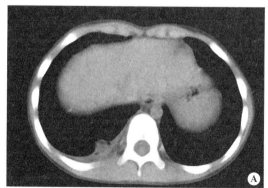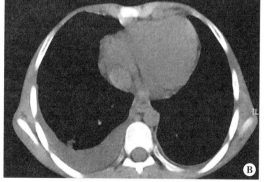

图 5-10　结核性胸膜炎

患儿，男性，5 岁，发热，抗结核治疗半年后，结核性胸膜炎。CT 示右侧胸膜局部增厚粘连（A）和右侧胸腔少量积液（B）

（五）肺外结核

1. 儿童骨关节结核　儿童骨关节结核主要继发于肺部感染，是最常见的肺外结核病之一，潜伏期长，早期症状不明显而难以发现，就诊时多有不同程度的肢体障碍。儿童骨结

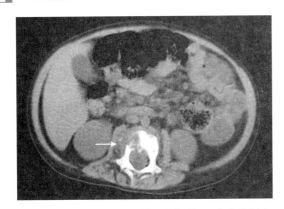

图 5-11 骨结核（脊柱结核骨质破坏、椎旁脓肿）

患儿，男性，3 岁，脊柱畸形。CT 示腰 2 椎体骨质破坏，椎旁软组织肿胀并见少许钙化（箭头）

核常见于脊柱结核和骨关节结核。

脊柱结核多发生于椎体，两个椎体以上的溶骨性破坏、椎间隙狭窄或消失、脊柱后凸畸形、椎旁脓肿形成及软组织钙化是脊柱结核的特点。X 线片上主要表现为椎体上下缘局部骨质破坏，继而椎间隙变窄，CT 能更清晰地显示骨质破坏、死骨及病理性骨折，对于脓肿及周围软组织的显示更加明确，有利于早期诊断（图 5-11）。MRI 是显示脊柱结核和累及病灶及范围的最敏感方法。

骨关节结核以髋关节和膝关节最常见，X 线早期表现为关节囊和软组织肿胀，随着病变发展，在关节的非承重面出现虫蚀样骨质破坏，且上下骨端常对称受累，关节间隙多正常，CT 增强扫描关节囊和脓肿壁呈均匀强化；MRI 检查可清晰地显示关节腔积液、结核肉芽组织、软骨及软骨下骨质破坏。

2. 儿童结核性脑膜炎 是结核杆菌引起的非化脓性脑膜炎，婴幼儿最常见，患儿常因诊治不及时而留下永久性后遗症，经病史、临床症状和体征，以及脑脊液常规、生化及细菌学、头颅 CT/MRI 等检查确诊，X 线诊断价值不大。儿童结核性脑膜炎主要病变为脑基底部渗出性病变、脑积水、脑内结核球，其次为脑膜增厚、脑萎缩、脑梗死、硬膜下积液及钙化，多伴发肺内病变。基底部渗出性病变是儿童结核性脑膜炎的特征性表现，CT 表现为脑池、脑实质、脑血管周围边缘不清的高密度影。脑积水是儿童结核性脑膜炎最常见的并发症，CT 表现为脑室扩大，脑实质受压（图 5-12）。结核球可发生于脑组织的任何部位，常多发，CT 表现为圆形、小圆形或结节状，增强可呈环形强化。CT 影像上钙化较常见（图 5-13）。MRI 表现为脑膜脑炎、脑梗死、脑积水、脑结核瘤、脑膜钙化及结核性脑脓肿等，如果显示

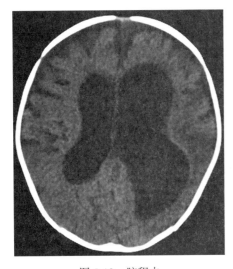

图 5-12 脑积水

患儿，男性，1 岁，呕吐、抽搐 1 次。CT 示双侧侧脑室扩张积水

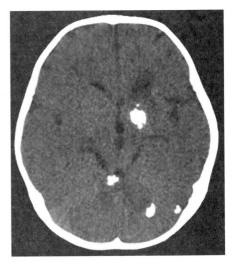

图 5-13 脑内结节钙化

患儿，女性，8 岁，头痛。CT 示颅内多发钙化结节

脑膜增厚和强化的脑膜炎表现，并且病灶位于脑底部及伴有脑实质粟粒型结节的特殊信号改变，则提示为结核性脑膜炎。临床上主要与化脓性脑膜炎和病毒性脑膜炎相鉴别。

3. 儿童结核性腹膜炎　结核性腹膜炎是结核杆菌引起的慢性弥漫性腹膜感染性疾病，也可由肠结核、肠系膜淋巴结结核或泌尿生殖系统结核直接蔓延而来。儿童结核性腹膜炎的临床症状往往不典型，临床表现差异大，症状不一，可累及肠道、淋巴结及肝脾等实质器官。儿童结核性腹膜炎的 CT 主要表现为腹膜弥漫性、不均匀增厚，网膜呈饼状增厚或结节状、网格状增厚影，腹水，淋巴结肿大、坏死，增强扫描呈特征性环形强化（图 5-14）。肠壁肿胀、肠管粘连、肠道周围脂肪间隙密度增高。肝脾大，肝脾实质内可出现多发斑片状低密度影（图 5-15）。MRI 能较好地显示腹膜、网膜及腹水，对早期诊断具有重要价值。

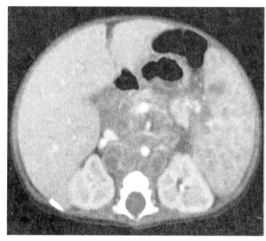

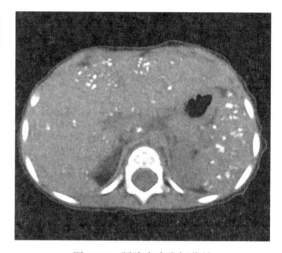

图 5-14　腹膜后淋巴结肿大

患儿，女性，6 岁，腹水。腹膜后多个肿大淋巴结伴环形强化

图 5-15　肝脾内多发钙化灶

患儿，男性，7 岁，反复发热 1 月余，腹泻 7 天。CT 示肝脏及脾脏实质内见多发点状钙化

五、鉴别诊断

结核杆菌阳性常被认为是诊断结核病的金标准，但儿童痰液较难收集，结核杆菌检查的阳性率低，临床上主要根据临床和影像表现进行诊断，再综合 PPD（结核杆菌纯蛋白衍生物）皮试阳性、结核病密切接触史及治疗反应做出诊断。影像学方法是诊断肺结核的重要手段；而在影像上，常有许多疾病存在不同疾病间相似的影像表现或相同疾病出现不同的影像表现。儿童免疫力低下，结核病的临床症状和影像表现与某些肺内其他疾病相似，故临床常将肺结核误诊为其他疾病，或将其他疾病误诊为肺结核。因此，在肺结核诊断中，应与肺部常见疾病进行鉴别。

（一）支气管肺炎（小叶性肺炎）

支气管肺炎多见于婴幼儿、老年人、免疫力极低或长期卧床者，细菌、病毒等均可引起支气管肺炎。对于婴幼儿期的急性细菌性肺炎，由于支气管内黏膜水肿和炎性渗出，气道被分泌物阻塞。X 线片上病灶主要沿支气管分布，呈斑片状影，病灶可液化坏死形成空洞。CT 呈弥漫性斑片状影，典型者呈腺泡样形态。在原发性肺结核急性进展期常表现为原发病灶、淋巴管炎、淋巴结炎及其病灶周围炎症融合成大片状阴影，易误诊为肺炎。单纯肺炎患儿多无结核病接触史，PPD 检查阴性，且很少伴有肺门和纵隔淋巴结肿大。CT 扫描对肺门和纵隔淋巴结肿大的诊断优于胸部 X 线片。

（二）支原体肺炎

儿童患者症状轻微或表现为低热、咳嗽。由于免疫力低，炎症表现较成人更为明显，主要表现为大片状实变影，浸润性肺结核表现为双肺斑片影为主或呈支气管播散表现时易误诊为支原体肺炎，但浸润性肺结核出现支气管播散常伴有空洞形成，支原体肺炎浸润阴影内一般无空洞，且阴影密度不均匀。支原体肺炎引起肺门淋巴结肿大时易误诊为原发性肺结核，原发性肺结核常伴纵隔及肺门淋巴结肿大，常可致气管或支气管淋巴结肿大，淋巴结多彼此融合。而支原体肺炎一般不引起气管或支气管淋巴结肿大，即使累及，也多为孤立淋巴结，彼此不融合，CT 增强检查肺结核所致的淋巴结常表现为环形或不均匀强化。支原体肺炎急性播散呈类似粟粒样阴影时需与急性血行播散型肺结核相鉴别。急性血行播散型肺结核粟粒阴影的大小、密度分布均匀，肺纹理被遮盖，而支原体肺炎粟粒阴影的大小、密度分布不均匀，肺纹理粗乱、增多或伴网状阴影。儿童支原体肺炎常合并肺不张、肺门淋巴结肿大、胸腔积液和支气管扩张等肺内炎症并发症，也易诊断为浸润性肺结核，此时需要综合影像表现、PPD 试验、血清学检测、支原体抗体检测及对大环内酯类抗生素的治疗反应等进行鉴别。

（三）间质性肺炎

间质性肺炎多见于小儿，以病毒感染最多见，较少累及肺尖及两肺外带，常继发于麻疹、百日咳等急性传染病，炎症主要累及支气管和血管周围、肺泡间隔及小叶间隔等肺间质结构。病变累及终末细支气管以下的肺间质时，间质增厚表现为大小均匀而分布不均匀的小结节影，需与血行播散型肺结核相鉴别。

（四）真菌性肺炎

机体抵抗力或自身免疫力低下时，真菌侵入肺内引起炎症，常见的真菌包括新型隐球菌和曲霉菌。主要病理变化包括过敏反应、急性炎症、坏死、出血、脓肿、空洞、纤维化和钙化等。

1. 肺曲霉病　是最常见的真菌性肺炎。不同类型的曲霉菌影像表现不一，早期 CT 可表现为绕有晕征的结节影和楔形实变影，其次可表现为双肺多处渗出、实变与结节或肿块，双肺弥漫性结节及实变、空洞和胸膜受累表现与急、慢性肺结核难以区别。肺多发弥漫混合病变、绕有晕征的结节影及空气半月征对诊断肺曲霉病有一定价值，鉴别主要依靠痰液或支气管灌洗液曲霉菌检查、PPD 皮试和治疗反应。高分辨率 CT 扫描可能提供更多的诊断信息。

2. 肺隐球菌病　呈亚急性或慢性感染，起病相对缓慢且发病率较低，常侵犯神经系统。

影像表现也可呈多样性，表现为两肺内多发大小不等的斑片状、结节状浸润影，慢性改变呈孤立性小空洞或广泛肺实变影，影像学表现与肺结核极相似，鉴别点在于肺隐球菌病少见，结节影大多在胸膜下，且较少伴肺门和纵隔淋巴结肿大，淋巴结肿大 CT 增强扫描时环形强化不明显。对于肺部多发斑片状、结节状病灶，空洞型病变、肺段型实变的病灶，PPD 皮试阴性，且在正规抗结核治疗无效后应考虑为隐球菌感染。病原学检查显示血清隐球菌荚膜抗原阳性，痰液结核杆菌检查阴性，无结核病接触史的儿童可确诊为本病。

总之，儿童结核病的影像学表现多种多样，诊断不仅需要结合临床症状、结核接触史及实验室检查，还需要与肺内其他疾病相鉴别。

六、影像学在儿童结核病中的应用

儿童抵抗力低下，各类肺炎的发生率较高，常与结核病表现相似，临床上误诊率和漏诊率较高，运用各类检查方法及早诊断对治疗具有重要意义。影像学检查作为一种重要的辅助检查手段，在呼吸系统疾病中的应用较为广泛。根据《国家结核病规划指南——儿童结核病管理（第 2 版）》和小儿结核病诊治相关教材，儿童结核病的推荐诊断方法表明胸部 X 线片（正侧位）在儿童结核病的诊断中具有较高价值。大多数情况下，结核病患儿可出现相应的胸部影像学改变，粟粒性结核、结核性胸膜炎、胸腔积液和骨关节结核等均可行 X 线检查，CT 不作为常规检查；但在 X 线检查难以诊断的情况下，应用 CT 可更清晰地显示疾病情况，特别是对淋巴结和肺外结核病诊断时，CT 检查的价值更大。另外，不同年龄及不同类型的儿童结核病的治疗剂量、疗程及方案均有所不同，治疗过程中需要对疾病的疗效进行监测，对转归情况进行有效评估。综合影像学和实验室检查对儿童结核病进行正确分型，对临床的治疗具有指导意义。对于接受治疗的儿童来说，如果病情好转，则不需要常规随访胸部 X 线片；但对于抗结核治疗无效的儿童，应进一步进行评估。对潜伏结核感染者进行预防性治疗以后，应于治疗结束后 2 个月进行随诊。

综上所述，胸部 X 线片作为一种最常用的影像检查方法，对肺内大片实变影、结核球、空洞、钙化等病变的结核病检出率较高，对骨关节结核及泌尿系统结核等疾病的检出具有一定优势。CT 具有较高的密度分辨率，能提供病灶的大小、部位、形态、与周围组织的关系、累及范围等信息，对 X 线表现不清楚或无法显示的病变更有优势，结合增强扫描及后处理技术能与其他疾病相鉴别。近年来，低剂量 CT 的发展促进了 CT 检查在儿童结核病中的应用。MRI 对软组织的显示更为清晰且没有辐射损伤，对神经系统和脊柱结核更有优势。因此，正确选择合适的影像学检查方法对儿童结核病的诊断、分型、疗效评价及治疗随访均有重要的意义。

（郭应坤）

参 考 文 献

惠民，赵顺英，江载芳，2009. 儿童肺结核 420 例临床分析. 临床儿科杂志，27（7）：637-640.

江载芳，易著文，赵顺英，2007. 实用小儿结核病学. 北京：人民卫生出版社.

焦伟伟，孙琳，肖婧，等，2016. 国家结核病规划指南——儿童结核病管理. 第 2 版. 中国循证儿科杂志，11（1）：65-74.

彭芸，2011. 小儿影像学 2011 年度进展报告. 中国继续医学教育. 3（8）：102-110.

万朝敏，范娟，2008. 儿童结核性脑膜炎的诊断和治疗. 实用儿科临床杂志，23（10）：723-726.

张晓凡，张毅，王芳，等，2007. 低剂量多层螺旋 CT 及图像后处理技术在小儿气道异物中的临床应用. 临床放射学杂志，26（1）：64-66.

Bates M，OGrady J，Maeurer M，et al，2013. Assessment of the Xpert MTB/RIF assay for diagnosis of tuberculosis with gastric lavage aspirates in children in sub-Saharan Africa：a prospective descriptive study.Lancet Infect Dis，13（1）：3-4.

Burrill J，Williams CJ，Bain G，et al，2007. Tuberculosis：a radiologic review. Radio Grapgics，27（5）：1255-1273.

Jeong YJ，Lee KS，2008. Pulmonary tuberculosis up-to-date imaging and management. AJR Am Roentgenol，191（3）：834-844.

Kim WS，Choi JI，Cheon JE，et al，2006. Pulmonary tuberculosis in infants：radiographic and CT findings. AJR Am Roentgenol，187（4）：1024-1033.

Marais BJ，Gie RP，Scha HS，et al，2006. Childhood pulmonary tuberculosis：old wisdom and new challenges. Am J Respir Crit Care Med，173（10）：1078-1090.

World Health Organization，2014. Childhood TB training toolkit. Geneva：World Health Organization.

World Health Organization，2014. Global tuberculosis control：WHO report 2014. Geneva：World Health Organization.

第六章

支气管镜检查

一、支气管镜概述

1897 年，德国科学家古斯塔夫·凯伦（Gustav Killian，1861—1921）用长 25cm、直径 8mm 的食管镜为一名青年男性从气管内取出骨性异物，开创了硬质内镜插入气管和支气管进行内镜操作的先河。1899 年，美国医师薛瓦利埃·杰克逊（Chevalier Jackson，1865—1958）对食管镜进行改良，发明了带有照明系统和吸引通道的真正的硬质支气管镜。1967 年，日本胸外科医师池田茂（Shigeto Ikeda，1925—2001）研制出以光纤为传导光线的第一台可曲式纤维支气管镜，镜身前端的物镜通过光导纤维将气管内影像传至目镜，可以观察到远端支气管并进行吸引、冲洗等操作，被誉为支气管镜发展史上的里程碑。1983 年，电子支气管镜问世，该镜通过镜身前端的电荷耦合器（CCD）采集图像并配合高清晰度电视监视系统和图像处理系统，成像质量和色彩逼真度显著提高，并且能观察到支气管黏膜的细微病变，极大地方便了诊断、教学和病案管理。

改革开放以后，我国成人支气管镜技术的应用快速发展，并且基本得到普及，三级甲等医院已达 100% 覆盖。由于儿童的气道解剖特点，适用于儿童使用的支气管镜和器械较少，技术难度更大，我国儿童支气管镜技术的应用落后于成人。但是，自北京儿童医院率先开展儿童支气管镜诊疗以来，经过不断努力，目前我国可开展儿童支气管镜诊疗技术的医院已超过百家。尤其是近 10 年，儿童可开展的支气管镜诊疗技术已达 10 余项，包括经支气管镜冷消融及热消融治疗、球囊扩张术和气道支架置入术等难度较大的技术。

目前，在儿科诊疗中主要应用的是软式支气管镜，包括纤维支气管镜、电子支气管镜和结合型支气管镜。结合型支气管镜是前二者的结合，CCD 置于纤维支气管镜的操作部，使插入部分不再受 CCD 尺寸的限制，可以制作得更细，其图像清晰度介于纤维支气管镜和电子支气管镜之间。

不同年龄儿童的气管直径相差很大（图 6-1）。新生儿为 5～6mm，2 岁以下婴幼儿为 5～9mm，2～10 岁儿童为 7～15mm。儿童的气管和支气管内径随年龄增长而不断增大，因此需要根据不同年龄选用合适尺寸的支气管镜以确保成功、安全地进行检查。目前，最常用于儿童的软式支气管镜为结合型支气管镜，其镜身插入部直径有 4.0mm 和 2.8mm 两种，分别有 2.0mm 和 1.2mm 活检孔道。目前已有可用于儿童的超细电子支气管镜上市。

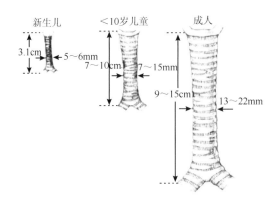

图 6-1　小儿与成人气管的比较

二、支气管镜检查的适应证

随着支气管镜诊疗技术的发展和人们对疾病认识程度的不断提高，儿童软式支气管检查的适应证逐渐增加。

1. 气管、支气管、肺发育不良和畸形　气管、支气管软化症，气管环状软骨，气管食管瘘，气管、支气管、肺的先天畸形均可通过支气管镜直接观察。

2. 肺不张　肺叶或肺段持续不张及肺炎可通过支气管镜观察，以及进行灌洗、吸引、清理分泌物等治疗。

3. 咯血或痰中带血　咯血原因很多，如肺结核、支气管结核、肺部炎性病变（支气管炎、支气管扩张症、肺脓肿及肉芽肿等）、肺血管畸形及肿瘤等，可通过支气管镜观察并做病原学及病理学检查。

4. 慢性咳嗽及反复呼吸道感染　可由哮喘、异物、胃食管反流和气管发育异常等多种因素引起，可通过支气管镜检查以协助鉴别诊断。

5. 局限性喘鸣　提示大气道局部狭窄，可能是支气管内的炎症、结核、肿瘤、异物，也可能由支气管旁肿大淋巴结、胸骨后甲状腺肿大、纵隔肿物等压迫气管造成，可通过支气管镜检查以鉴别。

6. 肺部团块状病变　包括肿物、脓肿、结核和寄生虫等，需定位、通过活体组织检查（活检）鉴别诊断。

7. 肺部弥漫性疾病　包括间质性肺疾病、特发性肺纤维化、结节病、嗜酸细胞性肺炎、肺泡蛋白沉着症等需要鉴别诊断的疾病，可通过肺泡灌洗液检查及支气管壁肺活检协助诊断。

8. 肺部感染性疾病　通过支气管镜做病原学检查，并可进行灌洗治疗。

9. 支气管-肺结核　通过支气管镜直接从病灶处取材，查找结核杆菌或做病理学检查。

10. 气道异物　应用软式支气管镜可取出深部支气管及硬质支气管镜不能进入的支气管内的异物。

11. 气管、支气管裂伤或断裂 胸部外伤、怀疑有气管支气管裂伤或断裂，支气管镜检查可以明确诊断。

12. 引导气管插管 对于有颈部疾患后仰困难、不能应用直接喉镜插管的患儿，或者插管困难、存在困难气道的患儿可在软式支气管镜引导下行气管插管。

13. 手术 胸外科手术前、手术中和手术后的诊断及辅助诊断。

14. 在儿科重症监护室（PICU）中的应用 入住 PICU 的危重症患儿，如果出现气管插管困难、经呼吸机治疗后不能脱机或拔管失败，怀疑存在气道畸形或阻塞者，可以通过支气管镜检查以明确诊断。严重的肺部感染可经支气管镜获得标本而进行病原学检测，并进行冲洗治疗。

15. 在新生儿中的应用 直径 2.8mm 支气管镜可以应用于新生儿，甚至早产儿。

16. 经支气管镜手术治疗 氩等离子体凝固术（氩气刀）、超声支气管镜、掺钕钇铝石榴石激光器、冷冻治疗、球囊扩张气道成型术、气管支气管支架置入术和防污染毛刷采样等。

三、支气管镜检查的禁忌证

儿科支气管镜检查多为条件性检查，其适应证和禁忌证的选择在很大程度上取决于检查者的技术水平和是否具备必要的设备，很多过去的绝对禁忌证已经变成了相对禁忌证。支气管镜检查的禁忌证如下：

（1）肺功能严重减退者或呼吸衰竭者。

（2）心功能严重减退、心力衰竭者；严重心律不齐，如心房、心室颤动及扑动、三度房室传导阻滞者。

（3）高热患者：持续高热而又需要行支气管镜检查者，可用退热药物控制体温在 38.5℃以下再进行手术，以防高热惊厥。

（4）活动性大咯血者：严重的出血性疾病，如严重凝血功能障碍、严重的肺动脉高压，在活检时，可能发生严重的出血。

（5）严重营养不良、身体状况衰弱者。

四、支气管镜诊断技术

（一）临床诊断

1. 形态学诊断 主要检查气道黏膜是否正常，管腔是否变形，管壁的运动状态，有无畸形、赘生物、异物、出血点、窦道及分泌物的情况等。

（1）气管、支气管壁的异常：气管、支气管软骨环是否清晰可见，支气管黏膜是否充血、肿胀或粗糙不平，有无血管扩张或迂曲，有无溃疡、结节或肿物生长，有无瘘管、憩室、黏液腺扩大及色素沉着等。

（2）气管、支气管管腔的异常：包括气管、支气管的管腔有无阻塞、狭窄、扩张、移位或异常分支，以及这些管腔异常的形态和程度，并注意观察和采集分泌物，送病原学检查；取管腔内新生物标本进行病理学检查。

（3）动力学改变：观察声带活动度，有无支气管软化。常见的支气管软化是指气管或支气管在呼气相时管壁向管腔内塌陷、管径缩短，类似管腔狭窄；吸气相可恢复原位，实际无管腔狭窄。管腔直径缩窄 1/2 为轻度，1/2～3/4 为中度，3/4 以上管腔缩窄接近闭合为重度。婴幼儿气管、支气管软化多见于 1 岁以内，与生长发育有关，1 岁以后逐渐恢复。呼吸机气压损伤及血管、心脏、肿物等对气道长时间压迫都会造成继发性气管、支气管软化，局部可见气管膜部/软骨的比例大于 1∶3，管腔塌陷＞1/2。

2. 病原学诊断　可将支气管镜直接插到肺段、亚段支气管吸取分泌物而进行培养。当分泌物较少时，可进行肺段的支气管肺泡灌洗，吸取灌洗液进行病原学检查，其病原学结果可供临床参考。在操作过程中，应避免在取标本前通过活检孔道吸引上呼吸道的分泌物而导致标本被上呼吸道分泌物污染。近年来，多用防污染毛刷和顶端带气囊的灌洗导管进行病原学检测研究，可有效降低灌洗液的污染。

3. 活检技术

（1）组织活检：支气管镜取病理标本的方式包括毛刷活检、活检钳活检和针吸活检。其中，毛刷活检和针吸活检多用于细胞学检查，活检钳活检用于组织学检查。目前，儿科临床应用活检钳进行组织学活检较多，可在直视下进行支气管壁肺活检。肺活检对肿瘤的诊断阳性率达 80%，对弥漫性肺疾病的诊断阳性率可达 79%。

（2）支气管肺泡灌洗液检查（BAL）：目前，已用于多种疾病的临床诊断、预后评估和临床治疗，如肺部感染、呼吸窘迫综合征、过敏性肺炎、哮喘、肺癌、肺泡蛋白沉着症、肺尘埃沉着病、特发性肺纤维化、结节病、肺含铁血黄素沉着症、淋巴细胞浸润性疾病、免疫受损者的机会性感染等，有"液体肺活检"的美称。

在 BAL 的操作方法及支气管肺泡灌洗液（BALF）的处理方法上尚存在着很大的差别。目前较多采用的方法如下：将支气管镜的前端插入一个肺叶的某一段，嵌顿在段气管的口上。因右中叶和左舌叶易于插入成功，所以对于弥漫性病变等多选用此部位。局灶性病变，在病变处留取 BALF。所用液体应为 37℃ 生理盐水，此温度很少引起咳嗽、支气管痉挛和肺功能下降，且液体回收比较理想，BALF 所获的细胞多。根据小儿体重每次将 5～20ml 生理盐水（每次 1ml/kg）注入此肺段，并用 100mmHg（1mmHg=0.133kPa）的负压立即将液体回抽到塑料或硅化的回收容器中。如此，一共灌洗 3～4 次。回收液立即送检或冷藏存放。

BALF 的细胞成分正常值（比值）：淋巴细胞＜0.15，中性粒细胞＜0.03，嗜酸性粒细胞＜0.005，巨噬细胞为 0.8～0.95。在嗜酸性粒细胞性肺炎、哮喘、过敏性支气管炎等疾病中，BALF 中的嗜酸性粒细胞明显增多，可达 0.2～0.95。这些结果对于 X 线表现不典型又缺乏外周血中嗜酸细胞增多的患儿来说可避免肺活检而做出诊断。在特发性肺纤维化和结缔组织病中，中性粒细胞增加而巨噬细胞减少。弥漫性肺出血和含铁血黄素沉着症的巨噬细胞增多，同时可见游离红细胞，巨噬细胞中充满含铁血黄素或吞有红细胞。而肺泡蛋白沉着症的巨噬细胞增多，形态胀大，呈泡沫状。

（二）临床治疗

1. 取除气管异物　软式支气管镜可以检查到硬式支气管镜不能达到的上叶或深部支气管（3～5级）中的异物。对深部植物性残渣的治疗，可通过冲洗、清除肉芽、取异物等介入治疗手段而取得良好效果。

2. 气道清理　在行支气管镜检查的患儿中，支气管肺慢性炎症及化脓性感染者达50%以上，气道经常被分泌物堵塞。通过支气管镜对局部进行治疗可以取得很好的疗效。首先，每次应用0.5ml/kg的生理盐水对肺内化脓性感染部位进行多次冲洗。液体用量不宜过大，以能够稀释并吸出黏稠分泌物为宜。目的在于防止化脓性细菌产生的毒素被BALF稀释后冲入肺泡，造成术后患儿发生继发性感染。初步清洗后，应用活检钳或毛刷清除肉芽和脓苔。可局部注入沐舒坦，每次0.5～1mg/kg（特别是化脓性、慢性感染及肺不张）；稍后再开始冲洗，冲洗后要将管腔内液体尽量吸引干净。此法对控制支气管肺内化脓性感染、治疗肺不张有明显效果。

3. 咯血的治疗　对于小量咯血不止又需要查明出血部位的患儿，在术前皆要开放静脉通路，做好滴注垂体后叶素抢救的准备。术中发现活动出血灶时可应用1：10 000肾上腺素或血凝酶注射到出血部位，止血效果肯定。

4. 通过支气管镜引导气管插管　颈部及胸部疾病因头颈部不能后仰造成手术前或抢救时气管插管困难的患儿，可将气管插管套在支气管镜上，经口腔将支气管镜插入声门后把气管插管沿气管镜推入气管内，调整插入深度后将支气管镜拔出，为手术前麻醉或抢救做好准备。

5. 气道狭窄的治疗　可通过球囊扩张进行气道成形术，并结合气道内支架置入以减轻气道狭窄和改善通气。

6. 气道内新生物的治疗　可应用电刀、氩气刀切除，或应用激光消融、冷冻切除或冻切等手段去除气道内的肉芽、肿物等。

五、支气管镜诊疗可能发生的并发症

1. 麻醉药物过敏　一般局部应用的利多卡因毒性很小，也有个别报道死亡者。过敏者常初次喷雾后即有胸闷、脉速而弱、面色苍白、血压降低甚至呼吸困难。

2. 出血　为最常见的并发症，可表现为鼻出血或痰中带血，一般量少，都能自动止血。出血量大于50ml的出血须高度重视，要积极采取措施。

3. 发热　感染性肺疾病患者行支气管肺泡灌洗后，发热的发生率高。除了与组织损伤等因素有关外，尚可能有感染因素参与。治疗除适当使用解热镇痛药外，还需要酌情使用抗生素。

4. 喉头水肿　经过声门强行进入、支气管镜过粗或技术不熟练反复粗暴操作支气管镜均可造成喉头水肿、喉痉挛。一旦发生喉头水肿，应立即吸氧，给予抗组胺药，或静脉给予糖皮质激素。严重者出现喉痉挛时应立即用复苏器经口鼻加压给氧，进行急救。

5. 支气管痉挛　可由麻醉药物、支气管肺泡灌洗、操作不当和患儿过敏体质等多种因素引发。术前应用阿托品可有效预防。

6. 发绀或缺氧　支气管镜检查能降低动脉血氧分压 10～20mmHg，对静息动脉血氧分压小于 60～70mmHg 者进行支气管镜检查可能有一定危险，术后应继续给予吸氧并进行监护。

7. 窒息　Ⅱ型结核肿大淋巴结破溃，大量干酪样物质流入气管内，可引起窒息。在做一侧肺不张检查时，另一侧合并气道狭窄，以及检查后出血或气管痉挛皆可引起窒息。

8. 气胸、纵隔气肿　多发生于支气管和肺活检后或肺内病变严重的患儿。对于张力性或交通性气胸，应及时行胸腔闭式引流术。

（钟　琳）

参 考 文 献

刘长廷，2008. 纤维支气管镜诊断治疗学. 第 2 版. 北京：北京大学医学出版社.

王洪武，2009. 电子支气管镜的临床应用. 北京：中国医药科技出版社.

王洪武，金发光，柯明耀，2012. 支气管镜介入治疗. 北京：人民卫生出版社.

张杰，2012. 介入性呼吸内镜技术. 北京：人民卫生出版社.

中华医学会儿科学分会呼吸学组儿科支气管镜协作组，2009. 儿科支气管镜术指南（2009）. 中华儿科杂志，47（10）：740-744.

第七章

结核病的免疫学检查

一、结核杆菌特异性抗体检测

人体感染结核杆菌后，细菌在体内生长繁殖产生的代谢产物刺激机体免疫系统产生特异性抗体，包括IgG、IgM、IgE和IgA，检测这些抗体可以协助诊断分枝杆菌感染。目前，已经有数种具有较高诊断价值的抗原被筛选出来用于抗体检测，包括38kDa抗原、LAM、Ag60等。

38kDa抗原和Ag60均为结核菌蛋白质抗原，38kDa抗原又称为蛋白抗原b，是一种磷酸转运蛋白，分子质量为38kDa，是结核杆菌所特有的抗原，仅存在于人型和牛型结核杆菌，同其他结核杆菌和非结核杆菌不存在交叉反应，其诊断特异性较高。38kDa抗体阳性者在开始治疗1个月后可阴转，高滴度抗体提示病情复发或病变广泛，预后不佳。Delacourt等用ELISA法检测了儿童肺结核患儿体内抗Ag60的IgG和IgM，结果的特异度为98%，而IgG和IgM的敏感度分别为68%和19%。Chiang等以Ag60为抗原，检测了结核性胸膜炎胸腔积液中抗Ag60的IgG水平，结果结核诊断的敏感度为72.2%，特异度为94.4%。

LAM是一种结核菌多糖类抗原，是构成结核杆菌细胞壁的重要组成成分，能诱发宿主产生相应抗体，并激发IV型变态反应。其免疫原性较强，特异性也较强。LAM-IgG有试剂盒供应，如美国DynaGen公司生产的结明（MycoDotTM）快速诊断试剂盒。该试剂盒操作方便，快速，敏感度为70%左右，特异度为90%左右，适用于菌阴肺结核病、肺外结核病及结核病灶是否具有活动性的辅助诊断。

结核杆菌特异性抗体检测具体的检验技术方法包括酶联免疫吸附试验、生物素-亲和素-酶免疫测定法、斑点酶免疫渗透试验、斑点免疫金结合试验、免疫印迹技术等。但是不同厂家生产的结核抗体诊断试剂检测结果具有较大的差异，主要是采用的抗原及生产工艺不同，导致试剂之间符合率较差。

结核杆菌存在的多种抗原在宿主体内可随患者的个体免疫背景和病程而异，表现出不同的抗体谱。在所有抗原中，没有一种抗原可高敏感度地检测结核抗体，使用多种结核杆菌特异性抗原融合进行联合检测，可以提高检测试剂的敏感度，如鸡尾酒抗原、结核杆菌多种抗原蛋白芯片检测系统等。通常认为，结核杆菌特异性IgM抗体是结核病的早期特征性改变，是结核病活动的指标之一；结核特异性 IgG 抗体的临床意义不确定，多认为其在结核感染后的第 1 个月左右出现，多数于 8 个月内逐渐消失或降低到正常值范围内，部分患者结核特异性 IgG 抗体持续可达数月或数年，因此仅通过检测结核特异性 IgG 抗体的阴性或阳性不能反映体内结核病的活动性及结核治疗的疗效。

二、结核杆菌特异性抗原检测

由于机体受到 MTB 感染后，体内首先出现的是结核杆菌特异性抗原，因此结核杆菌特异性抗原的检测结果可以作为结核杆菌存在的直接证据，可以避免结核病患者由免疫应答低下导致的体液免疫检测或细胞免疫检测的假阴性。结核杆菌特异性抗原检测的技术方法包括乳胶凝集法（LAT）试验、酶联免疫吸附试验（ELISA）、免疫斑点法（Dot-Iba）、免疫金标技术等。

应用免疫学技术检测结核病抗原已有 20 多年的历史，在检测技术和研究思路方面已经取得较大的进展，但仍然存在一些问题，主要表现为：①缺乏高效价的特异性抗体；②目前，结核抗原检测的标本主要集中在脑脊液，对其他含有较高蛋白或细胞成分过多的临床标本，结核抗原的检测非常困难，如痰液、支气管肺泡灌洗液（BALF）、胸腔积液、腹水，在进行结核抗原检测前，必须经过适当处理；③结核病患者体内的特异性结核循环抗原量较低，且在疾病的进展期可能与相应的抗体在体内结合而形成循环免疫复合物（CIC），从而使血清中抗原检测的敏感性受到限制。

三、γ 干扰素释放试验

γ 干扰素释放试验（interferon-γ release assay，IGRA）是检测结核杆菌特异性抗原刺激 T 细胞产生的 γ 干扰素，以判断是否存在 MTB 的感染。建立在细胞免疫应答基础上的 IGRA 被认为是近年结核病诊断方面的一个重大突破。

（一）IGRA 的主要方法和原理

受到 MTB 抗原刺激致敏的 T 细胞再次遇到同类抗原时，可产生 γ 干扰素，通过检测全血或分离自全血的单核细胞在 MTB 特异性抗原刺激下产生的 γ 干扰素，判断受试者是否感染 MTB。目前，国际上比较成熟的 IGRA 有两种：①ELISA 检测全血中致敏 T 细胞再次受到 MTB 特异性抗原刺激后释放的 γ 干扰素水平，称为全血检测或结核感染 T 细胞免疫检测；②酶联免疫斑点试验（enzyme-linked immune spot assay，ELISPOT assay）测定在 MTB 特异性抗原刺激下，外周血单个核细胞中能够释放 γ 干扰素的效应 T 细胞数量，称为细胞检测或结核感染 T 细胞检测。

两种检测方法原理类似，均采用 MTB 的 RD1 区基因编码抗原多肽作为特异性抗原，主要为早期分泌性抗原靶（ESAT6）和培养滤液蛋白 10（CFP10）。ESAT6 和 CFP10 主要存在于 MTB 复合群，而在卡介苗和大多数非结核杆菌中缺少这些蛋白成分，因此与 PPD 相比，IGRA 特异度更高。但是，ESAT6 和 CFP10 也存在于少数几种非结核杆菌中，如堪萨斯分枝杆菌、海分枝杆菌、苏尔加分枝杆菌、转黄分枝杆菌和胃分枝杆菌，故 IGRA 阳性不能排除上述几种非结核杆菌感染的可能。

　　IGRA 对试验技术和实验条件的要求较高，试剂价格昂贵，样本检测时限短，难以实现高通量。IGRA 可用于诊断 MTB 感染，但不能区分活动性结核病和 MTB 潜伏感染（latent tuberculosis infection，LTBI），也不能准确预测 LTBI 发展为活动性结核病的风险，IGRA 阴性结果对排除 MTB 感染有一定的帮助。

（二）IGRA 对儿童结核病的辅助诊断

　　在结核病高发国家的儿童中，IGRA 的诊断研究数据较少、质量较低且结论不一，尚缺乏婴幼儿和小年龄组儿童的研究数据。多数研究结果显示，IGRA 的敏感度与 PPD 试验相当，而特异度优于 PPD 试验，但综合效益有待进一步评估，不建议常规以 IGRA 代替 PPD 试验对儿童活动性结核病进行辅助诊断；建议联合应用 IGRA 和 PPD 试验作为儿童结核病的辅助诊断方法，尤其适用于重症结核病和难以获得细菌学诊断依据的结核病。

（三）IGRA 在儿童 LTBI 诊断中的作用

　　在对儿童 MTB 感染的排查研究中，IGRA（主要指细胞检测）和 PPD 试验的一致性较差，主要的不一致为 PPD 试验阳性，而 IGRA 阴性，占总体不一致的 94%～100%。建议在排查儿童 MTB 感染时，先采用 PPD 试验，对 PPD 试验阳性者可再行 IGRA 辅助诊断。

　　　　　　　　　　　　　　　　　　　　　　　　　　　　　（周　　伟）

参 考 文 献

江载芳，易著文，赵顺英，2007. 实用小儿结核病学. 北京：人民卫生出版社.

焦伟伟，孙琳，肖婧，等，2016. 国家结核病规划指南——儿童结核病管理. 第 2 版. 中国循证儿科杂志，11（1）：65-74.

王辉，任健康，王明贵，2015. 临床微生物学检验. 北京：人民卫生出版社.

中华医学会结核病学分会，《中华结核和呼吸杂志》编辑委员会，2014. γ 干扰素释放试验在中国应用的建议. 中华结核和呼吸杂志，37（10）：744-747.

第二篇

临 床 篇

第八章

儿童结核病的临床特点

一、儿童结核病的发生、发展过程

当结核杆菌通过空气飞沫经气管-支气管到达终末支气管和肺泡，宿主的固有免疫中的巨噬细胞和淋巴细胞把它们携带到局部的淋巴结，缓慢生长数周后，机体免疫系统被激活，部分感染者，其免疫系统都能杀灭入侵的结核杆菌，并且将其清除，小部分感染者在感染部位周围形成防御阻隔，结核杆菌不能被杀灭，进入休眠状态，这种情况称为潜伏结核感染。潜伏结核感染者没有疾病状态，也没有传染性，尚有部分感染者在肺内如肺门形成原发的损害——炎症实变灶（Ghon 结节），肉芽肿炎性病变，在这个阶段大多数儿童无临床症状。在某些情况下，感染初期结核菌就进入了血流中，并随血流进入身体的其他部位，如骨骼、淋巴结或脑。如果免疫系统不能建立防御阻隔或防御失效，潜伏结核感染将在肺内扩散（形成肺结核）；或进入胸内淋巴结，或播散到身体其他部位，进展为相应部位的肺外结核病。只有部分潜伏结核感染者会进展为活动性结核病。另一半的活动性结核病是在潜伏结核感染很多年之后复燃进展而来的。从原发感染到疾病，临床症状和体征逐渐进展，不同年龄的儿童和成人有所不同。1 岁以下的儿童，结核杆菌感染后进展为疾病的达 30%～40%，1～5 岁的达 24%，到青少年进展率再次增加，儿童大多数（＞90%）在原发感染后一年内进展为活动性疾病，而成人从原发感染到进展成活动性结核病间隔很长时间，有时可达 20 年以上。不同的年龄进展为结核病的临床类型也有所不同，而婴幼儿多进展为全身血行播散性结核病，并有明显的临床损害，如急性血行播散型肺结核和结核性脑膜炎；而在青少年时期，进展的临床表型则类似于成人的肺结核，表现为肺部的空洞损害和肺部改变。另外，由于该菌容易引起血行播散性结核病而造成肺外结核，常见的部位有淋巴结、脑、骨关节、消化道等器官组织，从而引起相应器官组织损害的临床症状。年幼儿童多发生粟粒性结核病和结核性脑膜炎，年长儿多发生淋巴结核和骨关节结核。

二、儿童结核病特点

由于儿童的免疫学特点，儿童暴露于结核杆菌后的主要表现有以下方面。

（一）结核感染与活动性疾病

儿童暴露于结核杆菌后可表现为潜伏感染、原发感染及活动性感染（疾病），但有时在临床上很难区别感染与疾病状态，因为二者可能就是连续的。儿童为结核感染的高危人群，特别是年龄在 5 岁以下的儿童，如生活在一起的父母或家庭成员中有结核患者时，该儿童感染结核的风险很高。

（二）儿童结核病的结核杆菌载量低

儿童的肺结核病多为原发性肺结核，表现为支气管淋巴结核、结核性肺炎、血行播散型肺结核等，很少表现为肺部的慢性空洞，因此儿童肺内结核杆菌的载量很低，同时儿童产痰量少、咳痰力量差，再加上婴幼儿不会排痰，即使有痰，也常吞入胃中而不是从气道、口咽部排出，这造成了儿童结核病在病原学诊断上难度大。在 0～14 岁的儿童结核病中，抗酸杆菌涂阳率仅有 10%。

（三）临床表现多样性并缺乏特异性

儿童结核病的临床症状和体征多样化，儿童初感染结核时，往往不像成人那样有咳嗽、咯血等症状，大部分儿童并无临床症状，少部分患儿可表现为反复呼吸道感染的症状，如咳嗽、发热、喘息，不明原因的体重不增或下降等，常累及全身，但这些临床症状都没有特异性，其他很多疾病都可以有类似的表现。

（四）儿童结核病的诊断难点

（1）确定儿童是否有结核暴露很困难。父母或家庭成员中有阳性结核病接触史的儿童，患结核病的危险性是无阳性接触史儿童的 8～9 倍；年龄越小，患结核病的危险性越大。但我国是结核病的高发地区，在儿童无父母或家庭成员结核病流行病学依据的情况下，仍不能排除结核感染的可能性。

（2）目前在诊断儿童结核病方面尚没有"金标准"的诊断试验。因此，临床上很容易与其他疾病相混淆，同时难以避免地存在"过度诊断"或"诊断不足"的儿童结核病的情况。

（3）儿童结核病肺外结核多见。常发生血行播散，全身各器官组织可受累，如脑、骨关节、腹腔、心包、皮肤等，同时常易被其他基础疾病所掩盖，并且加重，如肺炎、HIV感染和营养不良，使临床表现多样化，极易误诊。

（五）儿童结核病与成人结核病的区别

儿童结核病与成人结核病的主要鉴别点见表 8-1。

表 8-1 儿童结核病与成人结核病的主要鉴别点

特征	儿童结核病	成人结核病
疾病的特性	结核杆菌少	结核杆菌多
感染的风险	传染性弱	传染性强
公众的关心度	不是结核控制的主要焦点，是社区传播的前哨标记	全球结核控制优先

特征	儿童结核病	成人结核病
自然病史	结核感染后，年龄越小，进展为结核病的风险越高	结核感染后进展为结核病的风险相对低
临床特征	表现形式多样，淋巴结核病最常见，胸部病变；肺外病变并不少见	主要是肺结核
胸部放射改变	原发综合征，粟粒状结节影，肺门和纵隔淋巴结肿大，支气管、肺内渗出和实变，胸膜增厚、粘连，胸腔积液	空洞损害，累及上肺
微生物检查	很难收集痰液，经常需要收集胃液或诱导吸痰，很少涂片阳性	容易收集痰液，大多数痰涂片阳性
基于免疫的试验	5 岁以下的推荐做 TST；5 岁以上推荐做 TST 或 IGRA；特别推荐有 BCG 疫苗接种史的儿童做 IGRA	推荐 TST 或 IGRA
潜伏结核的治疗	通常需要治疗	除非为免疫抑制的患者，否则不需要治疗
肺结核的治疗	根据患者疾病的严重程度，给予 3 种或 4 种药物治疗，药物的毒副作用不常见	至少 4 种药物，药物的毒副作用常见

三、儿童结核病的临床表现

（一）临床症状

儿童初次结核感染时常不像成人那样有咳嗽、咯血等症状，大部分儿童无症状，少数患儿可表现为反复呼吸道感染的症状，如咳嗽、发热、喘息、不明原因的体重不增或下降等。年龄越小的患儿，临床症状越明显，但这些临床症状均无特异性，其他很多疾病均可有类似表现。潜伏结核感染没有症状。

由于儿童结核病除肺结核外，血行播散常影响全身的多个器官系统，因此结核病的症状多种多样，症状取决于感染的部位，有些症状缺乏特异性，诊断因此可能被延误。可能伴随间断性发热或体重下降。儿童典型的肺结核症状包括慢性咳嗽，体重下降或不增长，间断性发热，盗汗及咯血。患儿出现间断性发热、体重下降、慢性咳嗽等症状时都需要考虑是否为结核病，从而进行相应的诊断或鉴别诊断。

曾建议采用计分（表 8-2）的方法来综合评价临床表现在诊断儿童结核病中的价值。例如，计分在 0～2 分，儿童结核病的可能性很小；计分在 3～4 分，儿童有结核病的可能性，应进一步行免疫相关结核病的诊断试验、胸部 X 线片；计分在 5 分或以上，儿童患结核病的可能性很大，应考虑采取临床抗结核的治疗。

表 8-2 儿童结核病的临床表现评分

临床特征	计分
咳嗽>4 周（非百日咳样咳嗽）	1
肺炎治疗 3 周无改善	1
发热 2 周或不能用其他原因解释发热	1
麻疹后 2 个月尚未恢复	2
3 岁以下儿童近 3 个月体重不增	1
3 岁以上儿童体重不增或下降	2

续表

临床特征	计分
营养不良治疗无效	1
严重营养不良经住院治疗无效	2
与抗酸染色阳性的人共同居住	2
母亲或生活密切接触者抗酸染色阳性	4
接种过卡介苗	−1

在应用该评分表时，应注意各项条目的评价标准，如对结核菌素试验阳性的界定、结核接触史的期限界定等，否则结果会差异很大。对于 HIV 感染的儿童和年幼儿，该评分表准确性较低。

在临床症状方面，应特别重视以下方面：

1. 发热　原因不明的持续发热，持续时间大于 1 周，发热时至少有一次的体温＞38℃。

2. 体重下降　儿童处于生长发育阶段，在结核病时儿童常有体重不增甚至有所下降，并且单纯给予营养治疗体重仍不增。体重不增或下降具体表现为在近 3 个月内，不能解释的与身高体重比不相符的体重下降，超过 5%；或者在儿童时期体重增加的曲线偏离了以往与年龄相符的生长的曲线；或者儿童生长发育的百分比曲线出现了交叉现象；或者年龄别体重的 Z 评分≤−2 生长偏离和（或）身长别体重 Z 评分＜−2 偏离。

3. 持续不间断的咳嗽　通常持续时间＞2 周。

4. 其他　对于 2 个月内的婴儿，常还有其他的症状及体征，如新生儿肺炎、不明原因肝脾大或败血症样表现等；对于 HIV 感染的儿童，抗病毒治疗常无效。其他非特异性的肺外症状有持续不明原因的倦怠或活动较少。

（二）体格检查

（1）儿童患肺结核常出现体重不增或下降，表现为消瘦、营养不良。

（2）儿童患肺结核时肺部体征很少，年龄越小的婴幼儿相对大儿童来说，肺部体征也越明显，婴幼儿可有干湿啰音或喘鸣。大部分儿童的肺结核缺乏肺部啰音和典型肺部体征，病变广泛时可出现呼吸急促、三凹征，伴有胸腔积液或干酪性肺炎时可出现呼吸音降低。

（3）儿童结核病常有淋巴系统受累，可表现为全身淋巴结肿大，特别是颈部及纵隔淋巴结肿大较多见。

（4）有些儿童可伴有结核过敏表现，如结节性红斑、疱疹性结膜炎等。

（三）结核菌素试验

儿童通常在结核杆菌感染后 3～6 周，少数人在 3 个月，结核菌素试验即呈阳性反应。其机制主要是感染过结核杆菌的机体再次遇到结核菌素时，致敏淋巴细胞和巨噬细胞积聚在真皮的血管周围，分泌 TH1 类细胞因子 IFN-γ，诱发炎症反应，血管通透性增高，在注射后 48～72 小时局部形成硬结。结核菌素反应属于Ⅳ型变态反应。目前主要采用卡介苗纯蛋白衍生物（PPD）进行试验，故又称为 PPD 试验。无硬结或硬结平均直径＜5mm 为阴性反应，局部除硬结外，出现水疱、破溃、淋巴管炎及双圈反应等为极强阳性反应，根据结核菌素试验在不同感染人群中的敏感性、特异性，结合儿童年龄、免疫状态、营养情况及结核菌素试验的影响因素综合分析结核菌素的意义。

四、儿童结核病的诊断与鉴别诊断

（一）重视流行病学因素

几乎所有儿童的结核病都是通过吸入具有结核病的成人排出（主要是通过呼吸道）的结核杆菌而导致的感染，在父母或家庭成员中有阳性结核病接触史的儿童，患结核病的危险性是无阳性接触史儿童的 8~9 倍，而且感染后的 12 个月内进展成为活动性结核病的风险很高，特别是在 6 个月内比例最高。因此，与开放性结核病患者的明确接触史对诊断具有重要意义，年龄越小，意义越大。有研究显示，在儿童结核病患儿中，约 2/3 患儿可找到明显的传染源。因此，在儿童结核病的诊断中，应高度重视结核病接触史，主要指经常的密切接触，如生活在一起的父母或家庭成员等。明确的结核病接触史是指在过去的 12 个月内与活动性肺结核患者同处一室超过 12 小时以上。对于学龄期的青少年来说，由于其接触人群范围较宽，即使家庭成员没有活动性肺结核病史，也不能就此完全否定结核接触。

另外，卡介苗接种是预防儿童结核的有力措施，特别是可预防粟粒型结核病和结核性脑膜炎的发生，但接种了卡介苗的儿童并不能完全排除患结核病的可能，有研究显示卡介苗预防结核性脑膜炎的有效性为 58%~100%。

如果患儿近期有患急性传染病的病史，特别是麻疹、百日咳、水痘等，可使机体免疫功能暂时降低，致使体内潜伏的结核病灶活动、恶化，或成为结核病的诱因。

（二）综合分析临床表现

儿童发生潜伏结核感染时，结核菌素试验为阳性，胸部影像学检查或临床上无结核病的证据。但儿童感染结核杆菌之后，常在数周至数月发展成为结核病而没有临床症状。儿童结核病最常累及肺，在肺部结核病的临床表现中，年龄越小的儿童，临床症状越明显，肺部的体征也越明显。其还可累及胸膜、脑、腹腔、肠道、骨骼、肾、皮肤等。儿童结核病的临床症状和体征都缺乏特异性，因此要仔细询问和分析患儿的临床表现，特别是有以下表现时需注意排除儿童结核病。

（1）反复下呼吸道感染：指的是半年内出现 2 次以上的下呼吸道感染。当出现反复呼吸道感染，如慢性咳嗽、发热，病程超过 2 周或伴有体重下降，盗汗等表现时需要疑诊肺结核。

（2）结核病感染中毒症状：包括慢性咳嗽、发热病程超过 2 周，体重下降，盗汗，乏力，食欲减退、消瘦等。

（三）仔细分析结核感染的免疫相关试验

1. 结核菌素试验　目前，在儿童结核病的诊断中，结核菌素试验仍是重要手段之一，是目前诊断儿童潜伏结核感染的唯一方法，是儿童活动性结核病的依据或参考依据。

该试验阴性反应不能排除结核病的可能性，有约 10% 的患儿结核菌素试验阴性而结核菌培养阳性，大于 50% 的结核性脑膜炎和粟粒性结核病的患儿结核菌素试验最初可呈阴性反应。有约 10% 的结核病患儿对结核菌素试验无反应，但经过抗结核治疗后可出现阳性反应；在一些严重结核病，以及全身衰竭或免疫抑制、营养不良或其他严重感染的情况下，结核菌素试验都可以表现为阴性反应。

结核菌素试验对诊断儿童肺结核有重要价值，但对儿童肺外结核的诊断敏感性较低，结核菌素试验不能作为临床疗效判断的指标。

2. 结核 γ 干扰素释放试验　该试验不受机体免疫力及卡介苗接种的影响，可用于结核病的快速诊断，包括对于结核病和非结核杆菌病的早期鉴别，但在诊断结核感染与活动性结核病时，两者仍然具有一定的交叉反应，在 <5 岁儿童中敏感性较低。

（四）影像学改变在儿童结核病诊断中的作用

影像学检查在儿童结核病的诊断中起重要的作用。由于儿童结核病的诊断很难得到病原学的支持，肺部影像学的病变解释有时起到至关重要的作用，因此影像学改变的判读及解释非常重要，所以应该规范影像学结果阅读的流程，如首先应保证胸部 X 线片或 CT 的质量，然后让有经验的两个人分别阅读胸部 X 线片或 CT 片，最好能采取盲法阅读的方法，并采用标准的结果描述及报告形式，如遇有不统一意见时，请第 3 位放射医师阅读。

1. X 线检查　胸部 X 线检查是筛查儿童结核病不可缺少的重要手段，除后前位胸部 X 线片外，同时应做侧位片，可检出肺部及纵隔部位的结核病灶的范围、性质、类型、活动或进展情况。胸部 X 线片对肺部的小结节影甚至血行播散型肺结核早期都不敏感，重复检查有助于结核与非结核疾病的鉴别，也可观察治疗效果。

2. CT 检查　胸部 CT 检查对肺结核的诊断及鉴别诊断很有意义，有利于发现隐匿区病灶。CT 平扫可分辨纵隔、肺门淋巴结是否肿大，特别是高分辨薄切 CT 可显示早期（2 周内）血行播散型肺结核，≥4mm 的肺门纵隔淋巴结。CT 对淋巴结的钙化显示率高于 X 线检查。

（五）积极寻找结核杆菌或抗酸杆菌

（1）结核杆菌检查：疑诊肺结核患儿应尽可能进行病原学检查，从痰、胃液（婴幼儿可抽取空腹胃液）、肺泡灌洗液、脑脊液、浆膜腔液中找到结核杆菌是重要的确诊依据。采取清晨胃液或痰连续 3 天查抗酸杆菌以提高检出率，而厚涂片法或荧光染色法检查结核杆菌的阳性率较高。

（2）肿大的浅表淋巴结穿刺或病理活检查抗酸杆菌。虽然儿童抗酸杆菌检出率不高，但是一旦检出对诊断有很大帮助。

（3）BACTEC 系统为一标准化培养系统，其主要原理为测定分枝杆菌的代谢产物，结核杆菌阳性培养时间需 2 周左右，可用于鉴别结核杆菌与非结核杆菌。

（六）病理学检查是重要依据

纤维支气管镜检查有助于支气管内膜结核及支气管淋巴结结核的诊断；周围淋巴结穿

刺液涂片检查可发现特异性结核改变，如结核结节或干酪性坏死，有助于结核病的诊断和鉴别诊断。肺穿刺活检或胸腔镜取肺活检行病理和病原学检查对特殊疑难病例的确诊有帮助。

（七）鉴别诊断

以慢性咳嗽或反复呼吸道感染为表现的患儿需注意与支气管肺炎、支气管异物、支气管肺发育不良相鉴别，胸部增强 CT 及气管三维重建有助于鉴别。抗感染治疗无效时，需高度警惕肺结核。反复呼吸道感染还需与免疫缺陷病相鉴别，后者没有典型的肺结核影像学改变。反复发热应注意与慢性扁桃体炎、反复上呼吸道感染、尿路感染及风湿热相鉴别。

（八）抗结核治疗反应评价

儿童很难找到细菌学的证据，因此有时采取治疗性试验，通过观察抗结核治疗的反应以帮助诊断结核病。随访观察中，疗效的判断是以抗结核治疗前的临床症状作为基线症状，症状改善且没有新的临床症状出现为有效；如果原来怀疑结核的症状无好转或加重为无效。在随访观察时也要观察非抗结核治疗方案，如治疗社区获得性肺炎，做好各种治疗反应记录。抗结核治疗后 2 个月内要评估临床效果，并不是所有儿童的临床症状在 2 个月内都能完全缓解。与基线对比，其他收集资料的时间点为抗结核治疗后 2 周。

在评价抗结核治疗的效果时要注意"抗结核治疗有反应"的局限性，因为有些疾病的临床症状可以自然改善而误认为是抗结核的疗效。

（九）诊断小结

儿童容易由潜伏结核感染发展为活动性结核病，因此对儿童结核病进行及时而准确的诊断十分重要。在儿童结核病的诊断中，临床症状、胸部影像学检查、结核菌素试验或抗酸杆菌的检出及培养、抗结核治疗的效果评估都有一定的局限性。儿童结核病的症状千差万别，并且与其他儿科常见疾病的症状重叠。临床症状中，咳嗽、食欲减退及体重下降都是儿童结核病中常见的症状，但这些症状并不具有特异性，如果单独将临床症状作为诊断依据会导致误诊。通过儿童患者的胸部影像学检查有时也很难诊断肺结核，因为儿童肺结核很少出现空洞及其他肺部结核的典型征象。纵隔淋巴结肿大通常被认为是原发性肺结核标志性的影像学表现，但是在胸部 X 线片中无法显示。虽然结核杆菌的检出是诊断结核病的"金标准"，但靠结核杆菌的检出来诊断儿童结核病是很困难的，也是不现实的。因此，儿童结核病的诊断较为困难，目前推荐的诊断方法仍是综合分析病史、临床表现、结核菌素试验结果、影像学检查及病原学检查，以做出诊断，有时还可通过评价抗结核治疗的效果来协助诊断。

（万朝敏）

参 考 文 献

Ki HP，Shingadia D，2016. Tuberculosis in children. J Paediatr Child H，27（3）：109-115.

Perez-Velez CM，Roya-Pabon CL，Marais BJ，2017. A systematic approach to diagnosing intra-thoracic tuberculosis in children. J Infect，74：74-83.

Roya-Pabon，Perez-Velez，2016. Tuberculosis exposure，infection and disease in children：a systematic diagnostic approach Pneumonia（Nathan）. Pneumonia，8（1）：23.

Swaminathan S，Rekha B，2010. Pediatric tuberculosis：global overview and challenges. Clin Infect Dis，50（3）：184-194.

Turnbull L，Bell C，Child F，2016. Tuberculosis（NICE clinical guideline 33）.Arch Dis Child Educ Pract Ed，102（3）：136-142.

World Health Organization，2014.WHO guidelines review committee guidance for national tuberculosis programmes on the management of tuberculosis in children. 2nd ed. Geneva：World Health Organization.

World Health Organization，2017. Global tuberculosis report 2017. Geneva：World Health Organization.

第九章

潜伏结核感染

一、概　　述

潜伏结核感染（latent tuberculosis infection，LTBI）是指人体感染结核杆菌以后有结核纯蛋白衍化物（PPD）皮试阳性反应（表 9-1），但无活动性结核病的临床表现和放射学检查异常。当人体感染结核杆菌以后，约 10%的感染者会发展为活动性结核病，约 90%的感染者处于潜伏结核感染状态。全球 1/3 的人口有潜伏结核感染，在低收入和中等收入国家有高达半数的人口为潜伏结核感染者。尽管潜伏结核感染者无结核活动的症状，也无传染性，但在一生中有 5%～10%的概率发展为活动性结核病，尤其是在初染后 5 年之内。在潜伏结核感染后的 1 年内最可能进展为活动性结核病，1 年以后进展为活动性结核病的概率大幅下降，此后 10 年以内进一步缓慢下降。一般而言，胸膜结核、结核性脑膜炎、血行播散型肺结核多在早期发生。

表 9-1　不同风险受试者的 PPD 阳性结果判定标准

PPD 皮试硬结直径	受试者情况
≥5cm	HIV 感染
	与痰菌阳性者有密切接触史
	器官移植
	长期使用免疫抑制剂
	与先前未经治疗的结核有关的肺纤维化病灶
≥10cm	注射毒品者
	高危环境工作者：医院、其他护理机构、疗养所的工作者
	4 岁以下儿童
	有进展为活动性结核病高危风险的人群，患有糖尿病、终末期肾病、白血病、淋巴瘤、营养不良、硅沉着病（矽肺）等
≥15cm	无任何罹患结核病相关危险因素的人群

由潜伏结核感染进展为活动性结核病的概率受感染者年龄和机体免疫状态的影响。在潜伏结核感染以后，婴幼儿和小年龄儿童（5 岁以下）发展为活动性结核病的风险高

于大年龄儿童及成人，约 40%。潜伏结核感染的高风险人群，如 HIV 感染者、感染时年龄小于 2 岁及中等风险人群，如 2～18 岁人群、终末期肾病患者及糖尿病患者，易进展为活动性结核病。预防性抗结核治疗可有效阻止活动性结核病的发生，当前治疗的有效率为 60%～90%。在结核高负担国家，由于缺乏足够理想的检测手段、抗结核药物的严重不良反应及社会经济负担的考量，全民进行潜伏结核感染筛查及预防性抗结核治疗并不可行。

二、结核接触的定义

通过呼吸道吸入含有结核杆菌的飞沫和尘埃而传播，传播的影响因素包括传染源的强度、结核菌的毒力和传染性、宿主的免疫状态、环境因素和社会生物学因素。感染结核的风险与暴露的程度和时间相关。根据接触的密切程度，将结核接触分为密切接触和一般接触。密切接触是指与传染性结核患者在开始抗结核治疗前的 3 个月中有长时间室内相处。密切接触又进一步分为家庭内密切接触和非家庭内密切接触。家庭内密切接触是指与结核病患者共同日常居住，共用起居室、卧室、厨房、浴室等。非家庭内密切接触是指与结核病患者在学校、办公室等共用呼吸空间。一般接触是指与传染性结核患者在公共交通、社交场所的日常接触。在询问接触史时，重点关注密切接触情况，其次是一般接触情况。

三、潜伏结核感染的筛查和治疗的目标人群

2015 年 WHO 发布的《潜伏结核感染管理指南》中明确指出，根据经济水平及结核发病率可采用以下建议。

（一）结核发病率低于 100/10 万的经济发达和经济中上水平地区

以下人群建议进行系统的检查和抗潜伏结核感染治疗，包括 HIV 感染者；与肺结核患者接触的成人和儿童；开始接受抗肿瘤坏死因子治疗的患者；接受透析治疗的患者；准备器官或干细胞移植者；硅沉着病患者。以上人群均应通过 γ 干扰素释放试验（IGRA）或结核菌素皮肤试验（TST）进行潜伏结核感染的筛查。

以下人群可考虑进行潜伏结核感染筛查，包括囚犯、医务人员、来自结核高负担国家的移民、流浪汉及吸毒者。同样，也是进行 IGRA 或 TST 筛查。

以下人群不推荐进行常规潜伏结核感染的筛查，如糖尿病患者、酗酒者、吸烟者和低体重者，除非其满足上述两类条件。

（二）低收入国家和不符合上述条件的中等收入国家

与结核患者有家庭内接触或密切接触的 HIV 感染者和 5 岁以下儿童，以及有密切接触史但经过全面的临床评估后，排除活动性结核病而证实为潜伏结核感染者，均应接受预防性抗结核治疗。

四、潜伏结核感染的诊断流程

（一）结核发病率低于100/10万的经济发达和中上水平地区

对目标人群详细询问其有关的结核病症状，有结核症状或任何影像学异常者应进行进一步检查以明确是否患有活动性结核病或其他疾病。对于排除活动性结核病者应进行IGRA或TST筛查，阳性者诊断为潜伏结核感染（图9-1）。在发病率低于100/10万的中上收入和经济发达地区可进行IGRA或TST筛查，在其他中等收入地区和低收入地区不能用IGRA来替代TST进行筛查。

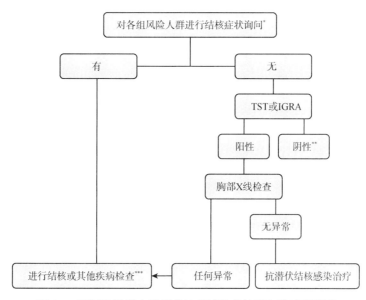

图9-1　不同危险度人群潜伏结核感染的诊断和治疗流程图

* 任何结核病症状，包括以下任一症状：咳嗽、咯血、发热、盗汗、体重减轻、胸痛、气促、疲乏。HIV检测可基于国家和地区指南或临床判断进行，若同时需进行活动性结核病检查，可完善胸部X线检查

**对无须接受治疗者需进行结核相关知识宣教，并应注意是否有结核病症状出现

***进行结核有关检查应遵循国家指南，在全面检查后排除活动性结核病者（包括胸部X线检查提示纤维病灶者）可考虑进行潜伏结核感染治疗

（二）HIV感染者的潜伏结核感染诊断和治疗

WHO在2011年发布了针对资源匮乏地区HIV感染者的结核诊断和预防性抗结核治疗的指南。对HIV感染的成人和青少年不要求常规进行TST筛查，应通过临床评估进行结核筛查，如无咳嗽、发热、体重减轻、盗汗四大症状之一者，排除活动性结核病，应给予异烟肼预防治疗。若具有以上四大症状之一者，需进一步评估是否患有活动性结核病或其他疾病。TST结果不明或为阳性者且排除活动性结核病者，不管免疫功能状态如何，包括妊娠妇女、既往接受过抗结核治疗者，均需接受6个月的异烟肼治疗，这也是HIV综合治疗的一部分。

HIV 感染的儿童，如有以下症状之一，如体重不增（包括体重比年龄在 2 个或 3 个标准差之下，体重下降超过 5%，以及生长曲线低平）、发热、咳嗽或有结核接触史，均需接受全面评估，如排除结核，则无论年龄大小，均需接受异烟肼预防治疗。1 岁以上者，如无上述症状且无结核接触史，则应接受异烟肼预防性治疗 6 个月。1 岁以下婴儿，只对有结核接触史且证实无结核者进行 6 个月的异烟肼预防治疗。

所有 HIV 感染的结核病患儿，在完成抗结核治疗之后，均应接受 6 个月的异烟肼治疗。

五、潜伏结核感染的治疗

具体治疗方案参见第二十六章"儿童结核病与耐药结核病的化学治疗各论"。

六、抗结核药物相关不良反应的管理

由于接受预防性治疗的潜伏结核感染者并未患有活动性结核病，要求在治疗过程中把药物相关不良反应降至最低。异烟肼所致不良反应主要包括无症状性血清肝酶升高、周围神经病、肝毒性。利福平和利福喷丁所致不良反应主要包括皮肤反应、变态反应、胃肠道反应、肝毒性。接受治疗者应每月规律随访，医务人员应密切观察和管理，加强患者宣教，告知其结核发展过程及治疗的必要性，以及完成治疗的重要性。患者如出现食欲缺乏、恶心、呕吐、腹部不适、持续的疲乏和虚弱、尿色变深或黄疸等症状时须及时就诊，如不能及时就医须立即停止服药。

（廖 琼 舒 敏）

参 考 文 献

American Academy of Pediatrics，2015. Tuberculosis. //Kimberlin DW，Brody MT，Jackson MA，et al，Red Book：2015 Report of the Committee on Infectious Disease. 30th ed. Elk Grove Village，IL：American Academy of Pediatrics：805.

Cruz AT，Starke JR，2007. Pediatric tuberculosis. Pediatr Rev，31（1）：13-25.

Seddon JA，Hesseling AC，Finlayson H，et al，2013. Preventive therapy for child contacts of multidrug-resistant tuberculosis：a prospective cohort study. Clin Infect Dis，57（12）：1676-1684.

World Health Organization，2011. Guidelines for intensified tuberculosis case-finding and isoniazid preventive therapy for people living with HIV in resource-constrained settings.Geneva：World Health Organization.

World Health Organization，2012. Recommendations for investigating contacts of persons with infectious tuberculosis in low and middle-income countries.Geneva：World Health Organization.

World Health Organization，2015. Guidelines on the management of latent tuberculosis infection. Geneva：World Health Organization.

第十章

儿童结核病分类

儿童结核病与成人结核病在发病、临床类型、诊断、治疗等诸多方面有很大差别，具有不同的特点。儿童结核杆菌的感染多是第一次感染，与成人的再次感染机体的反应不同。第一次遭受结核杆菌感染时，机体对结核杆菌既无免疫力，也无过敏性。因此，结核杆菌自由繁殖，称为原发感染。原发感染后导致结核杆菌在儿童体内活动、播散，同时还可造成感染后的全身播散。

一、结核杆菌感染类型和发病形式

儿童接触结核杆菌即为结核暴露，暴露后在体内的表现形式有两种：结核感染（又称为潜伏结核感染）和结核病（又称为结核活跃）。

（一）结核暴露

结核暴露（tuberculosis exposure）是指儿童在近期（12个月内）与疑似或确诊具有传染性肺结核的成人或青少年有接触史，结核菌素试验阴性，胸部X线片正常，且无结核病的症状和体征。在结核暴露的儿童中包括了部分结核感染的儿童，因儿童在感染结核杆菌后发生结核杆菌的Ⅳ型变态反应需要一段时间，最长达3个月。因此，对于结核暴露的儿童，临床医师不能在当时明确其是否已处在结核感染阶段。但在5岁以下的儿童中，一些严重的结核病（如结核性脑膜炎和血行播散型肺结核）可发生在结核菌素尚无反应的3个月内，即结核暴露后，很快发展为严重结核病。因此，要重视儿童的结核暴露，特别是年龄小的婴幼儿。

（二）结核感染

结核感染又称为潜伏结核感染（LTBI），指儿童暴露于结核杆菌后引起结核杆菌的感染，但没有活动性结核病的证据，体内存在结核杆菌，仅有结核菌素试验阳性或γ干扰素释放试验阳性，无结核病的症状和体征。胸部X线片一般正常，偶尔可见肺部感染后的治愈改变，如胸膜增厚或局部淋巴结钙化，感染肺实质或肺门淋巴结时有纤维化的改变或钙化。

结核感染后是否进展为结核病，与宿主的免疫状态、年龄及结核杆菌感染的数量和反应有关，其中年龄和免疫状态影响更大。未经治疗的儿童结核感染在 1～2 年进展为结核病的概率很大，也可在感染多年后发病。儿童结核感染后，年龄越小者发展为结核病的比例越大，0～2 岁婴幼儿发病比例为 40%～50%，2～5 岁儿童约为 20%，5 岁以上儿童危险性下降到10%～15%。但是，并不推荐在儿童中普遍筛查潜伏结核，因为其结果具有很高的假阳性率。因此，建议针对与家庭成员患有结核病密切接触的儿童及将进行免疫抑制剂治疗的儿童进行潜伏结核的筛查。

（三）结核病

结核病又称为结核活跃，当儿童出现由结核杆菌感染引起的临床表现或胸部 X 线片有结核病变时即为结核病。儿童不像成人，有时很难区分结核感染和结核病。很多儿童感染结核杆菌后，首先表现为原发性肺结核，其中部分患儿可通过自身免疫反应，以钙化或纤维化的形式自然痊愈。但对于一些患儿，特别是年幼的婴幼儿，在感染结核杆菌后，结核病灶常扩大，成为肺淋巴结结核病，病灶还可再扩大，引起血行播散，造成全身粟粒性结核病。

二、儿童结核病的分类

儿童结核病的结核杆菌的载量低，痰涂片阳性率低，总阳性率约为 6.2%，因此其分类与成人结核病的分类不同。

由于确诊困难，根据结核杆菌病原和定义病例的方法进行儿童结核病的诊断。2015 年国际防痨与肺部疾病联合会举办的世界肺部健康大会发布了近期儿童结核病的分类。

（一）确诊结核病

确诊结核病（confirmed tuberculosis）是指在诊断的结核病中，至少有一次在痰、体液（脑脊液、心包液、胸腔积液、腹水）、胃液、呼吸道分泌物、粪便等标本中经病原学证实（培养出结核杆菌或 Xpert MTB/RIF 阳性）；或痰液、胃液中查抗酸杆菌阳性；或经纤维支气管镜检或胸腔镜活检抗酸杆菌阳性。

（二）临床诊断的结核病

临床诊断的结核病又称为尚没有病原确定的结核病（unconfirmed tuberculosis），是指没有获得细菌学确诊的结核病，但至少符合以下临床特点中的 2 项：①有结核病的临床症状和体征；②影像学如胸部 X 线、CT 检查符合结核病的改变；③有结核接触史或结核菌素试验和（或）γ 干扰素释放试验阳性的结核感染免疫学依据；④抗结核治疗有效，即坚持服用抗结核治疗药物 2 个月，原有症状改善，无新结核症状出现。如原有症状无改善或加重，则为抗结核治疗无效。

（三）可能性较小的结核病

可能性较小的结核病（unlikely tuberculosis）是指没有细菌学的支持，不管是否有结核感染的免疫学证据[TST 阳性和（或）IGRA 阳性]，只符合临床特点中的 1 项。

另外，在儿童结核病的分类中，常按照感染部位分为肺结核和肺外结核。

（万朝敏）

参 考 文 献

Graham SM，Cuevas LE，Jean-Philippe P，et al，2015. Clinical case definitions for classification of intrathoracic tuberculosis in children：an update. Clin Infect Dis，61（3）：179-187.

第十一章

原发性肺结核

一、概　　述

　　结核的原发感染常指结核菌素试验（TST）或 γ 干扰素释放试验（IGRA）的阳转，它反映了对结核杆菌蛋白产物的迟发高敏反应。TST 的阳转常发生在暴露/感染结核杆菌后的 3～6 周。最初的感染因为症状轻微，没有特异性，并且常自限，因此大多数原发感染病例都没有得到诊断。原发性肺结核是结核杆菌初次侵入肺部后发生的原发感染，是儿童肺结核的主要类型，包括原发综合征和支气管淋巴结结核。原发综合征是由肺原发病灶、局部淋巴结病变和两者相连的淋巴管炎组成；支气管淋巴结结核以胸腔内肿大淋巴结为主。肺部原发病灶或因其范围较小，或被纵隔影掩盖，胸部 X 线片无法查出；或原发病灶已经吸收，仅遗留局部肿大的淋巴结，故在临床上诊断为支气管淋巴结结核。此两种并为一型，即原发性肺结核。

二、病　理　改　变

　　原发性肺结核中典型的原发综合征呈"双极"病变，即一端为原发病灶，另一端为肿大的肺门淋巴结。由于小儿机体处于高度过敏状态，病灶周围炎症很广泛，原发病灶范围扩大到一个肺段甚至一叶。小儿年龄越小，此种大片性病变越明显。引流淋巴结肿大多为单侧，但也有对侧淋巴结受累者。原发综合征的形成主要是结核性肉芽肿，典型的部位在肺的中带或下带（称为原发灶），以及短暂的肺门和（或）胸骨旁淋巴结和一些胸膜反应。原发病灶常在数周或数月缓解，遗留下胸部 X 线片上可见的纤维化和钙化。肺部原发病灶可以发生在肺内的任何部位，尤其好发于胸膜下通气良好的部位，多见于胸膜下、肺上叶下部和肺下叶上部，以及中叶外侧，以右肺多见。基本病变为渗出、增殖、坏死。渗出性病变以炎症细胞、单核细胞及纤维蛋白为主要成分；增殖性改变以结核结节及结核性肉芽肿为主；坏死的特征性改变为干酪样改变，常出现于渗出性病变中。结核性炎症的主要特征是出现上皮样细胞结节及朗格汉斯细胞。

　　通常原发感染进展的危险率很低，但在年幼的儿童和免疫功能低下的患儿中，原发感染进展的危险性增加。由于儿童对结核杆菌处于高度敏感状态，病灶周围炎症广泛，原发病灶范围可扩大到一个肺段甚至肺叶。患儿年龄越小，病变的广泛性越明显。由于目前尚缺乏测量结核病发生的良好检测手段，对结核再次感染的自然病史尚不能进行很好的描述。结核病灶经过一段时间的临床潜伏期后，可再活跃成为疾病状态或原发性结核感染，导致结核病的发生。虽然结核杆菌的 DNA 指纹可区别是原来结核感染的活跃还是结核杆菌的再感染，但在临床上无法区分再活跃的结核病是来自于原发结核病的进展还是结核杆菌的再感染。真正的再活跃的结核病常在病前有一个促进因素，如患儿严重营养不良、HIV 感染、慢性血液透析、免疫抑制治疗、糖尿病或肺尘埃沉着病等造成免疫低下，从而增加了结核病再次活跃的风险。

病灶的转归有以下几种方式：

1. 吸收好转　病变完全吸收、钙化或形成硬结，从而达到痊愈或者结核杆菌潜伏在机体内。出现钙化表示病变至少已有 6～12 个月。

2. 进展　可以通过几种形式，如表现为原发病灶扩大，可产生空洞；病灶形成支气管淋巴结周围炎，造成淋巴结支气管瘘，导致支气管内膜结核或干酪性肺炎；支气管淋巴结肿大，造成肺不张或阻塞性肺气肿；病变扩大累及胸膜，发展为结核性胸膜炎。

3. 恶化　血行播散，导致急性血行播散型肺结核或全身粟粒性结核病。

三、临 床 表 现

原发性肺结核患儿的症状轻重不一。轻者可无症状，不同年龄的儿童临床表现有所不同，临床症状均为非特异性表现，并且这些症状常与其他许多慢性疾病相重叠。

患儿一般起病缓慢，可有低热、食欲缺乏、疲乏、盗汗等结核中毒症状，多见于年龄较大儿童。婴幼儿及症状较重者可急性起病，一般情况尚可，表现为高热，并持续 2～3 周，然后转为低热，并伴结核中毒症状，干咳和轻度呼吸困难是最常见的症状。

肺结核儿童最常见的症状是长期干咳，间断低度发热，体重下降或发育停滞。然而，仅凭这些症状很难与其他肺部疾病相鉴别。由肺内淋巴结的病变，气管或支气管管腔内肉芽肿或管壁外的压迫而造成的继发喘息至支气管阻塞，临床上表现出的症状与哮喘极为相似。为此，很多研究者希望通过采用临床症状积分的办法增加临床症状的可靠性，但目前尚不够精确。

随着第一次结核感染，肺内局部的淋巴结形成了原发综合征的部分，疾病的进展可能发生在受影响的局部淋巴结内，临床症状与其他类型的肺结核相似，咳嗽很少有痰或痰中带血，年龄较小的儿童不会排痰，而且结核杆菌的菌载量与成人空洞性肺结核相比很少，使得诊断很困难。肺门周围和（或）气管旁淋巴结的肿大可阻碍大气道，使气道塌陷；受末梢肺段的膨胀等综合因素的影响，肺门周围和（或）气管旁淋巴结扩大伴或不伴气道压迫是胸内淋巴病的主要征象。当胸内淋巴结肿大明显时可产生压迫症状：压迫气管分叉处可出现类似百日咳样痉挛性咳嗽；压迫支气管使其部分阻塞时可引起喘鸣；压迫喉返神经可致声嘶；压迫静脉可致胸部一侧或双侧静脉怒张；淋巴结还可能突然进入气道伴有感染干酪样碎片吸入导致肺叶实变，如果气道完全阻塞可导致扩大的干酪样肺炎。

肺门淋巴结病变可形成冷脓肿，表现为持续高热或腐蚀周围的解剖结构如心包，引起结核性心包炎。

婴儿可表现为体重不增或生长发育障碍。部分高度过敏状态儿童可出现眼疱疹性结膜炎、皮肤结节性红斑和（或）多发性一过性关节炎。

体格检查可发现周围浅表淋巴结不同程度肿大。肺部体征多不明显，与肺内病变不一致，50%以上的患儿没有肺部体征。如果原发病灶较大，肺部叩诊呈浊音，听诊呼吸音减低或有少许干湿啰音。婴儿可伴肝大。

四、诊　　断

（一）病史

由于患原发性肺结核的儿童多有与开放性肺结核者的密切接触史，因此要特别重视儿童有无近期与结核患者的密切接触史；应详细询问结核病接触史、卡介苗接种史及有关麻疹、百日咳等可致体内潜伏的结核病灶活动、恶化，或成为感染结核病诱因的传染病史。

（二）体格检查

体格检查时应注意检查儿童双上臂有无卡介苗接种后瘢痕，还要重视寻找肺外结核证据，如浅表淋巴结肿大、肝脾大。若发现眼疱疹性结膜炎、皮肤结节性红斑者，活动性结核病的可能性较大。

（三）影像学检查

影像学检查是诊断儿童原发性肺结核的重要方法之一，对确定病灶的性质、部位、范围及其发展状况和决定治疗方案等具有重要作用。胸部 X 线检查时最好同时摄正位片和侧位片，对发现肿大淋巴结或靠近肺门部位的原发病灶，侧位片有不可忽视的作用。原发性肺结核肺门多为一侧性肿大，以右侧气管旁及右肺门多见，可合并出现肺门和气管旁淋巴结肿大及右肺门、右纵隔肿大，部分患儿可伴有同侧肺异常阴影，以及气管、支气管变形移位及局限性变细等。

胸部 CT 扫描可显示纵隔和肺门淋巴结肿大，有利于发现隐匿区病灶，对疑诊肺结核但胸部 X 线片正常者有助于诊断。CT 表现为肺门增大、变形，肺门血管移位，纵隔淋巴结肿大，且大都为多个、多组淋巴结肿大，以气管旁侧及肺门组、气管支气管组淋巴结肿大多见，单侧多于双侧，双侧者则大都不对称，淋巴结内可有钙化。增强扫描后可见淋巴结周围有环形强化，中心因干酪性坏死呈低密度。

（四）基于免疫的试验

1. 结核菌素试验　结核菌素试验为简便实用的诊断方法，由结核杆菌各种肽类组成的纯蛋白衍化物是目前最常用的结核菌素。通过患者对结核菌素中的结核菌蛋白的Ⅳ型变态反应，测量皮肤上的硬结大小来反映是否有结核杆菌的感染，但单基于结核菌素试验的结果不能区别潜伏结核感染或活动性结核病。最近的一个 Meta 分析显示儿童结核菌素试验的敏感度为 86%，特异度为 92%，但是如果结核菌素试验呈强阳性或由阴性转为阳性，对儿童结核病的诊断有很重要的意义。WHO 推荐结核菌素试验为结核病的主要诊断性试验，目前尚不能被结核特异性 γ 干扰素释放试验所替代。美国和欧洲疾病控制与预防中心都推荐对 5 岁以下的儿童采用结核菌素试验代替结核特异性 γ 干扰素释放试验作为潜伏结核感染的筛查。

2. 结核特异性 γ 干扰素释放试验　结核特异性 γ 干扰素释放试验（IGRA）阳性对结核感染的诊断具有一定的应用价值。近年来，采用酶联免疫吸附测定（ELISA）的 QuantiFERON-TB Gold In-Tube 或酶联免疫斑点法（ELISPOT）的 T-Spot TB 定量检出受检者全血或外周血单个核细胞对结核杆菌特异性抗原（ESAT6、CFP10）的 IFN-γ 检测释放反应，两个试验都是细胞免疫介导的免疫反应。2002 年，该试验有了商品化的标准试剂盒，并逐渐在儿童中应用。IGRA 与 TST 相比的主要优点是与接种了 BCG 的人群没有交叉反应，但在少数的非结核分枝杆菌感染人群中可有少量的特异性抗原，因此在非结核杆菌感染时可以出现假阳性。与 TST 一样，在免疫缺陷患者中，IGRA 也可能出现假阴性，在免疫功能正常的儿童中 IGRA 的敏感度为 79%～86%，特异度为 97%～98%，但在免疫缺陷儿童中敏感度只有 47%，特异度为 90%。年幼儿的免疫尚未发育成熟，其意义不能确定，在 4 岁以上的儿童中得到满意的结果，目前尚无足够的证据支持常规在年幼儿中应用，2 岁以下不推荐用，5 岁以上使用 IGRA 和（或）TST，要结合临床病史、临床怀疑结核病的程度、儿童免疫状态和以前的 BCG 史，在各国的指南中有推荐单个使用或联合应用的，美国和欧洲的指南指出，对于大于 5 岁、免疫正常及接种过 BCG 的儿童，推荐做 IGRA 检查。

（五）病原学检查

抗酸染色检查：痰涂片查抗酸杆菌和结核杆菌的培养是病原诊断结核病的金标准，抗酸染色是传统的抗酸杆菌检查手段，抗酸杆菌的细胞壁抗革兰氏染色，在抗酸染色下为红色，使用一种含有酚醛金胺或金胺若丹明调整脱色的新的荧光染色进行复染，则更容易看到结核杆菌，荧光显微镜对比传统的显微镜敏感性更高，特异性与以前类似。然而，细菌的量常很低，并且儿童不会排痰，儿童痰菌涂片的阳性率低于 15%，培养低于 30%，婴儿可通过高渗盐水雾化后获得适当的样本。因为儿童不会排痰，把痰都吞入胃内，采用清晨洗胃，收集过夜的胃液，可替代痰液，增加阳性率，但依然阳性率很低，连续 3 天的清晨洗胃可增加阳性的检查率。从痰液、胃液、浆膜腔液中找到抗酸杆菌是重要的诊断依据。

（六）纤维支气管镜检查

结核病变蔓延至支气管内造成支气管结核，纤维支气管镜检查可见肿大的淋巴结压迫支气管致管腔狭窄，或与支气管壁粘连固定，以致活动受限；还可见支气管黏膜充血、水肿、炎性浸润、溃疡或肉芽肿；在淋巴结病变穿孔前期，可见突入支气管腔的肿块，淋巴结穿孔形成淋巴结支气管瘘，穿孔口呈火山样突起，色泽红而有干酪样物质排出。进行支气管镜检查时，还可以通过肺泡灌洗液进行抗酸染色检查和结核杆菌的培养，有利于结核病的病原学诊断。

应结合病史、临床表现、肺部影像学特征、结核菌素试验、结核特异性 γ 干扰素释放试验等进行综合分析做出临床诊断，找到病原学证据可予以病原学确诊。

五、鉴 别 诊 断

由于原发性肺结核的临床表现缺乏特异性，儿童结核病结核杆菌的病原学诊断阳性率不高，因此鉴别诊断十分重要，应与呼吸道感染、遗传代谢性的肺部疾病及纵隔的各种肿瘤性疾病相鉴别。

胸部 X 线片检查是诊断儿童原发性肺结核的重要手段之一，在 X 线检查前，应与上呼吸道感染、支气管炎、百日咳、风湿热、伤寒等相鉴别；在 X 线检查后应与各种肺炎、支气管扩张相鉴别；肺内淋巴结肿大明显时，应与纵隔良性及恶性肿瘤相鉴别，纵隔肿瘤患儿多伴有浅表淋巴结肿大，质地较硬无粘连，有的患儿出现淋巴结压迫引起的上腔静脉症候群，常有发热、乏力、咳嗽、胸痛、咯血等，可有肝脾大。胸片提示气管旁和肺门双侧淋巴结肿大，多首先侵犯气管旁淋巴结，以后引起肺门和气管分支淋巴结肿大，肺门很少受累。此外，恶性纵隔肿瘤时患儿肺内可有播散性肿瘤浸润，但无钙化等可作为鉴别要点。X 线表现为肺不张-肺实变或肺段性结核病者需与支气管异物吸入相鉴别。

鉴别方法有结核菌素试验、结核特异性 γ 干扰素释放试验，实验室检查寻找结核杆菌，胸部 X 线片动态观察及淋巴结活检等。

（万朝敏）

参 考 文 献

Goyal A，Shah I，Patankar N，et al，2014. Clinical profile of children with pulmonary tuberculosis. Clinical Epidemiology and Global Health，2（1）：24-27.

Sloot R，Schim LM，Kouw PM，et al，2014. Risk of tuberculosis after recent exposure. A 10-year follow-up study of contacts in Amsterdam. Am J Respir Crit Care Med，190（9）：1044-1052.

World Health Organization，2014.WHO handbook for guideline development.2nd ed.Geneva：World Health Organization.

第十二章

血行播散型肺结核

一、概　　述

血行播散型肺结核（hematogenous disseminated pulmonary tuberculosis）或称粟粒型肺结核（miliary tuberculosis），是结核杆菌经血行播散而引起的肺结核，是全身血行播散的肺部表现，可发生在原发感染时，也可发生在原发感染后，是原发性肺结核发展的后果，可发生在原发感染后的很短时间内，或来源于任何结核杆菌活动的部位。粟粒性肉芽肿的直径为 1～3mm（小米粒大小），扩散可发生在任何内脏器官，在免疫功能正常的结核病人中，血行播散型肺结核约占整个结核病的 3%；而在免疫功能低下的结核患者（HIV 感染者中＞10%）、婴幼儿和 5 岁以下的儿童中常表现为血行播散型肺结核。在儿童时期，尤其是婴幼儿；在患某些传染性疾病如麻疹、百日咳或营养不良时；在机体免疫功能下降，特别是有 HIV 感染时，易诱发本病。婴幼儿、年幼儿童常并发结核性脑膜炎。

二、急性血行播散型肺结核

急性血行播散型肺结核常是原发综合征发展的后果，主要见于儿童期，尤其是婴幼儿，占儿童结核感染的 1%。

（一）病理特点

多在原发感染后 3～6 个月发生，在新生儿中可能更快发生。由于婴幼儿免疫功能低下，机体处于高度敏感状态，感染结核杆菌后，易形成结核杆菌血症。当原发病灶或淋巴结干酪样坏死发生溃破时，大量细菌由此侵入血液而引起急性全身粟粒性结核病，可累及肺、脑膜、脑、肝、脾、肾、肾上腺、肠、腹膜、肠系膜淋巴结等。播散到各脏器中的结核杆菌在间质组织中形成细小结节。结核结节分布于上肺部者多于下肺部者，为灰白色半透明或淡黄色不透明的结节，如针尖或粟粒一般，大小 1～2mm。光镜镜检示结核结节由类上皮细胞、淋巴细胞和朗格汉斯细胞加上中心干酪坏死性病灶组成。

（二）临床表现

急性血行播散型肺结核患儿多急性起病，突然高热（39～40℃），呈稽留热或弛张热，部分病例可低热，或呈规则或不规则中等度发热，持续数周或数月，多伴有寒战、盗汗、食欲缺乏、咳嗽、面色苍白，气促和发绀等。同时，多有体重下降、多汗、厌食等结核中毒症状。与无并发症的肺结核相似，可无肺部体征；但婴幼儿肺部可闻及细湿啰音而被误诊为肺炎。其他体征包括发热、肝大、脾大和淋巴结肿大，20%～50%的患儿同时伴有结核性脑膜炎，查体可有脑膜炎征象。可以出现神经系统症状，包括头痛、意识障碍和脑神经损害等。中枢神经系统受累常有脑膜受累的体征，其他器官受累常没有局部的症状。还有部分患儿伴有胸膜或心包膜渗出。

临床上，本病易与伤寒、败血症等混淆。少数婴幼儿主要表现为全身中毒症状，如发热、食欲缺乏、消瘦、倦意等，而被误诊为营养不良。6 个月以下的婴儿，急性粟粒性结核病的特点为发病急剧，症状重而不典型，累及器官多，特别是伴发结核性脑膜炎者居多，病程进展快，病死率高。

免疫力正常的患者在体检时可能无明显异常发现，如呼吸困难、消瘦、淋巴结肿大、肝脾大、皮肤损害等，皮肤受累引起皮肤结核者很少见。

约 70%的全身粟粒性结核病患儿行眼底检查时可见脉络膜结核结节，分布于视网膜中心动脉分支的周围。

（三）诊断

诊断主要根据患儿常有结核病的密切接触史、临床表现特点、肝脾大及结核菌素试验阳性，可疑者应进行结核杆菌的病原学、分子生物学及胸部影像学检查，胸部 X 线摄片常对诊断起决定性作用，早期因粟粒状阴影细小而不易查出，应动态摄片，在病程 2～3 周的胸部 X 片上方可发现大小一致、分布均匀的粟粒状阴影，密布于两侧肺野。肺部 CT 扫描可见肺影大小（1～3mm）、密度（中度）、分布（全肺）一致的阴影，部分病灶有融合。这些结节是微小的结核肉芽肿，因血行播散在肺内均匀分布，它们形态甚至大小都非常一致，在肺内广泛的分布，包括胸膜下的位置，近 1/3 的患儿有肺实质损害为肺实变和非对称性结节，但影像学改变不能单独作为确诊肺结核的依据。

（四）鉴别诊断

急性血行播散型肺结核临床上应注意与 HIV 感染、流感、SARS、肺炎（军团菌感染）、鹦鹉热、伤寒、脓毒症、布鲁杆菌感染、朗格汉斯细胞组织细胞增生症、肺含铁血黄素沉着症和间质性肺部疾病等相鉴别。

（五）预后

病情多急重，但若能早期诊断和彻底治疗仍可治愈。如延误诊断和治疗，则可导致患儿死亡。

（万朝敏）

参 考 文 献

Cruz AT，Starke JR，2007. Clinical manifestations of tuberculosis in children. Paediatr Respir Rev，8（2）：107.

Mazurek J, Ignatowicz L, Kallenius G, et al, 2012. Divergent effects of mycobacterial cell wall glycolipids on maturation and function of human monocyte-derived dendritic cells. PLoS One，7（8）：e42515.

第十三章

其他类型肺结核

一、继发性肺结核

继发性肺结核是以前已被结核杆菌致敏过的人群，即发生在结核杆菌的潜伏感染后或在原发性结核后。当结核杆菌潜伏感染或原发感染后的数月或数年，休眠的结核杆菌再次活跃，开始繁殖，导致继发性肺结核。引起继发性肺结核的触发因素可以为机体的免疫力下降，如 HIV 感染、肿瘤性疾病等，也可以为曾经有结核杆菌的原发感染，再次暴露于结核杆菌的环境而发生。儿童中的继发性肺结核可以来源于原发感染的进展，多见于年龄较大的儿童及青少年。

继发性肺结核 80% 以上累及肺部，但可累及机体的各个器官组织。继发性肺结核是原发灶残留的休眠菌的活化，并沿原发病灶蔓延所致。通常病变位于肺的尖后段，越往下叶的尖部，病变越少。在疾病的第一阶段，干酪样坏死区域液化，并沿气管支气管树蔓延，形成空洞。高氧含量导致细菌的繁殖呈对数级增长，因此具有以下特征病变：干酪样坏死液化；空洞形成；进展性的肺纤维化及结构破坏。

继发性肺结核的临床症状常逐渐发生，经过数周至数月，但在儿童或免疫低下时多急性发生，肺结核的最常见的临床症状为持续不间断的慢性咳嗽，典型的表现为三联征，即发热、夜间多汗和体重下降。可表现为各种类型的咳嗽，如干咳、湿性咳嗽，有黏液痰、黏脓痰、带血或大量咯血；在累及胸膜时可有胸痛，很少发生呼吸困难。累及其他器官组织可引起相应的临床症状。

通常继发性肺结核的病变位于肺的尖后段，越往下叶病变越少。胸部 X 线片显示肺部病变主要在肺上叶，为散在云雾状，边缘模糊，密度相对较高的实变；或为网状模糊病灶，可形成空洞或结节，造成肺部广泛损害。继发性肺结核肺部的淋巴结病变常不明显。

痰涂片查抗酸杆菌的阳性率高于原发性肺结核。

二、气管、支气管结核

气管、支气管结核是结核杆菌侵入气管、支气管的黏膜和黏膜下组织而发生的管壁结核病变。气管、支气管结核的存在直接影响儿童结核病的疗效和预后。其诊断主要依靠支气管镜下气管、支气管形态学的特异性改变。由于纤维支气管镜在儿科的临床应用较少，临床很少诊断气管、支气管结核。

结核杆菌侵入支气管后首先出现黏膜充血、水肿，继而出现黏膜下细胞浸润和结核结节形成。病变继续扩大则有干酪坏死、液化、破溃至管腔形成黏膜溃疡和肉芽，肉芽向管腔内生长可产生管腔狭窄、阻塞，引起肺气肿或肺不张；溃疡进展则引起支气管穿孔。

结核性肉芽组织增生、纤维瘢痕性闭锁、弹力纤维破坏导致管腔狭窄，造成支气管变形、扭曲。支气管腔的变形导致肺的分泌物排泄不通畅，可进一步产生肺损毁。由于支气管结核的破坏，可引起咯血、排菌和支气管结核播散等表现。

除发热、盗汗、乏力、消瘦、食欲缺乏等全身中毒症状之外，支气管结核患儿还可能存在刺激性咳嗽、咳痰、咯血或咳血痰等症状。当支气管腔狭窄或阻塞时，还可能出现呼吸困难、喘息、胸闷等症状。病情迁延反复是儿童支气管结核的一个显著特点。因此，对于治疗效果不佳的肺结核患儿，需要常规进行纤维支气管镜检查。

患儿有咳嗽、咯血、喘息、胸闷等症状，影像学检查显示支气管腔狭窄、阻塞，支气管淋巴结肿大，肺不张等征象时需怀疑本病；结合纤维支气管镜检查、结核接触史、结核菌素试验和病原学检查可确诊。

支气管结核注意与气道异物、反复呼吸道感染、支气管内肿瘤及占位性病变、气管食管瘘和咳嗽变异性哮喘等疾病相鉴别。

三、结核性胸膜炎

结核性胸膜炎是原发性肺结核较常见的早期合并症，可发生于肺结核病程的任何阶段。3 岁以下婴幼儿急性血行播散型肺结核约 10%伴双侧胸膜炎，积液量较少。学龄期及青少年胸膜炎患者的肺内多无活动性结核病灶，多为单侧，积液量多为中等量或以上。

多数患儿起病较急，有高热、盗汗、食欲缺乏、呼吸急促，年长儿童诉胸痛，咳嗽时加重，胸痛持续 2～3 天，当胸腔积液量集聚较多时，胸痛减轻或消失。起病缓者有中等程度发热和不同程度的结核中毒症状，干咳或刺激性咳嗽。疾病初起时听诊可闻及胸膜摩擦音，随着积液增加，胸膜摩擦音消失，叩诊呈浊音或实音，听诊呼吸音减低或消失。

结核性胸膜炎指大量结核杆菌侵入胸膜腔，引起胸腔积脓。该病具有较高的并发症和病死率，可合并菌混合感染。临床表现为高热、呼吸困难；胸腔积液检查示白细胞计数升高，以中性粒细胞为主，糖含量降低。血常规示白细胞计数和中性粒细胞计数升高，C反应蛋白升高，与细菌性脓胸难以鉴别，渗液中找到结核杆菌即可确诊。

诊断主要依靠结核接触史、症状、体征及影像学、胸腔积液检查和结核菌素试验等进行综合判断。

（万朝敏）

参 考 文 献

McMaster P，Isaacs D，2000. Critical review of evidence for short course therapy for tuberculous adenitis in children. Pediatr Infect Dis J，19（5）：401-404.

Shingadia D，Novelli V，2003. Diagnosis and treatment of tuberculosis in children. Lancet Infect Dis，3（10）：624-663.

第十四章

结核性脑膜炎

结核性脑膜炎（tuberculous meningitis，TBM）是结核杆菌侵犯脑膜、脑实质所引起的炎症，是结核病中最严重的类型。多见于 5 岁以下小儿，感染源主要来自患有开放性肺结核的患者，传播途径以呼吸道为主，常在最初感染结核杆菌后 6 个月到 1 年内发病。早期症状不典型，可表现为食欲缺乏、逐渐消瘦、睡熟后出汗多、长期不规则的低热，诊断治疗不及时，病情逐渐加重至出现高热抽搐、昏迷甚至死亡。自卡介苗普遍接种和抗结核药物的应用以来，结核性脑膜炎的发病率和病死率已明显下降。如果诊断不及时和治疗不当，病死率和后遗症的发生率仍然较高。因此，积极预防、早期诊断、早期治疗是降低发病率和病死率的关键。

一、病　　因

结核性脑膜炎多为全身粟粒性结核病的一部分，通过血行播散而来，婴幼儿中枢神经系统发育不成熟，血脑屏障功能不完善，免疫功能低下与本病的发生密切相关。有研究认为，结核性脑膜炎的发生与机体的高度过敏性有关。此外，结核性脑膜炎病变可因脑实质或脑膜干酪灶破溃而引起。偶见脊椎、颅骨或中耳与乳突的结核灶直接蔓延侵犯脑膜。

二、病　　理

1. 脑膜病变　软脑膜弥漫充血、水肿及炎性渗出，并形成结核结节，脑回普遍变平，尤以脑底部病变为最明显，故又称为脑底脑膜炎。延髓、脑桥、脚间池、视神经交叉及大脑外侧裂等处的蛛网膜下腔内积存较多黏稠胶样渗出物，呈灰白色乃至灰绿色混浊状态，因重力关系炎性渗出物容易在颅底聚集。

2. 脑神经损害　黏稠渗出物波及颅底神经鞘，与水肿的脑实质包围挤压脑神经可引起脑神经损害。常见面神经、动眼神经及展神经等脑神经障碍的临床症状。

3. 脑部血管病变　脑部血管周围有浆细胞及淋巴细胞浸润，早期主要表现为急性动脉炎；病程较长者，增生性结核病变较明显，可见闭塞性动脉内膜炎，甚至脑组织梗死、缺血、软化或出血。

4. 脑实质病变 结核性脑膜炎可蔓延至附近脑实质，或脑实质已有结核病变，可致附近脑膜发生结核性脑膜炎，少数病例脑实质内有结核瘤。

5. 脑积水及室管炎 室管膜及脉络膜丛受损，出现脑室管膜炎。另外，渗出物可使脑膜、脉络丛、室管膜出现炎性反应，从而脑脊液生成增多，蛛网膜颗粒吸收下降，形成交通性脑积水；渗出物还可阻塞第四脑室开口、导水管、室间孔或造成脉络丛粘连，形成梗阻性脑积水。

6. 脊髓病变 有时炎症蔓延至脊膜、脊髓及脊神经根，造成脊膜肿胀、充血、水肿和粘连，蛛网膜下腔完全闭塞等病变。

三、临 床 表 现

（一）典型结核性脑膜炎

1. 前驱期（早期） 1～2周，一般起病缓慢，在原有结核病基础上出现性情改变，如烦躁、易怒、好哭，或精神倦怠、呆滞、嗜睡或睡眠不宁，双眼凝视，食欲缺乏、消瘦，并有低热、便秘或不明原因的反复呕吐。年长儿可自诉头痛，初期可为间歇性，后期为持续性头痛。婴幼儿表现为皱眉、嗜睡、以手击头及啼哭等。

2. 脑膜刺激期（中期） 1～2周，主要为脑膜炎及颅内压增高表现。低热，头痛加剧可呈持续性。呕吐频繁且常呈喷射状，可有感觉过敏，逐渐出现嗜睡、意识障碍。典型脑膜刺激征多见于年长儿，婴儿主要表现为前囟饱满或膨隆，腹壁反射消失、腱反射亢进。若病情继续发展，则进入昏迷状态，可有惊厥发作。此期常出现脑神经受累表现，最常见的为面神经、动眼神经及展神经瘫痪，多为单侧受累，表现为鼻唇沟消失、眼睑下垂、眼外斜、复视及瞳孔散大。眼底检查可见视神经炎、视盘水肿，脉络膜可偶见结核结节。

3. 晚期（昏迷期） 1～2周，意识障碍加重，反复惊厥，神志进入半昏迷或昏迷状态，瞳孔散大，对光反射消失，呼吸节律不整甚至出现潮式呼吸或呼吸暂停。常有代谢性酸中毒、脑性失钠综合征、低钾血症等水、电解质代谢紊乱。最后，体温可升至40℃以上，终因呼吸、循环衰竭而死亡。

（二）非典型结核性脑膜炎

典型的结核性脑膜炎诊断比较容易，但不典型的结核性脑膜炎诊断比较困难，主要有以下情况：①婴幼儿起病急，进展较快，有时以惊厥为最初症状；②早期出现脑实质损害症状，表现为舞蹈症或精神障碍；③早期出现脑血管损害，表现为肢体瘫痪；④同时合并脑结核瘤时，类似颅内肿瘤表现；⑤其他部位的结核病变极端严重，可将脑膜炎症状及体征掩盖而不易识别；⑥在抗结核治疗过程中发生脑膜炎时，常表现为顿挫型。对于以上各种不典型的情况，诊断需特别谨慎，防止误诊。

四、诊 断

早期诊断极为重要，因此临床医师应提高对结核性脑膜炎的警惕性，尤其是临床表现和脑脊液改变不典型的结核性脑膜炎。详细询问病史，半数以上结核性脑膜炎患者有结核接触史。正确分析结核菌素试验及胸部 X 线检查等辅助检查的结果，怀疑结核性脑膜炎时应及早行腰椎穿刺，必要时动态随访观察脑脊液的改变。凡具有上述临床表现和典型脑脊液改变的患者可以初步诊断结核性脑膜炎，最可靠的诊断依据为脑脊液中查到结核杆菌。

（一）病史

1. 结核接触史 大多数结核性脑膜炎患儿有结核接触史，特别是家庭内开放性肺结核患者的接触史，尤其是对小婴儿结核性脑膜炎的诊断更重要。

2. 卡介苗接种史 结核性脑膜炎患儿大多未接种卡介苗。

3. 既往结核病史 尤其是半年至一年内诊断结核病，尤其是未经治疗、不正规治疗者或治疗效果不佳者，对诊断颇有帮助。

4. 近期患急性传染病史 如麻疹、百日咳等，或最近使用糖皮质激素或化学治疗药物治疗原发疾病，常为结核病恶化的诱因。

（二）临床表现

凡有上述病史的患儿出现不明原因的性格改变、头痛、呕吐、嗜睡或烦躁交替出现、抽搐、脑神经受损等表现，均应该考虑结核性脑膜炎的可能性。特别是眼底检查发现有脉络膜粟粒结节，对诊断有帮助。

（三）脑脊液检查

脑脊液检查对本病诊断极为重要。

1. 常规检查 脑脊液压力增高，外观清亮或呈磨玻璃状，白细胞总数一般为（100～500）$\times 10^6$/L，以淋巴细胞为主。急性进展期或结核瘤破溃时，白细胞总数可显著增多，甚至可超过 1000×10^6/L，疾病早期白细胞计数可能在 50×10^6/L 以下，甚至正常。细胞分类以单核细胞为主，可占 70%～80%，少数病例早期中性粒细胞可超过 50%，蛋白定性试验阳性，蛋白定量增加，多在 0.4g/L 以上，一般为 1～3g/L，如超过 3g/L 应考虑蛛网膜粘连，甚至椎管阻塞。糖定量早期可正常，以后逐渐减少，常在 1.65mmol/L 以下。脑脊液糖含量是血糖的 60%～70%，在测定脑脊液糖的同时应测血糖，以便比较。氯化物含量常低于 102.6mmol/L，甚至低于 85.5mmol/L。

2. 脑脊液涂片 找到抗酸杆菌对诊断结核性脑膜炎特别重要。结核杆菌培养阳性是诊断本病的最直接证据。

3. 免疫球蛋白测定 脑脊液抗结核抗体测定对脑膜炎鉴别诊断有一定意义。结核性脑膜炎时，脑脊液中 PPD-IgG 及 PPD-IgM 均升高，高于在血清中的水平。PPD-IgM 于患病后 2～4 天开始出现，2 周达高峰，至 8 周时基本降为正常，为早期诊断依据之一；而 PPD-IgG

于患病后 2 周逐渐增高，6 周达高峰，约 12 周降为正常。

4. 乳酸脱氢酶测定及溶菌酶指数测定　均有助于鉴别诊断。

5. 聚合酶链式反应（PCR）　应用 PCR 技术在结核性脑膜炎患儿脑脊液中扩增出结核杆菌特有的 DNA 片段，该方法能检测出脑脊液中结核杆菌 DNA，其特异度及敏感度均较高。

（四）胸部 X 线、CT 检查

85% 以上的结核性脑膜炎患儿并发各种活动性肺结核，特别是血行播散型肺结核和原发性肺结核，通过 X 线检查发现结核灶，对诊断本病有较大帮助。胸部 X 线片证明有血行播散型肺结核时，对确诊结核性脑膜炎具有重要意义。但胸部 X 线片正常者，不能否定结核性脑膜炎的诊断。颅脑 CT 约半数显示异常。通过颅脑 CT 可以发现部分患儿炎性渗出物充填基底池及脑外侧裂，部分患儿脑实质内显示结核瘤，直径 0.5~5cm，单发或多发，多位于额叶、颞叶及顶叶。增强扫描显示病灶呈环状强化或密度增高，较易发现脑实质内的结核瘤和小梗死灶。

五、鉴 别 诊 断

在明显的脑膜刺激征出现以前，应与一般非神经疾病相鉴别，包括上呼吸道感染、肺炎及消化不良等，此时，腰椎穿刺检查脑脊液即可明确诊断。在出现脑膜刺激症状及体征后，甚至在脑脊液检查后仍需与一系列中枢神经系统疾病相鉴别。

（一）化脓性脑膜炎

化脓性脑膜炎中最易混淆者为嗜血流感杆菌脑膜炎，因其多见于 2 岁以下小儿，脑脊液细胞数有时不太高。其次为脑膜炎双球菌脑膜炎及肺炎双球菌脑膜炎。除结核接触史、PPD 皮试及肺部 X 线检查可助诊断外，重要的还是脑脊液检查，在细胞数高于 $1000 \times 10^6/L$（$1000/mm^3$），且分类中以中性多形核粒细胞为主时，应考虑为化脓性脑膜炎，但更重要的是细菌学检查可助确诊。

（二）病毒性中枢神经系统感染

病毒性中枢神经系统感染主要包括病毒性脑炎、病毒性脑膜脑炎及病毒性脊髓炎，均可与结核性脑膜炎混淆。其中，散发的病毒性脑炎比流行性者更需要加以鉴别。

（三）新型隐球菌脑膜脑炎

新型隐球菌脑膜脑炎的临床表现、慢性病程及脑脊液改变可酷似结核性脑膜炎，但病程更长，可有自发缓解。慢性进行性颅压高症状比较突出，与脑膜炎其他表现不平行。本病在小儿较少见，故易误诊为结核性脑膜炎。确诊依靠脑脊液涂片，用墨汁染色可发现圆形、具有厚荚膜折光的隐球菌孢子，沙氏培养基上可有新型隐球菌生长。

（四）脑脓肿

脑脓肿患儿多有中耳炎或头部外伤史，有时继发于脓毒败血症。患儿除脑膜炎及颅内压增高的症状外，往往有局灶性脑征。在未继发化脓性脑膜炎时，脑脊液细胞数可从正常到数百，多数为淋巴细胞，糖及氯化物含量多正常，蛋白质含量正常或增高。鉴别诊断困难时可借助超声、脑电图、颅脑 CT 及脑血管造影等进行检查。

（五）脑肿瘤

脑肿瘤与结核性脑膜炎的不同之处在于：①较少发热；②抽搐较少见，即使有抽搐也多是抽搐后神志清楚，与晚期结核性脑膜炎患儿在抽搐后即陷入昏迷不同；③昏迷较少见；④颅内压增高症状与神经系统体征不平行；⑤脑脊液改变甚少或轻微；⑥结核菌素试验阴性，肺部正常。为确诊脑肿瘤，应及时行颅脑 CT 扫描以协助诊断。

六、治 疗

（一）一般疗法

必须严格执行下列各项措施：①切断与开放性结核患者的接触。②严格卧床休息，营养必须丰富。③细心护理，改变患儿体位。细心护理患儿眼睛、黏膜及皮肤，预防皮肤发生压疮。耐心喂养，保证入量。昏迷患儿应用鼻饲法。④最好住院治疗，条件不许可时才可考虑门诊治疗，但应加强随访及督促患儿坚持治疗。

（二）抗结核药物疗法

抗结核药物疗法的治疗原则为早期和彻底治疗（不间断治疗和长期治疗）。目前，多采用异烟肼（isoniazid，INH）、利福平（rifampin，RFP）、吡嗪酰胺（pyrazinamide，PZA）及乙胺丁醇（ethambutol，EMB）合并治疗。其中，INH 为最主要的药物，整个疗程自始至终应用。疗程 1～1.5 年或脑脊液正常后不少于半年。

强化治疗阶段：联合使用异烟肼、利福平、吡嗪酰胺及乙胺丁醇，疗程 3～4 个月，其中异烟肼每日 10～15mg/kg；利福平每日 10～20mg/kg，总量小于 600mg/d；吡嗪酰胺每日 30～40mg/kg，总量小于 750mg/d；乙胺丁醇每日 15～25mg/kg，总量小于 750mg/d。

巩固治疗阶段：继续应用异烟肼，利福平或者乙胺丁醇。抗结核药物总疗程不少于 12 个月，或待脑脊液恢复正常后继续治疗 6 个月，早期结核性脑膜炎患者可以采用 9 个月短程治疗方案。

（三）激素疗法

激素疗法治疗时必须与有效的抗结核药物同时应用，剂量和疗程要适中，对于需要应用的病例，越早用越好。由于糖皮质激素有抗炎症及抗过敏等作用，患者的中毒症状及脑膜刺激症状可迅速减轻，颅内压降低及脑积水的发生减轻和被防止，故糖皮质激素为配合抗结核药物治疗的有效辅助药物。糖皮质激素对脑底脑膜炎效果最好，如患儿已至脑膜炎型、极晚期或已发生蛛网膜下腔梗阻及合并结核瘤时，糖皮质激素的效果即不显著。一般常用泼尼松 1.5～2mg/（kg·d），最大剂量不超过 45mg/d。糖皮质激素于用药 1 个月后缓慢减量，根据病情于 2～3 个月减停。

（四）降低颅内高压

结核性脑膜炎患儿最早 10 天即可出现颅内高压，故应及时控制颅内压，常使用的药物为 20% 甘露醇，一般剂量为每次 0.5～1.0mg/kg，于 30 分钟内快速静脉注入，4～6 小时一次，脑疝时加大剂量至每次 2.0mg/kg，2～3 天后逐渐减量，7～10 天后停用，必要时也可使用利尿剂降低颅内压。

（五）对脑积水的治疗

在小儿结核性脑膜炎抗菌药物治疗中，脑积水的控制常为治疗中首要的问题。在病程的 1～2 周即可从临床上诊断出脑积水，可经 CT 检查、侧脑室穿刺及引流证实。对脑积水的治疗除常规使用治疗激素外，可采取以下措施。

1. 侧脑室引流　适用于急性脑积水、使用其他降颅压措施无效或疑有脑疝形成时。持续引流时间 1～3 周，一般给予 1～2 次即可控制，引流量每天可达 50～200ml。引流时应注意固定好侧脑室穿刺针，以免损伤脑组织，并经常观察脑脊液压力，防止压力过低引起脑出血。特别注意防止继发感染。

2. 药物治疗　乙酰唑胺为碳酸酐酶抑制剂，可能由于抑制脑室脉络丛中碳酸酐酶的作用，从而使脑脊液生成减少，降低颅压。该方法作用较慢。药物使用剂量为 20～40mg/(kg·d)，分 2～3 次口服，疗程宜长，可达数周至半年。配合侧脑室引流或高渗液静脉治疗的前后应用，以弥补二者不能长期应用的不足。对于慢性脑积水，其他降压措施不易坚持时，该方法更为适用。副作用：较小婴儿可发生代谢性酸中毒，必要时可同时服用碳酸氢钠来预防；少见的副作用有血尿伴腹痛，停药后很快恢复；最严重的副作用是无尿及急性肾衰竭。

3. 分流手术　如果由于脑底脑膜粘连梗阻致发生梗阻性脑积水时，以上疗法均难以奏效，长期应用侧脑室引流只起到对症治疗的作用，而且难以长期坚持；此时在抗结核药物治疗及炎症基本控制的情况下可考虑行脑室脑池分流术。

（六）对症治疗

高热及惊厥不止时可用地西泮或其他镇静剂。为了改善神经系统代谢过程可使用谷氨酸、复合维生素 B、维生素 B_{12} 及大量维生素 C 等。

（邓建军）

参 考 文 献

高岭，申改青，王有峰，等，2017. 结核性脑膜炎患儿生化及脑脊液检测结果与预后的相关性研究. 中华医院感染学杂志，27（11）：2610-2613.

江载芳，易著文，赵顺英，2007. 实用小儿结核病学. 北京：人民卫生出版社.

李兰娟，任红，2013. 传染病学. 第 8 版. 北京：人民卫生出版社.

刘锐，张焕，陈素丽，等，2017. Xpert MTB/RIF 在早期诊断结核性脑膜炎中的临床应用价值. 国际检验医学杂志，38（19）：2660-2662.

吕燕华，王海英，庄严，等，2017. 结核性与化脓性脑膜炎患者血浆及脑脊液生化指标检测结果对照研究. 中华医院感染学杂志，27（7）：1483-1486.

王卫平，孙锟，2018. 儿科学. 第 9 版. 北京：人民卫生出版社.

第十五章

结核性心包炎

结核性心包炎（tuberculous pericarditis）早期为纤维素性和血性心包炎，继以心包积液，随后心包肥厚，可转为亚急性期或慢性期，部分发展为缩窄性心包炎。结核性心包炎的早期治疗对预后的影响重大，一旦诊断明确，采取抗结核治疗或外科治疗。我国结核性心包炎在心包疾病中占非常重要的位置，约占心包疾病的 1/3。在我国，结核性渗出性心包炎占整个渗出性心包炎的 62.3%，约 75% 的结核性心包炎有心包外活动性结核病。预后远较其他浆膜性结核差，积极控制结核的流行能显著减少结核性心包炎的发病率。

一、病　因

结核性心包炎通常由气管、支气管周围及纵隔淋巴结结核直接蔓延而来，或者由肺结核的干酪病灶直接蔓延而来，少见的心包受累由血行播散而致，尤其在全身粟粒性结核病时，心包膜可有结核结节，但较少见。

二、病　理

结核性心包炎的病理过程包括四个时期：干性、渗出、吸收和缩窄。临床常见渗出和缩窄两个时期。渗出性心包炎可为全身多发性浆膜炎的一部分，它反映了机体对结核杆菌的高敏反应，心包腔内积聚多少不等的浆液纤维性渗出液，心包膜表面可见散在的粟粒性结核病灶或干酪样病变，心包膜肿胀，覆以纤维素，失去光泽。随病程进展，渗出液和纤维素吸收后，心包膜可完全恢复正常，如渗出液吸收而纤维素机化，结缔组织增生致使心包膜增厚且广泛粘连，可引起心包腔闭塞，甚至胸膜与胸壁粘连，临床上称为缩窄性心包炎，心包膜增厚程度不等，严重病例的心包膜可达 2cm，偶见心包膜钙化。

三、临　床　表　现

结核性心包炎起病缓慢，主要是非特异性全身症状，常有发热、胸痛、心悸、咳嗽、呼吸困难、食欲下降、消瘦乏力及盗汗等。部分患者临床表现并不典型，起病隐匿，无结核中毒症状。常出现在心包渗液阶段或晚期缩窄性心包炎阶段。胸痛较急性病毒性心肌炎或非特异性心肌炎为轻，若合并有肺结核可有咳嗽及咯血。心脏压塞或缩窄性心包炎则可出现外周静脉血循环压力增高表现，如下肢水肿、腹水等。体征为心浊音界增大、心音遥远、心包摩擦音、心动过速等。

（一）渗出性结核性心包炎

渗出性结核性心包炎起病可急可缓，有研究报道称，30 例渗出性心包炎起病至住院的最短时间为 7 天，最长为 1 年。多数有发热、食欲下降及无力等全身中毒症状。早期症状主要为疼痛，多位于胸骨下，可为锐痛、钝痛或胸部紧迫感，有时可放射至颈、肩、臂及上腹部，在吸气、咳嗽或胸部运动时加剧。随着渗出液积聚，疼痛可减轻或消失。心包渗液量大时可导致心脏压迫症状，表现为呼吸困难、干咳、呃逆、声音嘶哑及下肢水肿等。

体征方面常见心脏中等度以上增大，心尖搏动减弱、心音遥远、奔马律、肝大、腹水、下肢水肿、颈静脉怒张、奇脉、脉压变小、颈静脉吸气时扩张、肝-颈静脉回流征阳性。由于心包积液压迫左肺底部，可在左下背部出现浊音、支气管呼吸音等肺实变体征。但当起病较缓、渗液较少或虽大量而积聚很慢时，可无明显心脏压塞症状。约半数患儿多在炎症初期可听到心包摩擦音。检查静脉压明显升高。

（二）缩窄性心包炎

缩窄性心包炎起病缓，可为急性渗出型持续所致。但多数病例因急性阶段隐匿，未被发觉，就诊时已成缩窄性心包炎。形成缩窄性心包炎的时间可自数月至数年。有研究报道称，12 例患者中年龄最小的 1 例为 2 岁幼儿，经手术证明，临床上除一般症状外，主要为呼吸困难和心脏压塞等表现。

结核性心包炎发展为慢性缩窄性心包炎时无发热、盗汗等症状，而突出表现为颈静脉怒张、低血压及脉压小、腹部膨胀、腹水及水肿等。

四、诊　　断

（1）有结核病史或心包外结核病灶，常有肺结核、淋巴结结核及结核性胸膜炎等。

（2）发热同时伴乏力、盗汗、食欲缺乏、消瘦等结核中毒症状和胸痛、呼吸困难、心悸等局部症状。

（3）心界扩大、心音遥远，可闻及心包摩擦音，常有奇脉、颈静脉怒张、肝大等表现。

（4）心电图早期可有 ST-T 段抬高，QRS 波群低电压和 T 波平坦、倒置。半数患者的 P 波增宽或呈明显切凹样、双峰样图形。常出现窦性心动过速，偶见心房颤动、心房扑动。

（5）超声心动图示心包壁层与脏层分离，中间为无回声区，心包壁层活动度降低。

（6）胸部 X 线片见心影向两侧普遍性增大。部分患者合并有肺结核及胸腔积液的放射学征象。

（7）胸部 CT 或磁共振成像（MRI）显示心包积液、增厚的心包、心包脏层或壁层的钙化，以及并发于肺内、纵隔内的结核病灶。胸部 CT 检查对显示心包增厚及钙化较超声心动图更直观，有诊断价值。

（8）实验室检查

1）心包液检查：多为草黄色渗出液，少数浑浊或为血性。蛋白质含量高，白细胞数增加，以淋巴细胞和单核细胞为主。在病程早期或结核性脓性心包炎时，以多核白细胞为主。心包液涂片染色查结核杆菌阳性率较低，心包液结核杆菌培养可增加阳性检出率。心包液 PCR 检查可呈阳性，但敏感度及特异度有待提高。心包液 Xpert MTB/RIF 检测法可明显提高阳性检出率。心包液腺苷脱氨酶（ADA）、γ 干扰素均可升高，可作为诊断参考。

2）心包镜及心包组织病理学检查：心包组织病理学检查发现典型的结核改变可确诊，但阳性率较低，心包镜及心包活检能提高诊断的阳性率。心包组织的 PCR 检查可呈阳性，其敏感度及特异度比心包液 PCR 检查明显提高。

3）血液检查：红细胞沉降率增快，血清抗结核抗体阳性可作为诊断参考。可有轻度贫血，白细胞计数轻度增高，病期较长者有低蛋白血症；长期肝、肾淤血者有肝功能异常、尿量减少、尿蛋白阳性等表现。静脉压升高，严重时可高至正常值的 2～3 倍。

4）血 T-SPOT 检查具有参考价值。

（9）结核菌素试验强阳性反应具有参考价值。

（10）在排除其他心包疾病以后，抗结核治疗有效可以帮助诊断。

五、治　疗

急性期时应卧床休息，保证充分营养。抗结核治疗原则同活动性肺结核。有渗出液时应及时加用糖皮质激素 3～4 周，可加速渗出液的吸收，减少粘连，防止缩窄性心包炎的产生。心包大量积液影响呼吸及心脏功能时应行心包穿刺抽液。缩窄性心包炎一经确诊后，应尽量考虑手术治疗，只有剥离粘连及部分切除心包才能解除心脏束缚。

预后以渗出性心包炎较好，尤以早期诊疗者为佳。缩窄性心包炎预后较差。及时手术治疗可使预后改善，许多患者可以治愈。如手术过晚，心肌已受严重损害，则效果差。

（一）结核性渗出性心包炎的治疗

1. 一般治疗　卧床休息、合理营养、增强体质是治疗的基础。

2. 药物治疗　按重症结核病治疗。应用异烟肼（INH）、利福平（RFP）、乙胺丁醇（EMB）或链霉素（SM）、吡嗪酰胺（PZA）2～3 个月，继续应用 INH、RFP、EMB，总疗程为 12～18 个月。

3. 糖皮质激素治疗　在急性期，抗结核治疗的同时应用糖皮质激素能明显改善临床症状，减少心包穿刺，显著降低缩窄性心包炎的发生，减少心包切除术和降低死亡率。儿童常用泼尼松 1.5～2mg/（kg·d），最大量不超过 45mg/d，4 周后逐渐减量，总疗程 10～12 周。治疗时要注意糖皮质激素的禁忌证和副作用。

4. 心包穿刺抽液和局部药物注射治疗　当积液产生快或大量积液出现心脏压塞时需行抽液治疗。

5. 外科治疗   手术指征包括：一般渗出性心包炎在 3 个月的抗结核治疗后，渗液基本吸收，但心功能不全症状持续加重者；渗出性心包炎一年内发展为缩窄性心包炎者；心包积液反复出现或发生心脏压塞者；在治疗 4～6 个月后机体静脉压持续升高者可考虑手术治疗。术后继续抗结核治疗 12～18 个月。

6. 其他   部分心包炎患者，结核菌素试验阳性，但心包液、心包或身体其他部位组织学、细菌学检查未明确病因，患者仍有发热和进行性或持续性心包渗出，可给予试验性抗结核治疗。

（二）结核性缩窄性心包炎的治疗

1. 抗结核治疗   为手术创造条件，防止术后结核病灶播散。根据初治、复治及药敏结果制订治疗方案。

2. 手术治疗原则

（1）一旦确诊应尽早手术。

（2）晚期患者虽然手术但效果不理想，因长期心包缩窄所致的心肌萎缩、心源性肝硬化病理改变不能逆转。

（3）对于年龄大的患者，手术要慎重考虑。

（4）慢性钙化性心包炎患者无明显症状时不宜手术。

（5）渗出性心包炎一年内发展为缩窄性心包炎，此时手术疗效较好。

（6）手术应在结核病稳定、体温和红细胞沉降率正常时进行。

（7）如心包积液反复发作或心脏压塞或心包增厚粘连，抗结核治疗 4～6 周后仍加重，可考虑在强有力的抗结核治疗下施行手术。术前应尽量改善患者的一般情况。

（8）心包手术后继续抗结核治疗 9～12 个月，必要时可延长至 18 个月。

（邓建军）

参 考 文 献

江载芳，申昆玲，沈颖，2015. 诸福棠实用儿科学. 第 8 版. 北京：人民卫生出版社.

江载芳，易著文，赵顺英，2007. 实用小儿结核病学. 北京：人民卫生出版社.

李杰，张芝辉，孔欣怡，等，2016. T-SPOT.TB 在结核性心包炎中的诊断价值. 实用医学杂志，32（21）：3534-3536.

刘勇，汤祖，辉陈华，等，2010. 外科治疗缩窄性心包炎 26 例疗效观察. 实用临床医学，11（12）：62-64.

王卫平，孙锟，2018. 儿科学. 第 9 版. 北京：人民卫生出版社.

张文智，赵博文，王蓓，等，2016. 结核性心包炎超声表现分析. 中国超声医学杂志，32（6）：520-522.

第十六章

结核性腹膜炎

结核性腹膜炎（tuberculous peritonitis）是由结核杆菌引起的腹膜慢性炎症，是儿童比较常见的一种结核病。结核性腹膜炎可能是全身播散性结核病的一部分，但更多见于肠结核、肠系膜淋巴结结核和泌尿生殖系统结核直接蔓延而来。结核性腹膜炎由肠结核直接蔓延到浆膜或因肠黏膜溃疡穿孔而引起，多呈局限性。一般肠系膜淋巴结结核可致局限性腹膜炎，如果干酪样坏死的肠系膜淋巴结破溃，大量的结核杆菌散布于腹腔，则可发生弥漫性腹膜炎。此外，腹膜炎也可源于结核性输卵管炎，但比较少见。

一、病　　因

结核性腹膜炎可能是腹腔内结核直接蔓延而来，如肠结核、肠系膜淋巴结结核或盆腔结核的活动病灶，直接蔓延到腹膜；也可以是通过血行播散而来，如粟粒性结核病或血行播散型肺结核可经血行播散到腹膜，可在腹膜形成潜在的病灶，在机体抵抗力低下时，可急性发作而发生结核性腹膜炎。

二、病　　理

腹膜及网膜表面可散布多数粟粒性结节，有时融合成较大病灶，中心有干酪样病变。在渗出型腹膜炎中可见腹腔内的澄清的草黄色或混浊黄色或血性浆液性渗出液，量多少不等，腹膜上有纤维渗出物。粘连型结核性腹膜炎病例的腹膜及大网膜变厚，与肠系膜淋巴结和肠管间紧密粘连成肿块。在粘连间的大小空腔中可能包裹有渗出液或脓液，呈多房性。当干酪样坏死液化时可破溃入肠管或腹壁外，形成肠瘘、脐瘘或粪瘘。因团块的压迫或因粘连束缚肠管可形成慢性肠梗阻。在少数病例中，干酪样病变可有钙盐沉着，引起广泛钙化。

根据病理解剖特点，结核性腹膜炎可以分为渗出型结核性腹膜炎、粘连型结核性腹膜炎、干酪型结核性腹膜炎三型，以前两型多见。在本病发展的过程中，上述两种或三种类型的病变可并存，称为混合型。

1. 渗出型结核性腹膜炎 腹膜充血、水肿，表面覆有纤维蛋白渗出物，有许多黄白色、灰白色细小结节，可以融合成较大的结节或斑块。腹腔内有浆液纤维蛋白渗出物聚积，腹水少量至中等量，呈草黄色，有时可为淡血性，偶见乳糜性腹水。

2. 粘连型结核性腹膜炎 有大量纤维组织增生，腹膜、肠系膜明显增厚。肠袢互相粘连，并与其他脏器紧密缠结在一起，肠管常因收到压迫与束缚而发生肠梗阻。大网膜可增厚、变硬、卷缩成团块。严重者腹腔完全闭塞。本型常由渗出型结核性腹膜炎在腹水吸收后逐渐形成，也可起病隐匿，病变发展缓慢，病理变化始终以粘连为主。

3. 干酪型结核性腹膜炎 以干酪样坏死病变为主，肠管、肠系膜、大网膜或腹腔内其他脏器之间互相粘连，分隔成许多小房，小房腔内有浑浊积液，干酪样坏死的肠系膜淋巴结参与其中，形成结核性脓肿。小房可以向肠管、腹腔或阴道穿破而形成窦道或瘘管。本型多由渗出型结核性腹膜炎或粘连型结核性腹膜炎进展而来，是结核性腹膜炎的重型，并发症常见。

三、临 床 表 现

结核性腹膜炎的临床表现随原发病灶、感染途径、病理类型及机体反应性的不同而异。本病的起病缓急不一，多数起病较缓，但急性发病者亦时有发生。起病时，主要症状为倦怠、发热、腹胀和腹痛，亦有畏寒、高热、骤然起病者。轻型病例常呈隐匿状态。

1. 全身表现 发热与盗汗最为常见，占 67%～95%，热型以低热与中等热居多，约 1/3 的患者呈弛张热，渗出型、干酪型病例或合并有严重的腹外结核的患者可呈稽留热，盗汗严重，后期有贫血、消瘦、水肿、舌炎、口角炎及维生素 A 缺乏症等营养不良的表现。

2. 腹痛 约 2/3 的患者可出现不同程度的腹痛，多为持续性隐痛或钝痛，疼痛多位于脐周、下腹，有时在全腹部。当患者出现急腹症时，应考虑是否为肠系膜淋巴结或腹腔其他结核干酪样坏死病灶溃破后引起的急性腹膜炎，也可由肠结核急性肠穿孔等所致。

3. 腹胀与腹水 多数患者有腹胀感，可由结核病中毒症状或腹膜炎伴有的肠功能紊乱引起。约 1/3 患者可出现腹水，以小量、中等量为多见。腹水量超出一定程度时，移动性浊音阳性。少量腹水需借助 B 型超声进行检查。

4. 腹壁柔韧感 柔韧感是由腹膜受到轻度刺激或慢性炎症所造成的，可见于本病的各型，但一般认为是粘连型结核性腹膜炎的临床特征。绝大多数患者均有不同程度的压痛，一般较轻微，少数患者压痛明显并有反跳痛，此体征多见于干酪型。

5. 腹部肿块 粘连型及干酪型患者的腹部常可触及肿块，多位于中下腹部。肿块多由增厚的大网膜、肿大的肠系膜淋巴结、粘连成团的肠曲或干酪样坏死脓性物积聚而成，其大小不一，边缘不齐，有时呈横形块状物或有结节感，多有轻微触痛。

6. 其他 部分患者可出现腹泻，通常由腹膜炎症刺激所致，也可由肠曲间瘘管形成引起。腹泻一般每日 3～4 次。粘连型患者，便秘较为常见，有时腹泻与便秘交替出现。肝大并不少见，可由营养不良所致的脂肪肝或肝结核引起。如并发肠梗阻时可见蠕动波，肠鸣音亢强。

四、辅 助 检 查

1. 血常规和红细胞沉降率 部分患者有不同程度的贫血，腹腔结核病灶急性扩散者、干酪型结核性腹膜炎及继发感染者，白细胞计数可增高，红细胞沉降率多增快。红细胞沉降率也可作为判断病变活动与否的简易指标。

2. 结核菌素试验 结核菌素试验呈强阳性者对诊断本病有帮助，但血行播散型肺结核或重症患者反而可呈阴性。

3. 腹水检查 腹水常呈渗出性改变，85%以上的患者腹水蛋白超过 25g/L，白细胞计数常小于 $400×10^6/L$，以淋巴细胞为主。血清/腹水白蛋白比值＞0.5，或血清/腹水白蛋白梯度变小，常＜1.1。此外，腹水胆固醇酯、乳酸脱氢酶（LDH）、腹水/血清 LDH 比、溶菌酶活性均升高。腹水中葡萄糖水平降低，约为血糖的 1/2。腹水 pH 降低而乳酸盐水平升高。

长期腹膜透析并发结核性腹膜炎的患者，其腹水可以中性粒细胞为主。少数结核性腹膜炎的腹水可呈血性或乳糜性；尤其当其合并有肝硬化腹水或严重低蛋白血症时，其腹水可呈漏出液改变，造成诊断上的困难。

4. 胃肠 X 线检查 钡餐检查如发现肠粘连、肠瘘、肠腔外肿块等现象，对诊断本病有辅助价值。腹部 X 线片有时可见到钙化影，多是肠系膜淋巴结钙化。

5. 腹部 CT 壁腹膜增厚，多数光滑增厚，部分不规则增厚。肠系膜呈密度不均的软组织影，其脂肪密度增高，血管增粗呈放射状改变。大网膜常表现为增厚、密度不均。部分患者可出现不同程度的腹水或肠系膜淋巴结肿大或钙化，少数患者可有肠梗阻。

6. 腹腔镜检查 有腹膜广泛粘连者禁忌检查。腹腔镜检查适用于有游离腹水的患者，腹腔镜可见腹膜、网膜、内脏表面有散在或集聚的灰白色结节，活体组织检查可确诊。

五、诊 断

典型病例常具有腹痛、腹胀及发热等临床表现。有以下改变者，需要高度警惕结核性腹膜炎：①原因不明的发热，持续 2 周以上，伴有盗汗，经一般抗生素治疗无效；②有结核密切接触史或本人有其他肠外结核者；③腹壁柔韧感，有腹水或可触及包块者；④红细胞沉降率增快，腹水为渗出液者；⑤X 线胃肠钡餐等检查发现肠粘连等征象者。

不典型病例，尤其是有游离腹水病例，建议行腹腔镜检查并做活体组织检查，符合结核改变可确诊。有广泛腹膜粘连者腹腔镜检查属禁忌，需结合 B 型超声、CT 等检查排除腹腔肿瘤，有手术指征者行剖腹探查。

六、鉴 别 诊 断

由于本病的临床表现常不典型，往往给诊断带来困难，误诊率较高，约 1/4 的患者经剖腹探查、腹腔镜检查或尸检才确诊，因此应认真进行鉴别诊断。

（一）与有腹水的疾病鉴别

1. 肝硬化失代偿   患者有肝功能异常、门静脉高压、脾功能亢进、肝病面容及蜘蛛痣等表现。腹水为漏出液。典型病例不难鉴别，但需注意肝硬化腹水的患者有时可合并结核性腹膜炎。

2. 癌性腹水   多为血性腹水，反复腹水检查可找到肿瘤细胞。

3. 其他   缩窄性心包炎、肝静脉阻塞综合征均可产生腹水，但二者均有相应的心包和肝脏体征，腹水顽固难消。

（二）与发热为主要表现的疾病鉴别

结核性腹膜炎有稽留热时需与伤寒相鉴别。伤寒常有表情淡漠、相对缓脉、血培养阳性。

（三）与腹痛为主要表现的疾病鉴别

结核性腹膜炎应注意与克罗恩病、慢性胆囊炎、慢性阑尾炎及消化性溃疡等疾病相鉴别。当合并有肠梗阻、穿孔及腹膜炎时，应与其他原因引起的急腹症相鉴别。

（四）与腹块为主要表现的疾病鉴别

结核性腹膜炎有时与卵巢囊肿、结肠癌、卵巢癌等腹部或盆腔恶性肿瘤相混淆，应注意鉴别。

七、治　　疗

（一）综合治疗

结核性腹膜炎应进行全身综合治疗，给予高热量、高蛋白、高维生素饮食。胃肠道症状明显或有肠梗阻影响进食时，应给予流质、半流质或胃肠外高营养饮食，并注意纠正水和电解质紊乱。营养不良、消瘦患者可适当增加水解蛋白、复方氨基酸等以增加机体能量。若腹腔内混合其他细菌感染时，应酌情给予抗生素治疗。

（二）药物治疗

肺结核治疗的原则适用于结核性腹膜炎的治疗。其关键是早期、足量、全程、彻底地抗结核治疗，避免复发，防止并发症的发生。一般选用3～4种药物联合，包括异烟肼、利福平、吡嗪酰胺3种药，也可另加链霉素或乙胺丁醇共4种药。疗程一般为6～9个月，必要时可延长为1年。目前推行短疗程药物治疗，前2～3个月为强化治疗，后4～6个月为巩固治疗。当具有以下危险因素时应该考虑强化期使用4种药物联合治疗并总疗程延长至1年：①既往曾接受过抗结核药物的治疗；②未完成原定抗结核治疗方案、不规则用药或疗程不足；③来自一些原发耐药结核杆菌株发生率超过50%的地区患者，或与其密切接触者；④伴有 HIV 感染的患者；⑤患粘连型伴渗出型或干酪型结核性腹膜炎的患者；⑥伴有其他部位活动性结核病灶、病变不易控制的患者等。

（三）激素治疗

在抗结核治疗中，加用糖皮质激素可减少中毒症状。由于糖皮质激素能降低毛细血管壁和细胞膜的通透性，减少炎性渗出和反应，并可减轻腹腔内纤维化或肠粘连的形成，因此结核中毒症状严重或腹腔内有大量渗出液的患者在采用抗结核强化治疗同时可加用糖皮质激素治疗。

（四）手术治疗

少数结核性腹膜炎患者经抗结核药物治疗后其伴发的肠梗阻、肠穿孔、肠瘘、粘连及干酪样坏死病灶等未见好转时可考虑剖腹探查，并进行相应的手术治疗。

（邓建军）

参 考 文 献

黄锡坤，肖玲，黄福达，2014. γ-干扰素腺苷脱氨酶在结核性腹膜炎诊治中的临床价值. 中国现代医生，（30）：13-15.

江载芳，申昆玲，沈颖，2015. 诸福棠实用儿科学. 第8版. 北京：人民卫生出版社.

江载芳，易著文，赵顺英，2007. 实用小儿结核病学. 北京：人民卫生出版社.

王卫平，孙锟，2018. 儿科学. 第9版. 北京：人民卫生出版社.

王欣梅，周志勇，吕永杰，2014. 结核性腹膜炎的CT特征及病理特点对照分析. 山西医药杂志，43（11）：1267-1269.

赵鼎英，康雪娜，马少华，等，2015. 结核感染T细胞斑点试验联合ADA在诊断结核性腹膜炎中的价值. 河北医药，37（22）：3444-3446.

第十七章

肾 结 核

肾结核（tuberculosis of kidney）可以是全身播散性结核病的一部分，也可以作为一个主要的临床类型存在。肾结核多在成年人中发生，我国综合统计显示75%的病例发生于20～40岁，儿童发病多在学龄期儿童或少年，发病人数男性略高于女性。肾结核的临床表现因病变侵犯的部位及组织损害的程度而有所不同。病变初期局限于肾脏的某一部分，因此临床症状甚少，仅在检验尿液时有异常发现或尿中找到结核杆菌。

一、病　　理

（一）病理过程

1. 病理型肾结核（在肾皮质内）　结核杆菌经血行播散进入双肾皮质层肾小球血管丛中，形成多发性微小结核病灶。如患者免疫状况良好，病灶可全部自行愈合，临床上常无症状，但尿中可查到结核杆菌。

2. 肾髓质结核（进入肾髓质）　结核杆菌经肾小球滤过到肾小管，在肾髓质肾小管袢处停留。

3. 临床型肾结核（进入肾盂，出现症状）　经肾小管、淋巴管或直接蔓延至肾乳头，穿破肾乳头到肾盏、肾盂，形成结核性肾盂肾炎。还可继续向下发展到输尿管、膀胱及尿道而出现临床症状，称为临床型肾结核。绝大多数呈单侧病变。

（二）病理变化

（1）早期肾皮质内有多发性结核结节，为淋巴细胞、浆细胞、巨噬细胞和上皮样细胞形成结核性肉芽组织，中央为干酪样坏死组织，边缘为纤维组织增生。

（2）病灶逐渐浸润扩大，相互融合，中心坏死，形成干酪样脓肿或空洞。

（3）钙化常见，肾内充满干酪样、钙化物质，甚至形成肾积脓、全肾破坏。

（三）结局

1. 肾自截　输尿管结核结节、溃疡及纤维化，管腔狭窄或闭塞，含结核杆菌的尿液不能进入膀胱，膀胱内结核病变好转或愈合，临床症状消失，尿液检查趋于正常，但患肾功能丧失，甚至全肾钙化，称为肾自截。

2. 膀胱挛缩　膀胱结核结节、溃疡深达肌层，病变愈合使膀胱壁广泛纤维化和瘢痕收缩，膀胱失去伸张能力，膀胱容量显著缩小，称为膀胱挛缩。

3. 肾积水　膀胱结核病变或挛缩膀胱使对侧输尿管口狭窄或关闭不全，膀胱内压升高，导致肾盂尿液梗阻或膀胱内尿液反流，引起对侧肾积水。

二、临 床 表 现

（一）膀胱刺激症状

膀胱刺激症状是肾结核的最重要、最主要也是最早出现的症状。当结核杆菌对膀胱黏膜造成结核性炎症时，患者开始先有尿频，排尿次数在白天和晚上都逐渐增加，可以由每天的数次增加到数十次，严重者每小时要排尿数次，直至可出现类似尿失禁现象。在尿频的同时可出现尿急、尿痛、排尿不能等待，必须立即排出，难以忍耐。排尿终末时，在尿道或耻骨上膀胱区有灼痛感觉。膀胱病变越严重，这些病状也越显著。

（二）血尿

血尿是肾结核的第二个重要症状，发生率为 70%～80%。一般与尿频、尿急、尿痛等症状同时出现。血尿的来源大多来自膀胱病变，但也可来自肾本身。血尿的程度不等，多为轻度的肉眼血尿或显微镜血尿，仅有少数病例为明显的肉眼血尿，并且是唯一的首发症状。血尿的出现多数为终末血尿，乃是膀胱的结核性炎症和溃疡在排尿时膀胱收缩引起出血。若血尿来自肾，则可为全程血尿。

（三）脓尿

由于肾脏和膀胱的结核性炎症，造成组织破坏，尿液中可出现大量脓细胞；同时，在尿液内也可混有干酪样物质，使尿液混浊不清，严重者呈米汤样脓尿。脓尿的发生率为 20% 左右。

（四）腰痛

肾结核病变严重者可引起结核性脓肾，肾体积增大，在腰部存在肿块，出现腰痛。我国资料显示，腰痛的发生率为 10%。若有对侧肾盂积水，则在对侧可出现腰部症状。少数患者在血块、脓块通过输尿管时可引起肾部绞痛。

（五）全身症状

肾结核是全身结核病中的组成部分，因此可以出现一般结核病变的各种症状，如食欲下降、消瘦、乏力、盗汗、低热等。全身症状可在肾结核较严重时出现，或因其他器官结核而引起。

（六）体格检查

长期慢性的尿频、尿急、尿痛及血尿，或者是一般抗炎治疗经久不愈的膀胱炎，均应考虑肾结核病变的存在。尤其是男性青壮年出现尿路感染，尿液培养又无一般细菌生长，则更应进行泌尿系统结核检查。在体格检查时，应注意全身的结核病灶。在泌尿系统方面应检查肾区有无肿块，肋脊角有无叩痛。

三、辅 助 检 查

（一）尿液常规检查

尿液经常呈酸性反应，含少量蛋白，大多数患者显微镜下可见少量或中等量的红细胞和白细胞。但是在发生混合性尿路感染时则尿液可呈碱性反应，镜下可见大量的白细胞或脓细胞。

（二）尿普通细菌培养

肾结核是泌尿系统的特异性感染。尿普通细菌培养应为阴性。但有相当部分的肾结核患者存在泌尿系统的混合感染，尿液普通细菌培养可呈阳性。

（三）尿液结核杆菌检查

1. 24 小时尿液抗酸杆菌检查　结核杆菌是抗酸杆菌中的一种。24 小时尿液浓缩做直接涂片抗酸染色后进行抗酸杆菌检查，此方法简单，结果迅速，对肾结核的诊断有一定的参考意义。

2. 尿结核杆菌培养　对肾结核的诊断具有决定作用。尿液培养时结核杆菌阳性，即可肯定肾结核的诊断。但培养时间较长，需 1～2 个月才能得到结果，其阳性率可高达 90%。

3. 尿液核酸 PCR　特异度、敏感度高，可检出 1～10 个细菌，但假阳性率高，阴性意义较大。

（四）结核菌素试验

结核菌素试验是检查人体有无受到结核杆菌感染的一种检查方法，最常应用于肺结核病，但其对全身其他器官的结核病变也同样有参考价值。结核菌素试验阳性反应仅表示曾有结核感染，并不一定现在患病。若呈强阳性（红肿硬结＞20mm 或有局部水疱或坏死）常表现为活动性结核病。结核菌素试验阴性者尚应考虑以下情况：是否应用糖皮质激素、免疫抑制剂等，患者是否有严重营养不良、严重结核病和淋巴细胞免疫系统疾病等。

（五）红细胞沉降率检查

肾结核是慢性长期的病变，是一种消耗性疾病，因此红细胞沉降率可以增快。但红细胞沉降率检查对肾结核疾病并无特异性，然而对膀胱炎患者伴红细胞沉降率增快常能提示有肾结核的可能，故可作为参考检查。

（六）肾功能检查

1. 尿素氮、肌酐、尿酸测定 一侧肾结核，肾功能检查并无影响，若一侧严重肾结核并累及对侧肾或引起肾积水而造成肾功能影响者，则上述肾功能检查可显示增高。肾功能检查虽然不是对肾结核的直接诊断指标，但对肾结核患者做出处理有非常重要的参考价值，故必须常规进行。

2. 放射性核素肾图检查 肾结核导致对侧肾积水时则肾图可显示积水、梗阻曲线。此项检查虽无特异性诊断价值，但方法简单，对患者并无痛苦，故在临床也列为常规检查方法。

（七）膀胱镜检查

膀胱镜检查是肾结核的重要诊断手段，可以直接看到膀胱内的典型结核变化而确立诊断。

（八）X 线检查

X 线检查是肾结核的主要诊断方法。X 线表现出典型的结核图像即可确立肾结核的诊断。常规进行的 X 线检查有以下四种。

1. 尿路 X 线片 X 线片可见肾外形增大或呈分叶状。可显示肾结核的片状、云絮状或斑块状钙化灶。其分布不规则、不定型，常限于一侧肾。若钙化遍及结核肾的全部甚至输尿管时，即形成所谓的自截肾。

2. 静脉肾盂造影 又称为排泄性或下行性尿路造影，为应用造影剂经静脉注入后，由肾分泌排泄，当造影剂充盈肾盏、肾盂时摄取 X 线片。由于造影剂是从肾分泌后显示尿路系统，因此这种造影方法除可以明确肾病变外，还能在一定程度上了解肾功能。

3. 逆行肾盂造影 通过膀胱镜检查插入输尿管导管到肾盂后，从导管内逆行注入造影剂至肾盂中摄取 X 线片，称为逆行肾盂造影。一般用 12.5%碘造影剂，若对碘过敏则可用 12.5%～25%的溴化钠。注入的造影剂可根据需要调整注入的浓度和数量，使肾内病灶显示更为清楚，故可提高诊断率，对静脉肾盂造影不能进行或显影不满意时适于进行，但不像静脉肾盂造影那样可了解肾功能的变化。

4. 肾盂穿刺顺行造影 对不能进行静脉或逆行肾盂造影且难以明确的病变，又不能肯定病变性质时则可进行直接肾盂穿刺后注入造影剂，同样可显示肾结核或其他病变的典型 X 线表现，这起到决定诊断的作用。在肾盂穿刺以后，还可以将穿刺后的肾内容物进行各种的检验和结核杆菌检查。目前，由于超声检查技术的提高，可以对肾盂穿刺予以引导，因此该检查更为安全准确。

四、诊 断

肾结核的病变过程非常缓慢，临床表现以膀胱刺激症状为主。因此，对肾结核的诊断是以膀胱炎的症状（尿频、尿急、尿痛）为线索的。除有引起膀胱炎的明显原因外，都应考虑肾结核的可能，必须做进一步的系统性检查，结合结核病病史或结核病接触史、卡介苗接种史及影像学检查等进行综合诊断，确诊依靠尿沉渣、尿培养或其他穿刺标本发现结核杆菌。

五、治　疗

（一）药物治疗

抗结核药物联合方案治疗是泌尿系统结核病最基本、最重要的治疗方法，均应执行现代结核病治疗的"早期、联合、规律、适量、全程"原则，疗程参照肺外结核病。初治患者强化期一般应用异烟肼、利福平、吡嗪酰胺、链霉素（或乙胺丁醇）4药联合3个月或更长，维持期使用异烟肼、利福平、乙胺丁醇3药联合6～9个月，总疗程9～12个月甚至更长。氨基糖苷类与喹诺酮类药物在肾内浓度较高，而且具有较好的抗结核作用；在氨基糖苷类药物中，又以阿米卡星的不良反应较小；在喹诺酮类药物中，以莫西沙星作用最强，但是价格较贵，以左氧氟沙星效价比较好，在肾结核的治疗中可酌情选用。在药物治疗下，早期病变大多可治愈。对复治结核病、合并HIV/AIDS患者，应适当延长疗程。耐药结核病需根据药物敏感性试验选用敏感的抗结核药物组成联合方案治疗，具体见耐药结核病章节。需要手术的泌尿系统结核病患者术前应首先使用抗结核药物联合方案治疗2个月或以上，术后必须继续接受抗结核药物治疗，达到保持尿常规正常和尿结核杆菌细菌学检查阴性6个月或以上，以增加手术的安全性，减少并发症，缩短手术后恢复的时间，提高治愈率。

（二）手术治疗

由于现代抗结核药物治疗的进步，泌尿系统结核病需要手术治疗的病例已经显著减少，但仍是重要的治疗手段之一。当内科治疗无效，肾功能丧失，或肾脏破坏严重且抗结核治疗疗效差，或有严重并发症，如输尿管狭窄、膀胱挛缩伴对侧肾积水时，应积极考虑手术治疗。手术方式应根据病变范围和器官损害程度采取不同的手术方式。手术应尽可能地清除结核病变组织，并尽可能多地保留器官功能。

1. 肾切除术　为最常应用的手术。其适用于破坏严重、广泛的一侧肾结核和肾积脓；范围较大的干酪空洞型肾结核；肾盂输尿管破坏严重；一侧肾严重破坏或无功能，另一侧病变较轻，在药物的配合下，可将严重一侧的肾切除。肾结核广泛钙化、输尿管已闭合，即所谓"肾自截"的病例，如无禁忌证也应做肾切除。手术时，应将有结核的输尿管一并切除。

2. 肾部分切除术　病变局限于肾的一部分，而且肾盂和输尿管并无狭窄，经药物治疗不见效者，可行肾部分切除术。

3. 肾病灶清除术　是药物治疗的补充。经药物治疗以后，在肾内病变基本控制，肾盂、输尿管没有严重阻塞，而个别空洞长期不愈时，可切开局部的结核性空洞（开放性、闭合性皆可），除去干酪坏死组织，刮除周围的不健康组织，直接在空洞和肾周围撒上链霉素或通小塑料管在手术后1周内继续局部滴注链霉素。手术切口置引流管2～4天。此手术比肾部分切除术简单、安全，能保留有功能的肾组织，患者恢复快，适应范围广。

4. 肾结核并发症的治疗　肾结核的主要并发症是膀胱结核、膀胱挛缩和对侧肾积水。膀胱结核如不严重，肾切除后即可恢复。如膀胱挛缩，在膀胱病变愈合后，可用回肠扩大膀胱。由于对侧肾积水的原因不一，治疗的方法也不同。如膀胱容量正常，梗阻为输尿管口狭窄者，切开管口或行输尿管膀胱吻合术；如因膀胱容量小，尿回流以致肾积水者，应行回肠、结肠膀胱扩大术，同时移植输尿管于回肠或结肠上。若病情不允许较大手术时，可仅行肾或输尿管造瘘术。

（邓建军）

参 考 文 献

江载芳，申昆玲，沈颖，2015. 诸福棠实用儿科学. 第8版. 北京：人民卫生出版社.

江载芳，易著文，赵顺英，2007. 实用小儿结核病学. 北京：人民卫生出版社.

王卫平，孙锟，2018. 儿科学. 第9版. 北京：人民卫生出版社.

吴俊，高枫，黄国庆，等，2017. 超声造影与CT在肾结核诊断中的对比研究. 中国超声医学杂志，33（9）：796-799.

杨青，徐伟贤，2012. 肾结核的影像学诊断进展. 医学综述，18（23）：4038-4041.

杨彦峰，李亚飞，师文强，等，2015. 肾结核112例临床诊断分析. 临床泌尿外科杂志，30（10）：934-936.

第十八章

皮肤结核病

皮肤结核病（cutaneous tuberculosis）是结核杆菌感染皮肤而引起的，大部分由人型结核杆菌所致，少部分由牛型结核杆菌引起，此病常是全身结核病临床表现的一部分，其中肺结核占多数。感染途径包括外源性感染及内源性感染。外源性感染为菌体经外伤处直接侵入皮肤；内源性感染通常由呼吸道吸入菌体引起肺部原发结核灶后，再经淋巴管或血行播散至皮肤。皮肤结核病可发生在任何年龄，儿童发病较少，男女均可发病。病程常为慢性，可迁延数年或数十年之久。发病的诱发因素是人体抵抗力下降，全身状况差，结核杆菌通过血流和淋巴回流感染皮肤而发生。目前，皮肤结核病已较少见。

一、发 病 机 制

引起本病的结核杆菌大多为人型，少数为牛型。发病机制可能为以下三种。

（一）自我感染

大多数皮肤结核病由此途径感染，其中包括以下方面：

（1）经血液循环传播，如丘疹坏死性皮肤结核和硬红斑。

（2）经淋巴液传播，如继发性瘰疬性皮肤结核。实际上，淋巴和血液循环之间的关系甚为密切，故一般均经淋巴、血液循环传播。

（3）由邻近的局部病灶直接传播到皮肤，如寻常性狼疮。

（4）自我接种，通过自然腔道将病菌带至腔口附近皮肤，如肠结核患者的病菌可被带至肛周皮肤而引起结核性溃疡。

（二）外来感染

少数病例由于皮肤本身有轻微损伤，如抓破、擦破或裂隙，结核杆菌可直接由患者或经为病菌污染的物质侵入皮肤而产生原发性感染。大多数患者早已受到结核杆菌感染。此外，感染实际上是再感染，如疣状皮肤结核。

（三）机体的抵抗力

皮肤结核病的产生与机体的一般抵抗力有关。营养不良、疲乏、不卫生等可使抵抗力降低而增加发病。患其他感染性疾病，如麻疹、百日咳、流感等后，机体抵抗力减弱，也易感染本病。

二、病　　理

本病的病理改变与其他部位结核病者完全一样，在诊断上有一定价值。早期病变为非特异性炎性反应，主要为中性粒细胞和淋巴细胞浸润，并可找到病原菌。典型的组织病变在损害较成熟时才能见到，表皮肥厚或萎缩均为继发性，各型皮肤结核病的病变稍有不同，局限型一般为结核性肉芽肿改变，由上皮样细胞和多核巨细胞组成，中心可有干酪样坏死，外周绕以淋巴细胞浸润，组织中可查见病菌。在疣状皮肤结核中，表皮的继发性变化明显，如有角化过度和乳头瘤样改变。在血源性皮肤结核，特别是硬红斑和丘疹坏死性皮肤结核中，还有明显的血管变化，如闭塞性动、静脉内膜炎和血栓形成；血管壁可有炎性细胞浸润，组织中不易查到结核杆菌。

三、临 床 表 现

本病种类很多，临床表现变化很大，对其分类尚无统一意见。常见的分型如下：①局限型：主要由局部扩散，病损处易查见结核杆菌，呈典型结核的病理改变，病程很长。属于此型者有结核性初疮、疣状皮肤结核、寻常性狼疮、瘰疬性皮肤结核和口腔结核性溃疡等。②血源型：主要经血行播散，病灶内不易查到病菌，病理检查除有结核的变化外，常有血管改变。皮损分布对称，发病较急。属于此型者有急性播散性粟粒型皮肤结核、瘰疬性苔藓样皮肤结核、丘疹坏死性皮肤结核和硬红斑。

常见的皮肤结核病有以下六种：

1. 寻常性狼疮　是最常见的皮肤结核，多发生于青少年，以口、鼻周围或四肢多见。皮疹为粟粒至豌豆大小的结节，呈红褐色、棕褐色，半透明状，触之软，用玻璃片压之呈淡黄或黄褐色，也称为苹果酱结节。结节逐渐相互融合成片，浸润明显，结节破溃后形成溃疡，形成环形、弧状损害。本病组织毁坏性大，愈后留有高低不平的索状瘢痕。

2. 疣状皮肤结核　由结核杆菌直接经外伤处侵入皮肤，故好发于手、足及臀部等易受外伤的部位。皮疹初为黄豆大小的暗红色丘疹，数目不定，丘疹逐渐增大融合成斑片，表面角质增厚，粗糙不平，形成疣状增生，挤压有脓液溢出，损害向外扩展，中央形成萎缩性瘢痕。病程缓慢，数十年不愈。

3. 丘疹坏死性皮肤结核　多见于青年，好发于四肢伸侧，也可见于臀部及躯干部。皮疹为粟粒至绿豆大小的丘疹，中央有坏死，形成溃疡，愈后留有萎缩凹陷性瘢痕。丘疹呈红褐色或紫红色。皮疹可成批发生，有时丘疹、结痂、溃疡及瘢痕同时存在，病程呈慢性经过。

4. 瘰疬性皮肤结核　是一种良性血行播散性结核疹，多见于儿童期及青春期。皮损为成群、无痛、极小的黄白色或淡红色的毛囊皮疹，尖端有角质小棘，丘疹密集在一起或呈片状，有轻度痒感。皮疹多在躯干，尤其在背部，也可见于臀部及四肢。结核病好转后，皮疹亦消退，不留痕迹。

5. 硬结性红斑　多见于女性，对称性分布，好发于小腿屈侧，皮疹初为皮下结节，逐渐增大与皮肤粘连，表面呈暗红色或青紫色，结节可破溃形成溃疡，愈后留有瘢痕，易复发。

6. 颜面播散性粟粒型皮肤结核　过去认为是一种结核疹，现已明确本病与结核病无关。多见于青年人，好发于颜面，成批出现。典型皮疹为半球形小结节，呈淡红色或褐红色、高出皮面，表面光滑，呈半透明状，皮疹消退后留有萎缩性瘢痕。

四、诊　　断

皮肤结核病诊断主要靠皮肤损害，如狼疮结节、疣状增殖斑块、溃疡及瘢痕形成等，同时结合其他脏器结核感染，最为直接的检查是皮损处分泌物涂片找到结核杆菌或组织病理见结核病变。

诊断本病的检查包括皮肤活检和组织病理学检查、组织或脓液的结核杆菌培养、结核菌素试验、PCR 检测结核杆菌 DNA、γ 干扰素水平检测，其他部位结核病的检测有胸部 X 线、痰培养、晨尿等检查。皮损广泛的患者或是多重耐药结核杆菌感染的患者需要进行 HIV 检测。

典型的临床表现和组织病理学特征，结核杆菌培养阳性是诊断的金标准。

五、治　　疗

（一）一般治疗

注意适当休息，增加营养，提高机体抵抗力，同时治疗伴发疾病或间发感染。

（二）治疗原则

本病主要使用抗结核药物治疗，宜采用联合药物治疗，减少副作用及耐药菌株的产生；辅以局部治疗，系统治疗效果不佳时应配合外科治疗及物理治疗。

（三）传统的抗结核药物治疗方案

常用抗结核药物包括利福平、异烟肼、吡嗪酰胺及乙胺丁醇。治疗皮肤结核的标准疗程为 6 个月。治疗方案为最初 2 个月口服利福平、异烟肼、吡嗪酰胺和乙胺丁醇；后 4 个月的持续治疗阶段口服利福平和异烟肼治疗。

（四）外科手术切除

皮肤结核早期损害很小，可应用外科手术将损害完全切除，如寻常性狼疮、溃疡性皮肤结核，都可以选择手术切除。但外科手术很难确定手术切除深度及范围，切除范围不足者常复发，切除范围过大则皮肤愈合慢，易留瘢痕。

（邓建军）

参 考 文 献

白洁，张全华，颉玉胜，等，2015. 皮肤结核诊断的新进展. 医学综述，21（6）：1038-1040.

江载芳，申昆玲、沈颖，2015. 诸福棠实用儿科学. 第8版.北京：人民卫生出版社.

江载芳，易著文，赵顺英，2007. 实用小儿结核病学. 北京：人民卫生出版社.

李芳芳，2014. 36 例皮肤结核临床分析. 公共卫生与预防医学，25（2）：108-109.

王卫平，孙锟，2018. 儿科学. 第9版. 北京：人民卫生出版社.

肖燕，2012. 30 例皮肤结核的临床分析. 四川医学，33（10）：1729-1730.

第十九章

淋巴结结核

淋巴结结核（lymphoid tuberculosis）是指结核杆菌侵入淋巴结所引起的慢性疾病，是肺外结核最常见的类型，由其他部位结核经淋巴或血行播散所致，非结核杆菌同样可引起本病。该病可见于各年龄组儿童，以婴幼儿及学龄前儿童多见，以黑种人及亚洲人好发。在发展中国家，淋巴结结核在周围淋巴结疾病中占 43%。在印度乡村地区，14 岁以下儿童淋巴结结核的发病率约为 0.44%。在美国，肺外结核病在所有结核病中占 20%，而淋巴结结核在肺外结核中占 30%～40%。HIV 的流行使得结核病总体发病率上升，包括淋巴结结核。

一、发病机制及病理

淋巴结结核分为原发性淋巴结结核和继发性淋巴结结核。原发性淋巴结结核是经淋巴途径感染所致，继发性淋巴结结核多为血行感染所致。原发性淋巴结结核很常见，一般局限于单一部位，是原发综合征的一部分或残留部分。继发性淋巴结结核常发生在多部位，又称为泛发性淋巴结结核，是全身性结核病的一部分，此型较少见。结核杆菌侵入肺泡形成原发病灶后，由于机体尚未产生持久性免疫力，结核杆菌沿着肺内淋巴管扩散至肺门淋巴结，感染后 8～12 周机体逐渐产生免疫力和变态反应，但变态反应强于免疫力，淋巴结容易发生干酪坏死，病灶破溃导致病菌沿支气管播散，经淋巴蔓延至浅表淋巴结和深部淋巴结。在浅表淋巴结中，以颈部淋巴结受累最常见，其次为腋窝淋巴结。在深部淋巴结中，以肺门和纵隔淋巴结受累最常见，其次为肠系膜淋巴结。浅表和深部淋巴结结核可同时存在。颈部淋巴结结核最常见，可能与口咽部黏膜下淋巴组织丰富有关。此外，小儿反复上呼吸道感染可能促进颈部潜伏淋巴结结核病灶的恶化。

淋巴结结核的病理类型分为干酪性、增殖性、混合性及无反应性四种类型。淋巴结结核的病理改变分为四个阶段：①淋巴组织增生，形成结节或肉芽肿。起病缓慢，逐渐出现单侧或双侧单一或多个淋巴结肿大，质地偏硬，散在分布，活动可，可有轻微压痛，此时病灶内尚无坏死。②受累淋巴结内干酪样坏死液化，淋巴结包膜尚未坏死，与周围组织无粘连。③淋巴结包膜破坏，病灶相互融合，发生淋巴结周围炎。与周围组织发生粘连，活动度受限，疼痛或压痛明显，淋巴结明显肿大。④干酪样物质破溃至周围软组织形成冷脓肿或窦道，受累淋巴结中心软化，形成脓肿，脓肿破溃可形成溃疡、瘘管或窦道。

二、临床表现

淋巴结结核的临床表现与病变的部位和患者的免疫状态相关，青壮年中最常见的症状是慢性无痛性的孤立淋巴结肿大。病程可超过 1 年，查体可见单一部位的淋巴结肿大，质地较硬，也可相互融合成团块状，与周围组织粘连，少数病例受累淋巴结出现液化，触之有波动感，破溃后可形成溃疡、窦道、瘘管，或有皮肤结节性红斑。一般全身症状轻微或不明显，在 HIV 阴性患者中出现发热的比例占 20%～50%；而在 HIV 阳性患者中出现发热的比例高达 60%～80%。

（一）浅表淋巴结结核

浅表淋巴结结核以颈部、颌下和锁骨上淋巴结多见，尤其以颈部淋巴结结核最为常见，占所有淋巴结结核的 63%～77%。一般是单侧的颈前、颈后、颌下、锁骨上淋巴受累，双侧受累者不常见（约占 26%），但单侧可有多个淋巴结受累。全身症状轻或无明显症状，少数患者可出现结核中毒症状，如低热、盗汗、乏力、食欲缺乏及消瘦等，合并感染时可表现为急性淋巴结炎。局部表现为淋巴结缓慢增大，初起为单个或少数散在淋巴结肿大，质地偏硬，活动而无粘连，无自发性疼痛，可有轻微触痛。之后随着病情进展可出现淋巴结周围炎，淋巴结呈串珠样，与周围组织粘连，可自觉疼痛，压痛明显，进一步可出现干酪样坏死、软化，最终可破溃形成溃疡或瘘管、窦道，经久不愈。

（二）纵隔淋巴结结核

纵隔淋巴结结核为原发性肺结核的一部分，多数患者的肺部症状不明显，由于本病早期不易与其他多种疾病相鉴别，影像学表现又缺乏特异性，因此较易误诊。一般起病缓慢，少数可呈急性病程。其特点为多组淋巴结受累，单侧多于双侧，右侧多于左侧，可能与局部淋巴回流和右侧纵隔组织相对松软有关。少数病例伴有淋巴结钙化，而肺部不一定伴有明显病灶。主要症状为结核中毒症状、纵隔肿大及淋巴结压迫症状。

慢性起病者可有低热、盗汗、乏力等结核中毒症状，纵隔淋巴结肿大可导致不同程度的压迫症状。气管旁及气管支气管旁淋巴结肿大可压迫气管和主支气管造成呼吸困难，幼儿症状尤其明显，表现为吸气性呼吸困难、发绀，重者出现三凹征。气管、支气管长期受压，导致局部黏膜充血、水肿，气管壁缺血、软化、坏死，或者淋巴结脓肿穿破气管壁形成气管-支气管淋巴瘘。瘘口较小者表现为刺激性咳嗽，可伴有干酪样坏死物咳出。若瘘口较大，大量干酪样坏死物破溃进入气管可引起窒息。食管旁淋巴结肿大压迫食管可造成吞咽困难，长期压迫可发生食管穿孔，随着干酪样坏死物破溃入食管后，压迫症状随之缓解。淋巴结肿大压迫喉返神经可使该侧声带麻痹，出现声嘶，压迫交感神经可引起 Horner 综合征，压迫膈神经可出现顽固性呃逆。肿大淋巴结压迫大血管可引起上腔静脉压迫综合征，压迫主动脉可形成假性动脉瘤，严重者可发生主动脉穿孔。淋巴结脓肿穿破纵隔胸膜可形成脓胸、心包炎等，穿破胸骨或剑突下皮肤可形成慢性窦道，经久不愈。

（三）肠系膜淋巴结结核

肠系膜淋巴结结核可单独出现，也可与腹腔内脏器官结核同时存在，以儿童和青少年多见。常反复慢性发作，病程数月至数年不等。常首先累及回肠末端、回盲部系膜及肠系膜根部淋巴结，肿大淋巴可相互融合形成大小不等的包块。如仅有局部或广泛肠系膜淋巴结结核，而无肠结核、结核性腹膜炎及其他腹腔脏器结核，则考虑原发性肠系膜淋巴结结核。继发性肠系膜淋巴结结核常为并发症之一，少有单独存在者。

腹痛、大便异常、腹部包块及压痛是肠系膜淋巴结结核的主要表现，常无明显的全身症状，少数患儿可出现发热、食欲缺乏、贫血、体重下降等结核中毒症状。少数患儿可伴有疱疹性角膜炎、睑缘炎、湿疹及结节性红斑等。少数患儿可出现压迫症状，压迫肠管或发生肠粘连可致肠梗阻，压迫幽门至幽门梗阻，压迫胆道可致梗阻性黄疸，压迫门静脉可引起腹水，压迫下腔静脉可致下肢水肿。如受累淋巴结破溃可引起结核性腹膜炎，出现腹痛加剧，腹肌紧张、压痛、反跳痛等急腹症表现。如继发细菌感染，可出现混合性腹膜炎。

三、诊　　断

淋巴结结核的特征为肿大淋巴结相对固定，融合成串珠状，如液化破溃形成瘘管则容易识别，典型者诊断不难。但孤立或散在的浅表淋巴结肿大，或深部淋巴结结核，诊断较为困难。应根据病史、结核接触史、卡介苗接种史、结核菌素试验、B 型超声、影像学检查，以及淋巴结穿刺物检查、淋巴结病理组织活检等进行综合判断。还需与淋巴瘤、淋巴结转移瘤、传染性单核细胞增多症、慢性非特异性淋巴结炎、急腹症等相鉴别。

确诊依靠受累淋巴结的组织病理学检查，通过淋巴结细针穿刺或淋巴结活检取材，涂片抗酸染色阳性和（或）结核杆菌培养阳性可确诊。组织病理学检查发现干酪样肉芽肿高度提示结核，但并不能确诊，因为其他疾病也有可能出现类似的组织病理学表现。

本病的诊断依据如下：

1. 局部症状　淋巴结增大较缓慢，质地偏硬，逐渐粘连形成团块或串珠状，周围组织可有红肿、压痛，病灶液化破溃形成溃疡、瘘管或窦道，经久不愈。纵隔淋巴结结核可伴有咳嗽及相应的压迫症状，肠系膜淋巴结结核有腹痛、大便异常及相应的压迫症状。

2. 全身症状　可有可无（如发热、盗汗、乏力、食欲缺乏、消瘦、贫血等），询问既往结核病史、结核接触史（特别是家庭内开放性结核的密切接触史对诊断有重要意义），结核接触史对于小年龄儿童的意义更大。

3. X 线检查　在结核病低发国家，绝大多数淋巴结结核患者的胸部影像学检查无活动性肺结核表现，胸膜增厚和顶叶纤维化提示既往结核感染。在结核高发国家，20%～40%的淋巴结结核病例可见肺部受累。胸部 X 线检查发现纵隔肿块，多位于中纵隔，常为单侧，以右侧居多。肿块多为分叶状或结节状，部分伴有钙化。肺部可有结核病灶。因多种疾病均可引起纵隔淋巴结肿大，单凭 X 线检查诊断十分困难，如同时伴有肺内结核灶或淋巴结钙化，则有利于诊断，必要时应行 CT 检查。

腹部 X 线片可见淋巴结内钙化灶，如肺部或其他部位有结核病变时有助于诊断。少数病例可出现淋巴结压迫所导致的梗阻征象。

4. 超声检查　B 型超声表现为低回声或等回声结节，边界清或不清，多个圆形或椭圆形淋巴结融合呈团状或串珠样，有的呈囊性，可有较高回声的凝固性坏死区，如有液化或钙化可出现强光团并伴有声影。干酪液化的周围组织水肿可表现为周围轮廓不清，形成冷脓肿则表现为不均匀低回声区。

5. CT 检查　颈部 CT 对颈深部淋巴结结核的发现具有重大意义，病灶数目多，常融合成团。CT 平扫表现为肿大的淋巴结中央密度减低，边缘大多清楚，可伴有钙化影。增强扫描常呈环形强化、厚壁环形强化，相邻淋巴结相互融合可呈分隔样环形强化，中央区密度减低。

胸部 CT 检查也是诊断纵隔淋巴结结核的重要手段，CT 平扫表现为肿大的淋巴结中央区密度减低，边缘部分清晰，强化扫描呈环形强化或分隔样强化，中央密度减低区可有钙化灶。肿大淋巴结直径可达 3～5cm。

腹部 CT 平扫的价值在于可发现淋巴结内钙化灶，表现为数目不等、大小各异的淋巴结内钙化灶或整个淋巴结钙化，多沿肠系膜分布，甚为典型，对诊断有重要意义。强化扫描的典型表现为肿大淋巴结周边环形强化伴中央低密度液化坏死。多个淋巴结融合呈环状、花瓣状，是活动性淋巴结结核的特征性表现。

6. 血清学检查　红细胞沉降率增快，结核杆菌特异性抗原检测阳性，γ 干扰素释放试验阳性，PCR 技术、DNA 探针技术、基因芯片技术检测结核杆菌 DNA 阳性。

7. 结核菌素试验　阳性可协助诊断。一般来说，儿童结核菌素试验呈强阳性反应、由阴性转为阳性或未接种卡介苗的婴幼儿出现阳性反应均提示体内有活动性结核病灶。但阴性不能排除结核诊断，特别是免疫缺陷或免疫功能低下的人群。

8. 支气管镜检查　胸腔内淋巴结结核者如痰涂片阴性，可行支气管镜检查以协助诊断。

9. 淋巴结细针穿刺和淋巴结活检　组织物直接镜检、培养、细胞学及 PCR 检查可协助诊断。淋巴结活检并且行组织病理学检查及微生物学分析具有最高的诊断率，细针穿刺未能诊断者可进一步完成淋巴结活检。切除活检优于切开活检，因为后者可能导致窦道形成。纵隔淋巴结结核可行纵隔镜取活检组织。

10. 痰涂片、痰培养　其阳性率在淋巴结结核病例中很低，如果胸部影像学检查提示有活动性肺结核表现者需完善痰涂片及培养检查。

11. 血培养　其阳性率极低，但在播散性结核病患儿，特别是免疫缺陷患儿中，可能出现阳性。

四、鉴 别 诊 断

导致淋巴结肿大的因素众多，包括感染、肿瘤、反应性淋巴组织增生及组织细胞增生等。

1. 非特异性淋巴结炎　局部组织感染导致相应引流区的淋巴结肿大称为非特异性淋巴结炎，分为急性非特异性淋巴结炎和慢性非特异性淋巴结炎。急性炎症引起的淋巴结肿大多有压痛，表面光滑，局部皮肤有红、肿、热、痛的炎症表现，有时可见"红线"，为淋巴管炎，自局部病灶走向肿大的淋巴结。患儿多有发热，外周血象白细胞计数和中性粒细胞计数升高，抗感染治疗后可缓解。慢性非特异性淋巴结炎与淋巴结核不易区分，一般有相应引流区的慢性炎症病史，如头部病变可累及耳后和乳突淋巴结，口咽部病变可累及颏下和颌下淋巴结。淋巴结肿大的情况常与局部炎症的加重缓解相关，受累淋巴结较少，一般为单个淋巴结肿大，体积较小，较坚实，可活动，压痛不明显，淋巴结穿刺涂片或活检可鉴别，合并急性感染时抗炎治疗有效。

2. 非结核杆菌淋巴结炎 本病主要累及颌下及上颌附近淋巴结，好发于5岁以下儿童，一般不伴肺内病灶。肿大的淋巴结无红、肿、热、痛，诊断主要依靠病原学检查，病理检查无法区分淋巴结核与非结核杆菌淋巴结炎。抗结核治疗效果差，可采取外科治疗。

3. 传染性单核细胞增多症 常见颈部淋巴结肿大，中等硬度，有压痛，不粘连，不化脓。本病绝大多数为EB病毒感染所致，多伴有发热、咽峡炎，部分患儿有皮疹。外周血淋巴细胞增多，并出现异型淋巴细胞，嗜异性凝集试验阳性。

4. 恶性淋巴瘤 以进行性无痛性淋巴结肿大为特点，早期肿大淋巴结质地较软，活动度好，无压痛。随着病情进展，淋巴结质地坚硬伴有压痛，晚期有全身广泛性淋巴结肿大及肝脾大，多有发热、消瘦等全身症状，以及肿块压迫症状，如纵隔肿大淋巴结压迫可出现咳嗽、气促、胸腔积液，腹腔淋巴结肿大可出现腹痛、腹泻、呕吐等相应症状。诊断需依据组织病理学检查。疾病晚期，淋巴瘤侵犯骨髓，可行骨髓检查协助诊断。

5. 白血病 肿大的淋巴结无红、肿、热、痛，表面光滑，质地偏硬，无粘连。除淋巴结肿大之外，患儿还有发热、贫血、出血、关节痛、肝脾大等症状，外周血白细胞计数异常增高或减低，可查见幼稚细胞，伴有贫血和血小板减少。确诊依据骨髓穿刺检查。

6. 淋巴结转移癌 头颈部、口腔、鼻咽部、甲状腺、胸腔、肺及消化道等部位的恶性肿瘤均可转移至颈部淋巴结，肿大的淋巴结生长快，质地硬，活动度差，表面欠光滑。发现原发肿瘤病灶可协助诊断，确诊主要依据组织病理学检查。

7. 恶性组织细胞病 可有全身淋巴结肿大，常有发热、贫血、出血、肝脾大，病情进展快，外周血全血细胞减少，骨髓穿刺及淋巴结活检可见异常组织细胞和多核巨细胞。

8. 颈部放线菌病 颈部淋巴结多是沿下颌缘形成坚韧的结节，不活动，后可红肿、软化，破溃后形成瘘管，分泌有硫黄样颗粒的稀薄脓液，分泌物涂片可查见放线菌。

9. 猫抓病 是一种由猫抓、咬伤或跳蚤咬伤所致的传染性疾病，致病菌为巴尔通体。该病的突出特点是局部淋巴结肿大，病程多自限，少数病例可累及内脏、神经系统及眼部。被抓部位可出现疱疹、脓疱、结痂或溃疡，可伴有数周的低热，被抓后6～70天（平均2周）出现相应引流区域的淋巴结肿大，质软，压痛，部分淋巴结可化脓（10%～15%）。一般为单个或数个淋巴结受累，广泛淋巴结肿大者罕见，肿大的淋巴结一般在1～4个月后消退。巴尔通体血清试验及PCR检测等可协助诊断，病理学检查可见肉芽肿形成。

10. 结节病 是一种原因不明的多系统非干酪样肉芽肿形成，双侧肺门淋巴结对称性肿大常见，浅表淋巴结亦可受累，肿大的淋巴结质硬，不粘连，不软化。一般可通过临床诊断，活检不是必需的。病理学检查可见上皮细胞肉芽肿及星状小体形成。

11. 特发性组织细胞坏死性淋巴结炎 多见于青壮年，女性居多。本病呈亚急性病程，浅表淋巴结肿大，以颈部淋巴结为主，局部皮肤有红肿，肿大淋巴结疼痛及压痛明显，可伴有发热。外周血白细胞计数不升高或轻度下降，抗生素治疗无效，对激素敏感。

12. 弓形虫病　是一种弓形虫感染所致的人兽共患病，病情轻重不一，病变局限者以淋巴结炎多见，颈部及腋下淋巴结肿大者多见，无疼痛，或有轻度压痛，不化脓，可伴有低热、全身不适，或无明显症状。通过病原学检查及免疫学试验可确诊。

13. 结缔组织疾病　如幼年特发性关节炎、系统性红斑狼疮等，一般淋巴结多为轻度肿大，表面光滑，活动度好，无压痛。常有发热、皮疹、关节痛等全身症状，红细胞沉降率增快，C反应蛋白升高，相关自身抗体阳性等。

五、治　　疗

淋巴结结核的治疗以多种抗结核药物联合治疗为主，遵循早期、联合、规律、适量、全程的原则，具体药物治疗方案参见第二十六章"儿童结核病与耐药结核病的化学治疗各论"。部分病例需外科手术切除或脓肿切开引流，均需同时接受全身抗结核药物治疗。

六、预　　后

淋巴结结核对有效的药物治疗反应很慢，部分在治疗过程中淋巴结还会增大或发生干酪样变，正规治疗后复发率高达 3.5%，7%～11%的患儿在治疗结束后残留淋巴结肿大。

（廖　琼　舒　敏）

参 考 文 献

胡亚美，江载芳，2002. 诸福棠实用儿科学. 第7版. 北京：人民卫生出版社.

American Academy of Pediatrics，2015. Tuberculosis. In：Kimberlin DW，Brady MT，Jackson MA，et al，Red Book：2015 Report of the Committee on Infectious Disease. 30th ed. Elk Grove Village，IL：American Academy of Pediatrics：805.

Fontanilla JM，Barnes A，Von Reyn CF，2011. Current diagnosis and management of peripheral tuberculous lymphadenitis. Clin Infect Dis，53：555.

World Health Organization，2006.Childhood TB Subgroup. Guidance for national tuberculosis programmes on the management of tuberculosis in children.Geneva：World Health Organization.

World Health Organization，2014. Guidance for national tuberculosis programmes on the management of tuberculosis in children. 2nd ed. Geneva：World Health Organization.

第二十章

骨关节结核

骨关节结核（bone and joint tuberculosis）指累及骨和（或）关节的结核病，是全身性结核感染的局部表现，致病菌为人型或牛型结核杆菌，以人型为主。在广泛食用生牛奶的地区，牛型结核杆菌所致结核感染较常见，在牛奶检疫严格和加热消毒后食用的地区较少见。

一、流 行 病 学

骨关节结核占肺外结核病例的 10%～35%，占全部结核病例的 2%，HIV 感染者中患骨关节结核的比例与未感染 HIV 人群相当。骨关节结核好发于儿童和老年人，病程长，并发症多。小儿骨关节结核病最常见的部位是脊柱，尤其是胸椎、腰椎，其次是髋关节和膝关节，好发于负重大、活动多、易劳损、血运差的部位。

二、发 病 机 制

绝大部分骨关节结核是继发性的，肺是最主要的原发病灶，少数病例经淋巴结、胸膜、结核性脓肿直接蔓延至邻近骨关节所致。机体在发生原发性结核杆菌感染的过程中，结核杆菌可随血行或淋巴途径播散至骨和（或）滑膜组织中。在大多数情况下，小的感染灶因局部免疫过程得以局限，感染呈亚临床经过。原发感染后，再激活病灶可能被细胞免疫反应抑制；当机体免疫力下降，如过度劳累、营养不良、HIV 感染或肾衰竭等情况下，局部免疫防御失败时，可能发生感染再激活并进展为临床显性疾病。静止病灶重新活跃，迅速繁殖，炎症范围扩大，从而引起局部和全身症状。

骨关节结核可在原发结核感染后短期内出现，也可发生于原发感染数年后。在结核病高发地区，通常在原发性肺部结核感染后一年之内出现骨关节结核的表现；在非流行地区，骨关节结核更多与迟发性感染再激活相关，主要见于成人。

三、病 　 理

骨关节结核是结核杆菌引起的慢性肉芽肿性炎症。根据骨关节结核杆菌侵犯的组织病理学特点分为渗出期、增殖期和干酪样变性期，这三种病理改变不能截然划分，只是在不同的阶段以某一种病理改变为主。结核杆菌的毒力、感染灶的病变程度、机体的免疫状态、治疗的情况等综合因素导致病灶向不同的方向发展：病灶被纤维组织包裹、长期处于静止状态；病灶纤维化、钙化或骨化而愈合；病灶扩散，骨与关节破坏并累及周围组织。

根据受累的部位不同，骨关节结核分为骨结核、滑膜结核和关节结核，三者的病理变化存在差异。

（一）骨结核

结核常累及的脊椎为骨松质，骨松质中心血运较差，病变以骨质浸润和坏死为主，坏死骨与活骨分离以后形成游离的死骨，死骨被吸收后则残留空洞。骨松质的边缘紧邻软组织，血供丰富，一般无大块死骨形成，小的死骨也易于吸收，一般形成局限性的骨质缺损。脊椎结核常累及椎体前中部，此处与终板血供丰富，由于椎体血管是终末动脉，故结核杆菌容易在此处停留繁殖。儿童因中心动脉尚未闭塞，病灶多发生在中心，而成人由于中心动脉闭塞，病灶多在边缘。管状骨及长骨的骨干为骨密质，此处的结核一般由髓腔开始，主要为局限性溶骨性改变，很少有大块死骨形成。骨髓腔中的脓液顺着骨小管聚集至骨膜下，刺激骨膜形成新骨，年龄越小，上述病变越重。儿童患者骨髓腔内的溶骨性破坏越广泛，骨膜性新骨形成越多。长骨的干骺端包含骨松质和骨密质两部分，因此病变性质也兼有两种特点，且该处病变若未及时治疗可侵入关节腔导致关节结核。

（二）滑膜结核

结核杆菌可通过血行进入滑膜下层组织，也可通过邻近感染灶（如干骺端或骨骺）直接侵入关节腔。滑膜分布于关节、腱鞘和滑囊的内面，滑膜下层血管丰富，滑膜细胞可再生，故滑膜结核如能早期诊断、正规抗结核及手术治疗，常可治愈，避免累及整个关节，防止关节畸形的发生。膝、髋、肘、踝等关节滑膜丰富，这些关节较易发生滑膜结核。滑膜感染后出现肿胀、充血、渗液之后出现滑膜增生、肥厚，滑液中的纤维素凝固后，在滑膜内表面形成结节，在滑膜外表面形成纤维化。结核性肉芽肿覆盖关节软骨，导致其破坏，出现功能障碍。

（三）关节结核

关节主要由骨、软骨和滑膜构成，软骨缺乏血供，故血行感染罕见，关节结核早期都是单纯骨结核或滑膜结核，二者同时感染者少见。单纯的骨结核和滑膜结核早期的关节软骨尚完整，关节功能尚无明显障碍，如在该阶段治愈，关节功能多可保存。当骨结核或滑膜结核进一步发展，均可导致全关节结核。滑膜结核的肉芽组织由关节软骨面侵入，破坏软骨及其下方的骨质，并在软骨下扩散。骨结核的脓液亦可穿破软骨面进入关节腔而累及滑膜。软骨再生能力很差，一旦破坏便只能被纤维组织修复，使关节发生纤维性或骨性强直，从而失去关节功能。关节内的结核灶可突破关节囊而破溃至关节外，形成慢性窦道，并可累及周围的肌肉、肌腱、滑囊等软组织，形成冷脓肿，脓肿还可经组织间隙向周围扩散，深筋膜是脓肿扩散的屏障，但当张力增加突破深筋膜后，脓肿可至皮下。脓肿穿破或切开后可继发感染，经久不愈。

四、临床表现

骨关节结核可发生于任何年龄，儿童和老年人多见，男性多于女性。脊椎结核最为常见，约占小儿骨关节结核的 1/3，好发于胸腰椎，通常累及下段胸椎和上段腰椎，绝大多数是椎体结核，极少数为椎弓根结核。髋关节结核占第二位，一般为单侧关节受累，10 岁以下多见。膝关节结核多发生在股骨或胫骨骨骺端，多为单发，多数见于学龄前儿童。除此以外，其他任何关节均可能受累。起病隐匿，早期可无临床症状及特异性体征，或症状轻微。随着病情进展，症状随之明显，临床表现与病灶大小、活动程度及机体的反应等因素相关。一般为单发病灶，也可继发于肺内或其他肺外结核病。临床表现包括全身结核中毒症状和局部的症状、体征。

（一）全身症状

一般可有疲乏、倦怠、低热、食欲缺乏、消瘦等结核中毒症状，轻重不一，多数病程呈慢性经过，历时数月或更长时间，少数患儿无全身症状。如合并感染，可出现高热、局部呈化脓性病变，容易导致误诊。骨结核在急性期可出现风湿热表现，对症抗风湿治疗有效，可导致误诊。

（二）局部症状

1. 疼痛 局部疼痛多不剧烈，开始时疼痛可不明显或间断出现，休息后缓解，在劳累、损伤后疼痛加重、持续，病变刺激周围的肌肉、神经可引起相应部位及支配区的疼痛。局部疼痛是脊椎结核最常见的症状，全身结核中毒症状相对不明显，脊椎结核患儿为减轻疼痛可出现小步缓行以避免震动脊柱。病变刺激神经根可引起放射痛，颈椎结核可放射至枕部、颈部及肩部；胸椎结核可放射至肋间或胸骨，疼痛区域呈带状或束状，下段胸椎结核疼痛可放射至腰腹部；腰椎结核可放射至大腿。关节结核在早期多为偶发疼痛，关节功能障碍多不明显，随着病变加重疼痛可为持续性，活动后加重。疼痛可导致肌痉挛，关节的主动、被动活动受限。夜间熟睡后，肌肉松弛失去肌痉挛的保护作用而疼痛加剧，小儿可出现夜哭，髋关节结核患儿较为明显。持续的肌痉挛可引起关节挛缩变形，出现明显的功能障碍，因骨质破坏或骨骺生长的影响，形成病理性脱臼、肢体短缩或关节畸形等，此为疾病的晚期。浅表病灶的局部压痛较为明显，如手、足、肘、膝、踝部；深部的病灶在早期可无明显压痛，如髋部、肩部等部位。

2. 局部肿胀 肿胀是骨关节结核较早出现的症状，可发生于一侧或关节周围，浅表病变（如膝关节结核）肿胀容易早期发现，利于诊断；深部病灶由于软组织丰富（如脊椎、髋、肩），肿胀及脓肿不明显，不易早期发现。

3. 关节功能障碍 受累关节功能障碍有时比局部疼痛出现更早，易疲劳，步态不稳、跛行、易摔跤。若病变位于关节内，则关节向各个方向的主动、被动活动均有不同程度受限，若病变局限在关节外一侧，则关节仅有一个方向的运动受限，其他方向的活动正常。因此，详细的查体并与健侧反复对比可能早期发现关节功能障碍。髋关节结核早期症状为轻微跛行，步态稍异常，健侧着地重而患侧着地轻，开始为间歇性，伴随着疼痛，休息后缓解，疲劳后加重，后可呈持续性。骨盆倾斜使患肢假性延长。膝关节结核早期症状也是跛行和疼痛，关节肿胀明显，肌痉挛至关节处于半屈曲位。

4. 关节畸形 病变初期，反射性的肌挛缩可限制患病脊椎和关节活动，从而减轻疼痛。关节被限制处于特殊位置，如髋关节结核早期呈外展外旋位，晚期呈屈曲内收位；肘、膝关节呈半屈曲位；踝关节处于下垂位；脊椎结核患儿出现脊柱僵直，患儿采取不同的姿势以减轻椎体压力，晚期可出现角状后凸畸形。膝关节结核可因骨质破坏、韧带松弛、胫骨后脱位等发生膝关节外翻畸形。

5. 冷脓肿或窦道 结核性脓肿因缺乏急性炎症红、热、痛的症状而被称为寒性脓肿或冷脓肿，结核性脓肿中包含渗出液、干酪样坏死组织、白细胞和结核杆菌。几乎所有的脊椎结核患儿都有冷脓肿形成，腰椎的脓肿顺着腰大肌筋膜鞘下降可流至腹股沟韧带下方。脓肿穿破皮肤形成窦道，可继发感染而经久不愈。

6. 神经功能障碍 脊椎结核患儿可因局部脓肿、干酪样坏死物质、肉芽组织等对脊髓的压迫出现截瘫，截瘫在中上胸椎结核中最为常见。

五、实验室检查

（1）患儿可有轻度贫血，外周血白细胞计数正常或轻度升高，继发细菌感染时升高明显，C 反应蛋白常升高，红细胞沉降率增快，但无特异性。病变部位关节滑液检查通常无特殊意义，白细胞计数可高可低，分类以中性或淋巴为主，无特异性诊断特征。

（2）结核菌素试验阳性可协助诊断。一般儿童结核菌素试验强阳性反应，由阴性转为阳性，或未接种卡介苗的婴幼儿出现阳性反应，均提示体内有活动性结核病灶。但结核菌素试验阴性不能排除结核诊断，特别是免疫缺陷或免疫功能低下人群。

（3）血清学检查：结核杆菌特异性抗原检测阳性，γ 干扰素释放试验阳性，PCR 技术、DNA 探针技术、基因芯片技术检测结核杆菌 DNA 阳性，均有助于确诊。

（4）病理学检查：阳性率为 70%～80%，对于诊断困难者可行穿刺或手术切取病灶部位组织做病理学检查。

（5）镜检与培养：直接镜检找抗酸杆菌阳性率低，且不能鉴别结核杆菌和非结核杆菌病。传统方法行结核杆菌培养耗时长，阳性率低，临床已较少应用。改良的培养方式与核酸检测方法由于技术要求高，成本高昂，在结核流行的贫穷地区使用受限。

六、影像学检查

（一）X 线检查

由于超过半数的病例不伴有活动性肺结核的证据，胸部 X 线片对于骨关节结核诊断并不敏感；但是，对于局部骨或关节异常者，如果胸部 X 线片有陈旧性或活动性结核病灶者，应考虑骨关节结核的诊断。X 线片是骨关节结核检查的基本方法，能反映病变部位、骨质破坏情况、脓肿范围等；但是病变初期影像学表现不明显，一般滞后于临床，在起病 6~8 周后 X 线片的表现才显现。其特征性表现是区域性的骨质疏松和周围少量钙化的破坏病灶，可出现死骨和病理性骨折。脊椎结核典型的 X 线改变是溶骨性破坏，病灶位于椎体中心，呈不规则或圆形破坏区，边缘毛糙，多累及两个及以上椎体，相邻椎体之间可融合，早期椎间隙变窄，以后消失。病变晚期椎体塌陷，与破坏的椎间盘一起嵌入邻近的椎体。胸腰椎结核因重力作用，椎体压缩早期可出现楔形或扁平状椎体，可有明显脊柱后凸畸形。椎旁脓肿在 X 线片上表现为梭形或长圆形阴影。膝关节结核 X 线表现常不明显，单纯的滑膜结核可表现为关节腔积液、关节间隙增宽，局限性骨质疏松及软组织肿胀。病变后期出现明显骨质破坏，空洞形成，圆形或椭圆形，可见弥漫性的骨质疏松。此外，还有关节肿胀、关节腔狭窄及冷脓肿形成。

（二）CT 检查

CT 检查较 X 线检查密度分辨率高，能显示细微结构，可分辨关节软骨、韧带、肌腱，并显示病灶与周围组织的关系，可对病灶进行定位，为穿刺活检和手术治疗提供依据。CT 检查能准确显示骨质改变的性质和病灶的边界，早期轻微的骨破坏也能显示，可进行三维重建，能显示椎间隙异常。CT 检查对软组织显影优于 X 线检查，但不及 MRI 检查。

（三）MRI 检查

MRI 检查对软组织具有良好的分辨率，可较准确地显示病灶范围和软组织异常，可清楚显示椎间盘、脊髓、软骨、肌腱、韧带等组织受压的情况。对脊髓水肿、缺血、变性等改变可明确显示，也可显示冷脓肿的部位、大小，但不能显示钙化灶。

七、诊　断

骨关节结核早期临床表现不典型，且病程多进展缓慢，故早期诊断困难，很多患儿出现关节畸形、窦道等典型症状时才得以诊断。骨关节结核多数单发，少数可为多发病灶，半数以上患者无活动性肺内结核病灶。详细询问病史可为诊断提供临床线索，包括是否具有低热、盗汗、消瘦、乏力等结核中毒症状，结核接触史，既往有无肺结核及肺外结核病史等。免疫学和实验室检查等可辅助诊断，影像学检查可以作为重要的诊断依据，确诊需要获得病原学或组织病理学的阳性证据。

应综合分析检查结果，力争尽早诊断，早期治疗，避免晚期并发症出现，尽可能保护关节功能。

八、鉴别诊断

1. 化脓性关节炎　本病起病急骤，全身感染中毒症状重，关节局部红、肿、热、痛明显及功能障碍，血常规白细胞计数明显升高、中性粒细胞计数升高，与骨关节结核易于鉴别。但慢性化脓性关节炎的临床表现与骨关节结核难以鉴别，需穿刺涂片、细菌培养以助鉴别。

2. 化脓性脊椎炎 全身症状重，局部剧烈疼痛，有明确的原发病灶，如有明确的腰椎穿刺、手术史或脊椎旁组织感染灶。X 线改变以骨质增生硬化为主，椎体少有死骨形成。

3. 化脓性骨髓炎 本病起病急骤，全身及局部症状重，X 线或 CT 检查显示骨质破坏、死骨形成、骨膜增生，与骨关节结核易于鉴别。但是，慢性化脓性骨髓炎有时需要依靠细菌学和病理学检查以资鉴别。

4. 类风湿关节炎 若累及单侧髋关节则与髋关节滑膜结核不易鉴别，有时需要细菌学或病理检查以资鉴别。

5. 强直性脊柱炎 青年男性好发，初期表现为骶髂关节疼痛，后出现背部疼痛、僵硬。X 线表现为骶髂关节对称性破坏，椎体间骨连接呈竹节样改变。该病有遗传倾向，部分患者 HLA-B$_{27}$ 阳性。

6. 佝偻病 有脊柱后凸的骨关节结核患儿应与佝偻病相鉴别，后者 X 线片无骨质破坏。嗜酸性肉芽肿症状以局部症状为主，影像学表现以溶骨性破坏为主，不出现死骨和脓肿形成。血中嗜酸性粒细胞计数可增高，病理检查可确诊。

7. 恶性肿瘤 不同部位的骨关节结核需与不同的肿瘤相鉴别，如骨干结核需与尤因肉瘤、内生软骨瘤相鉴别，椎体结核须与转移癌相鉴别，还需与恶性淋巴瘤骨侵犯相鉴别。确诊需穿刺或手术切除病变组织行病理检查。

8. 其他 骨关节结核还需与骨质疏松性骨折、脊柱退行性病变、脊柱先天或后天畸形等相鉴别。

九、治 疗

骨关节结核治疗应以抗结核药物治疗为主，部分病例需外科干预，结合营养支持，以期治愈病灶，减少并发症及复发率，尽量保存关节功能。

1. 抗结核药物治疗 以多种抗结核药物联合治疗为主，遵循早期、联合、规律、适量、足疗程，具体药物治疗方案参见第二十六章"儿童结核病与耐药结核病的化学治疗各论"。

2. 手术治疗 有下列情况的脊椎结核患者需考虑手术治疗：①有严重神经功能损害；②在接受治疗的同时神经功能损害仍在进行性恶化；③就诊时脊椎后凸大于 40°；④出现胸壁冷脓肿。

手术干预的方式包括减压、脓肿引流、感染组织清创、制动、关节置换等。

3. 支持治疗 高热量、高蛋白饮食，适量补充维生素及矿物质，避免劳累。

（廖 琼 舒 敏）

参 考 文 献

胡亚美，江载芳，2002. 诸福棠实用儿科学. 第 7 版. 北京：人民卫生出版社.

American Academy of Pediatrics，2015. Tuberculosis. In：Kimberlin DW，Brady MT，Jackson MA，et al，Red Book：2015 Report of the Committee on Infectious Disease. 30th ed. Elk Grove Village，IL：American Academy of Pediatrics：805.

Johansen IS，Nielsen SL，Hove M，et al，2015. Characteristics and clinical outcome of bone and joint tuberculosis from 1994 to 2011：a retrospective register-based study in denmark. Clin Infect Dis，61：554.

World Health Organization，2006.Childhood TB Subgroup. Guidance for national tuberculosis programmes on the management of tuberculosis in children. Geneva：World Health Organization.

World Health Organization，2014. Guidance for national tuberculosis programmes on the management of tuberculosis in children，Second edition. Geneva：World Health Organization.

第二十一章

先天性结核病

新生儿期的结核病通常被分为先天性结核病和产后感染性结核病。先天性结核病（congenital tuberculosis）最早是1935年由Beitzke提出的。先天性结核病是指胎儿在宫内感染或围生期经产道感染结核杆菌所致的结核病，以出生后早期发病，全身播散，而无明确的出生后开放性肺结核接触史为特征，属于原发性血行播散性结核病。近年来，先天性结核病又被称为宫内感染结核病。事实上，新生儿感染结核病的最常见途径是出生后被开放性肺结核患者经空气传播。由于妇女生殖系统结核常导致不孕，故宫内感染结核病极为少见，但病死率近50%，故须高度重视。由于该病与其他新生儿疾病及先天性感染难以鉴别，故诊断极为困难。20世纪90年代之前，仅有300例相关报道，此后20多年也仅有80余例新增报道。

由于妊娠妇女处于生理性免疫抑制状态，妊娠期结核病较为常见，在结核病高负担国家，孕产妇活动性肺结核的年发病率为60/10万人；在结核病低负担国家，其年发病率为20/10万人。妊娠前或妊娠期间初次感染结核者较既往感染再次复发者更易发生胎儿宫内感染。妊娠妇女患有结核病可致流产、胎儿宫内发育迟缓、低出生体重、死胎、早产及围生期死亡，相较于淋巴结核，肺结核及其他肺外结核病妊娠妇女更易发生早产。

一、感染途径

由于胎盘的天然屏障功能，其高效地阻断了细菌的母婴传播，故结核病的垂直传播相当少见，而产后的传染更为常见。当妊娠妇女患有活动性结核病时，结核杆菌菌血症导致胎盘、羊水或生殖道感染，进而导致胎儿感染。感染途径有两种途径，分别为血行性感染途径和非血行性感染途径。

（一）血行性感染途径

结核杆菌通过脐静脉穿过胎盘到达胎儿肝部，在肝及门静脉周围淋巴结形成原发病灶，继而发生血行播散至胎儿肺部及全身感染，也可通过脐静脉经静脉导管进入下腔静脉而至全身感染，肝、肺同时受累。感染后，胎儿肺部的结核杆菌处于休眠状态，直至出生后肺循环增加及肺部氧合得以活跃。

（二）非血行性感染途径

在宫内或分娩过程中，胎儿可因吸入、咽下污染的羊水或经直接接触产道而感染结核杆菌，导致肺部、肠道的原发性感染，继而播散至全身。

原发感染后，结核杆菌经胎儿血循环播散至全身多个脏器，造成全身播散，可引起结核性脑膜炎。一般来说，经胎盘垂直传播发生于妊娠晚期，吸入羊水感染发生于围生期。

二、发 病 机 制

宫内感染结核杆菌后，机体对结核杆菌的代谢产物发生细胞介导的过敏反应及免疫性结构性血管炎性反应，导致胸腺发育不良，免疫功能极度受抑，从而出现全身各器官粟粒性结核病。实验室检查可见血白细胞、红细胞、血小板计数减少，免疫球蛋白及补体降低，以及甲状腺功能低下等。

三、病 理

血行感染者主要病变为肝内多个干酪样坏死的原发灶和肝门淋巴结肿大；非血行感染者，无肝门淋巴结肿大及肝内原发灶改变，而肺门、纵隔淋巴结或肠系膜淋巴结肿大及干酪样坏死明显。全身各脏器，如脾、肾、脑膜及脑组织等可出现粟粒至黄豆大小的灰白色结节。组织学上以大量慢性干酪样坏死为特征，巨噬细胞反应轻微或少见，淋巴组织反应也极少见。

胸腺多萎缩，皮质、髓质分界不清，淋巴结减少，也可有干酪样坏死。

四、临 床 表 现

妊娠妇女患结核病可导致反复流产、死胎、早产和胎膜早破等，胎儿可出现宫内生长受限、低出生体重、死产等。先天性和出生后感染所致的新生儿结核病的临床表现并无差异。先天性结核感染的胎儿通常会早产，部分病例在出生时即有症状，也可在出生后数天至数周出现临床症状，可为急性或慢性病程，症状多无特异性，加之妊娠妇女表现不明显，通常导致诊断困难。最常见的表现为喂养困难、发热、易激惹、体重不增、咳嗽、呼吸困难、腹胀、肝脾大、淋巴结肿大，严重者出现脑膜炎、血行播散型肺结核、难治性或反复性肺炎、弥散性血管内凝血。其他症状包括嗜睡、黄疸、腹腔积液、中耳炎、中耳乳突炎、腮腺炎、骨髓炎、椎旁脓肿、皮肤丘疹或坏死性结核疹等。肺和肝是最易受累的器官，出生后肺部氧合导致结核菌活跃，故通常呼吸道症状更突出，但部分病例可无肺部受累表现，突出表现为肝功能进行性恶化。其他少见症状包括呼吸暂停、发绀、吐奶、面瘫、惊厥、皮肤瘀点等。极少数病例可继发噬血细胞综合征。

五、实验室检查

常规检查如外周血细胞计数、C 反应蛋白、红细胞沉降率、肝功能检测等对先天性结核病的诊断意义有限。

行胃液、气管内分泌物、支气管肺泡灌洗液、脑脊液、浆膜腔积液、中耳分泌物、骨髓涂片和培养找结核杆菌，PCR 检测结核杆菌 DNA，淋巴结、肝组织活检及抗酸染色可助确诊。

结核菌素试验阳性率仅为 10%～15%。

六、影像学检查

胸部 X 线片及胸部 CT 可见肺部粟粒影或结节影，由于从症状出现到影像学出现阳性表现一般需 2～3 周，部分病例胸部 X 线片可无阳性表现。

七、诊　　断

由于临床表现缺乏特异性，先天性结核病难以与新生儿期其他疾病相鉴别，如细菌性肺炎、脑膜炎、败血症等。加之病程进展迅速，病死率高，很多病例未及时确诊已死亡，故早期诊断尤为困难。在已报道的病例中，超过 95% 的先天性结核病患儿的母亲被证实患有开放性结核病，其中绝大多数不自知。因此，应对妊娠妇女进行仔细的病史询问，了解其有无结核病史、家庭内密切接触史及潜伏结核感染的可能。

由于先天性结核病无特异性症状和体征，与早产、宫内病毒和细菌感染、败血症等难以鉴别，当诊断新生儿细菌感染而广谱抗生素治疗无效时，应警惕先天性结核病的可能。对疑诊结核病的妊娠妇女进行结核筛查非常重要，若证实其患有活动性结核病，则应在生产时进行胎盘和生殖道组织病理学检查，以搜索抗酸杆菌及肉芽肿。对患儿清晨空腹胃液、脑脊液、气道分泌物、浆膜腔积液等行抗酸染色、结核杆菌培养或组织活检，得到病原学阳性证据可确诊。

Cantwell 在 1994 年修订了先天性结核病的诊断标准，满足主要标准及三条次要标准之一即可确诊为先天性结核病。主要标准为出生后 1 周内证实有结核病变。次要标准为：①对原发性肝综合征行肝活检证实有干酪样肉芽肿；②母亲有生殖道或胎盘结核感染；③通过仔细调查排除出生后结核感染的可能。

八、治　　疗

先天性结核病的治疗与产后感染的结核病治疗无差异，如不治疗，则结局是死亡。抗结核治疗原则为早期、适量、联用、规律、全程。在高度怀疑先天性结核病时，治疗应尽早开始，不必等待病原学结果。应尽早取得适宜标本进行结核杆菌培养及药敏试验，患儿及母亲的药敏试验均需进行。

一线治疗方案为异烟肼、利福平、吡嗪酰胺和乙胺丁醇四联强化治疗 2 个月，异烟肼、利福平两联维持治疗 4～10 个月。

对于严重病例，如结核性脑膜炎、支气管内膜结核、血行播散型肺结核推荐在抗结核治疗同时加用糖皮质激素进行治疗。

除此之外，支持治疗也很重要，如吸氧、营养支持，抗结核药物副作用的监测等。

九、预　后

先天性结核病的病死率近 50%，患儿多因多器官功能衰竭而死亡。原因在于该病早期诊断困难，易漏诊、误诊，且病情进展迅速，确诊时病情已经危重，丧失了早期治疗的时机。

（廖　琼　舒　敏）

参 考 文 献

胡亚美，江载芳，2002. 诸福棠实用儿科学. 第 7 版. 北京：人民卫生出版社.

American Academy of Pediatrics，2015. Tuberculosis. In：Kimberlin DW，Brady MT，Jacks on MA，et al，Red Book：2015 Report of the Committee on Infectious Disease. 30th ed. Elk Grove Village，IL：American Academy of Pediatrics：805.

Mulenga H，Tameris MD，Luabeya KK，et al，2015. The role of intrathoracic tuberculosis in young children. Pediatr Infecr Dis J，34：1157.

Nelson LJ，Wells CD，2004. Global epidemiology of childhood tuberculosis. Int J Tuberc Lung Dis，8：636.

Perez-Velez CM，2012. Pediatric tuberculosis：new guidelines and recommendations. Curr Opin Pediatr，24：319.

World Health Organization，2006. Childhood TB Subgroup. Guidance for national tuberculosis programmes on the management of tuberculosis in children.Geneva：World Health Organization.

World Health Organization，2014. Guidance for national tuberculosis programmes on the management of tuberculosis in children. 2nd ed. Geneva：World Health Organization.

第二十二章

结核病与艾滋病

结核病是结核杆菌感染引起的慢性传染病，获得性免疫缺陷综合征（acquired immune deficiency syndrome，AIDS）又称艾滋病，是人类免疫缺陷病毒（human immunodeficiency virus，HIV）感染所致的慢性传染病。HIV 主要侵犯辅助性 T 淋巴细胞，使人体细胞免疫功能严重缺陷，从而导致并发各种严重的机会性感染和肿瘤。通常是 HIV 感染以后继发结核感染多见。一些流行病学研究证明 HIV 感染者在感染结核杆菌以后具有更大的发病风险，双重感染者发生结核病的风险高于非 HIV 感染者。除此之外，在 HIV 流行地区，耐多药结核（multidrug resistant tuberculosis，MDR-TB）的发病率也相对更高，病死率也高于非 HIV 流行地区。

大多数发生结核病的 HIV 感染儿童存在于发展中国家，HIV 感染儿童的结核病常更严重，多表现为肺外结核。HIV 感染儿童发生结核病时死亡率更高，死亡率的增高更多是因为 HIV 感染的进展，而不是结核病本身。所以，当 HIV 感染患儿有可疑的结核病接触史或近期感染史，必须对其进行结核病的相关检查；而所有诊断结核病的患儿都需要警惕是否合并有 HIV 感染。确定 HIV 感染儿童是否患有结核病的诊断是非常困难的，因为病原学阳性率低，结核菌素试验多为阴性，而结核病的临床表现与 HIV 感染所致的许多症状很相似。

一、流 行 病 学

据 WHO 估计，2016 年全球约有 1040 万新发结核病例，其中 HIV 阳性和 15 岁以下儿童病例均占 10%。HIV 阴性的结核病患者全年死亡人数为 130 万，HIV 阳性的结核患者死亡人数为 37.4 万。自 HIV 流行以来，总共有 7000 万人感染，3500 万人死于 HIV 感染，截至 2016 年底，全球共有 3670 万 HIV 感染或 AIDS 患者，撒哈拉以南的非洲仍是重灾区，成年人 HIV 阳性率高达 4.2%，总的感染人数占全球的 2/3。2016 年，全球 HIV 感染相关死亡人数为 100 万。

二、双重感染的发病机制

HIV 主要感染 CD4 细胞、B 淋巴细胞、单核/巨噬细胞、骨髓干细胞和小神经胶质细胞等。在感染人体以后，HIV 会选择性地吸附于靶细胞的 CD4 受体上，在辅助受体的帮助下进入宿主细胞。病毒 RNA 在逆转录酶的作用下合成 cDNA，进而在 DNA 聚合酶作用下合成双股 DNA 并整合入宿主细胞染色体 DNA，杀伤 T 淋巴细胞，导致 CD4$^+$T 淋巴细胞数目进行性减少，细胞免疫功能随之降低。HIV 感染还可使单核/巨噬细胞功能异常，机体抗病原体感染的能力下降，易并发严重机会感染；此外，自然杀伤细胞数目减少，导致细胞因子产生障碍，使得 HIV 感染者易患肿瘤。

细胞免疫在机体抗结核感染中发挥主要作用，而 HIV 感染导致细胞免疫功能下降，结核杆菌可通过原发感染、内源性复燃和外源性再感染三种方式导致人体发病。HIV 阴性者感染结核杆菌后一生中有 5%～10% 的机会发生结核病，而 HIV 阳性者感染结核后一生中有 50% 的概率发生结核病。HIV 感染并杀灭 CD4$^+$ T 淋巴细胞，使其计数和功能下降，使宿主细胞免疫功能受损而易发生结核。除此以外，结核杆菌的易感性和 T 淋巴细胞释放的细胞因子相关，有研究提示 HIV 阳性患者 Th1 细胞的反应力下降是导致其对结核杆菌易感的主要原因。

HIV 感染者感染结核杆菌后，体内炎症因子分泌减少，不能阻挡 HIV 侵入靶细胞，T 淋巴细胞激活释放细胞因子使 HIV 前病毒的转录量显著提高，加速了病毒增殖，促使病情恶化。同时，Th2 细胞产生增多，抑制机体抗细胞内感染的能力，不利于机体清除潜伏于细胞内的 HIV。而且，树突状细胞表面的 CXCR4 受体增多，促使 HIV 对树突状细胞的感染过程。综上所述，结核杆菌感染可促进 HIV 侵入靶细胞、前病毒转录、病毒潜伏和体内传播等。

三、双重感染的临床表现

HIV/AIDS 合并结核病的临床表现复杂多样，HIV 感染后可无任何临床症状，也可出现各种严重的机会感染或肿瘤。而 HIV 阳性者并发结核病最突出的特点是肺外结核高发，且常伴有肺结核。AIDS 患者的肺外结核发病率高于早期 HIV 感染者，因此肺外结核更常见于 HIV 诱导的严重免疫抑制患者。

（一）婴儿和儿童 HIV 感染的临床表现

HIV 感染的婴儿和儿童可以早期出现 AIDS 的典型表现，也可以经过数年的无症状期以后出现各种机会性感染，各期临床表现见表 22-1。通过母婴传播发生 HIV 感染的婴儿大多数在出生的前数个月就会迅速出现生长发育停滞、重度营养不良、腹泻、持续或反复的鹅口疮、肺孢子菌肺炎（pneumocystis carinii pneumonia，PCP）。有少部分围生期 HIV 感染的儿童病情进展缓慢，可以数年没有症状，也可以出现淋巴细胞性间质性肺炎（lymphocytic interstitial pneumonia，LIP）、持续或反复的鹅口疮、HIV 脑病、机会感染（常见的机会感染包括 PCP，食管念珠菌病、巨细胞病毒、单纯疱疹病毒、水痘-带状疱疹病毒、结核杆菌及非结核分枝杆菌的慢性或播散性感染，隐孢子虫或其他肠寄生虫所致的慢性腹泻，少见的脑弓形体病或脑隐球菌病）。对于围生期感染 HIV 的婴儿来说，抗逆转录病毒治疗能延缓病情的进展。

PCP 的典型表现为干咳、发热、呼吸急促、呼吸困难，血氧饱和度通常会降低，但是发绀通常是晚期才会出现的体征，病程 2～3 周。LIP 的临床表现为肝脾大、全身淋巴结肿大、两侧的腮腺炎、杵状指。LIP 的临床表现与结核、播散性卡波西肉瘤相似，难以鉴别。对于 HIV 感染的儿童来说，恶性肿瘤较罕见。在美国，AIDS 相关肿瘤的发生率约为 2%，最常见的是非霍奇金淋巴瘤和平滑肌肉瘤，其次为伯基特淋巴瘤。在美国儿童中，卡波西肉瘤罕见。卡波西肉瘤的主要临床表现为腭、牙龈和皮肤的黑色溃疡，淋巴结肿大和肝脾大，这些临床表现与结核很难鉴别。在 HIV 高感染地区儿童中，结核和卡波西肉瘤常见。发展中国家 HIV 感染儿童的常见临床表现还包括长期发热，反复发生的肺炎和慢性皮炎。

表 22-1　WHO 针对成人、青少年及儿童 HIV 感染的临床分期体系

成人、青少年 [a]	儿童
临床 1 期	
无症状	无症状
持续性全身淋巴结病	持续性全身淋巴结病
临床 2 期	
无原因中度体重降低（不超过推测或测量体重的 10%）	无原因的持续性肝脾大
反复性呼吸道感染（鼻窦炎、扁桃体炎、中耳炎、咽炎）	反复性或慢性上呼吸道感染（中耳炎、耳漏、鼻窦炎、扁桃体炎）
带状疱疹	带状疱疹
口角炎	牙龈线形红斑
反复性口腔溃疡	反复性口腔溃疡
瘙痒性丘疹性皮疹	瘙痒性丘疹性皮疹
真菌性甲炎	真菌性甲炎
脂溢性皮炎	广泛性疣病毒感染
	广泛性接触传染性软疣
	无原因的持续性腮腺肿大
临床 3 期	
无原因的重度体重下降（>推测或测量体重的 10%）	无原因的中度营养不良 [b]，对标准疗法无应答
无原因的慢性腹泻超过 1 个月	无原因的持续性腹泻（14 天或以上）
无原因的长期发热（间歇或连续超过 1 个月）	无原因的持续发热（超过 37.5℃，间歇或持续超过 1 个月）
持续性口腔念珠菌病	持续性口腔念珠菌病（出生 6 周后）
口腔毛状白斑	口腔毛状白斑
肺结核	淋巴结结核
严重细菌感染（如肺炎、脓胸、脓性肌炎、骨骼或关节感染、脑膜炎、菌血症）	肺结核
	严重反复细菌性肺炎
急性溃疡坏死性口炎、牙龈炎或牙周炎	急性溃疡坏死性口炎、牙龈炎或牙周炎
无原因的贫血（<80g/L），中性粒细胞减少症（<0.5×10⁹/L）和（或）慢性血小板减少症（<50×10⁹/L）	无原因的贫血（<80g/L），中性粒细胞减少症（<0.5×10⁹/L）和（或）慢性血小板减少症（<50×10⁹/L）
	有症状的淋巴细胞性间质性肺炎
	慢性 HIV 相关肺部疾病，包括支气管扩张

成人、青少年 [a]	儿童
临床 4 期 [c]	
HIV 消耗综合征	无原因的严重消耗综合征、发育障碍短小症或严重营养不良 [d]，对标准疗法无应答
肺孢子菌肺炎	
反复严重细菌性肺炎	肺孢子菌肺炎
慢性单纯性疱疹病毒感染（超过一个月的口腔、生殖器或肛门、直肠感染或任何内脏部位感染）	反复严重细菌感染（如脓胸、化脓性肌炎、骨骼或关节感染、脑膜炎，但不包括肺炎）
食管念珠菌病（气管、支气管或肺部念珠菌病）	慢性单纯性疱疹病毒感染（口腔或皮肤感染超过 1 个月或者任何内脏部位感染）
肺外结核	食管念珠菌病（或气管、支气管或肺部念珠菌病）
卡波西肉瘤	肺外结核
巨细胞病毒感染（视网膜炎或其他器官感染）	卡波西肉瘤
中枢神经系统弓形体病	巨细胞病毒感染（1 月龄以上出现视网膜炎或其他器官感染）
HIV 脑病	中枢神经系统弓形体病（新生儿期之后）
肺外隐球菌感染，包括脑膜炎	HIV 脑病
播散性非结核杆菌感染	肺外隐球菌病，包括脑膜炎
进行性多灶性白质脑病	播散性非结核杆菌感染
慢性隐孢子虫病	进行性多灶性白质脑病
慢性等孢子球虫病	慢性隐孢子虫病（伴随腹泻）
播散性真菌（肺外组织胞浆菌病、球孢子菌病）	慢性等孢子球虫病
淋巴瘤（脑部淋巴瘤或 B 细胞非霍奇金淋巴瘤）	播散性地方性真菌病（肺外组织胞浆菌病、球孢子菌病、青霉病）
有症状的 HIV 相关肾病或心肌病	脑部淋巴瘤或 B 细胞非霍奇金淋巴瘤
复发性败血症（包括非伤寒沙门菌）	HIV 相关肾病或心肌病
浸润性宫颈癌	
非典型散播性利什曼病	

a. 本表中，青少年定义为 15 岁或以上。对于不足 15 岁者，应采纳儿童临床分期标准。

b. 对于 5 岁以下儿童，中度营养不良定义为身高标准体重＜–2 倍 Z 值或上臂中部周径≥115mm 且＜125mm。

c. 一些特定症状可纳入地区性分类内容，如亚洲地区的青霉病，南非地区的 HIV 相关直肠阴道瘘及拉丁美洲地区的再发性锥体虫病。

d. 对于 5 岁以下儿童，严重消耗综合征定义为身高标准体重＜3 倍 Z 值；发育障碍短小症定义为年龄别身长/年龄别身高＜2 倍 Z 值；严重畸形营养不良定义为身高标准体重＜–2 倍 Z 值或上臂中部周径＜115mm 或出现水肿。

（二）肺结核

HIV 感染者中，肺结核最常见，其临床表现取决于患者免疫抑制的程度。在 HIV 感染早期，机体的细胞免疫功能相对完好，肺结核症状类似于成人继发性改变；在 HIV 感染晚期，细胞免疫功能破坏，肺结核表现则类似于原发感染。

诊断肺结核时，经检查发现 HIV 阳性者；或者 HIV 阳性者在随访过程中发生肺结核者，因肺结核发生于 HIV 感染早期，其临床表现及 X 线特征较为典型。约有一半的 HIV 阳性肺结核患者不具有 HIV 感染相关的临床症状和体征，而肺结核的临床表现典型，包括结核菌素试验阳性，胸部 X 线片表现类似于免疫健全者继发性肺结核的表现，如肺上叶浸润影和空洞形成。而发生于 HIV 感染晚期或 AIDS 患者的肺结核临床表现常不典型，其结核菌素试验阳性率低，易发生播散，非结核好发部位如肺下叶受累和弥漫性肺浸润较常见，常伴有肺门或纵隔淋巴结肿大，空洞少见。X 线表现与原发性肺结核一致，如肺门淋巴结肿大、粟粒性病变和渗出性胸膜炎。免疫损害严重者的痰抗酸染色阳性率低于免疫健全者。

（三）肺外结核

HIV 阳性者的肺外结核最常见类型为淋巴结结核和粟粒性病变，还常播散至中枢神经系统、骨髓和泌尿生殖系统。HIV 阳性者合并淋巴结结核时，多急性起病，常伴有急性化脓性淋巴结炎。在轻度免疫缺陷患者中，淋巴结极少或仅有抗酸染色阴性的干酪样坏死物；在重度免疫缺陷患者中，淋巴结可见大量抗酸杆菌而不伴细胞反应。HIV 阳性者合并结核性脑膜炎和浆膜腔积液时，其临床表现与 HIV 阴性者相似。在 HIV 晚期、恶病质的患者中，由于患者免疫功能严重受抑，胸部 X 线检查常无典型表现，导致结核血行播散，此时常不能明确诊断。

四、结核病和 HIV 感染的诊断

在 HIV 高发地区，所有新发现的结核病患儿均应进行 HIV 相关检查以确定是否合并有 HIV 感染，而已证实的 HIV 感染者应严密监测是否发生结核病。

对于年龄小于 18 个月的婴幼儿来说，应用 RNA PCR 或 DNA PCR 核酸检测方法来诊断 HIV 感染。对于年龄大于 18 个月的婴幼儿来说，则应用 ELISA 检测 HIV 抗体作为初筛试验，然后应用 Western blot 分析和 PCR 法进一步确诊。

对于 HIV 感染患儿，结核病的诊断其实与 HIV 阴性者类似，但明确诊断相比 HIV 阴性者更具挑战性，主要原因如下：①在 HIV 感染患儿肺结核较常见，但其临床表现与其他疾病相似，难以鉴别；②绝大部分儿童的 HIV 感染来自于母婴垂直传播，故发病高峰年龄在婴幼儿期（＜5 岁），而该年龄段也正是各种急、慢性肺部疾病（包括肺结核）难以确诊的年龄；③在 HIV 感染患儿中，结核菌素试验的阳性率低于 HIV 阴性者，一般认为 HIV 感染患儿的结核菌素试验硬结大于 5mm 为阳性结果；④在 HIV 阳性患儿中，除了易患肺结核以外，其他急、慢性肺病也高发；⑤HIV 感染患儿可能同时存在不止一种肺部疾病，从而影响治疗效果；⑥HIV 感染患儿的肺结核影像学改变和其他 HIV 相关肺病的影像学表现存在重叠。儿童 HIV 感染合并结核病的诊断见表 22-2。

表 22-2 HIV 感染对于儿童结核病诊断的影响

儿童结核病的诊断建议	HIV 感染的影响
详细的询问病史，包括结核病接触史	非常重要，因为用于证实结核感染的结核菌素试验阳性率低
详细询问结核病相关的病史	低特异性：HIV 与结核病的临床表现可重叠
临床检查，包括生长评估	低特异性：HIV 与结核病都可能导致营养不良

续表

儿童结核病的诊断建议	HIV 感染的影响
结核菌素试验	低敏感性：随着免疫抑制加重，阳性率减低
尽量获取病原学确诊依据	无论 HIV 感染临床分期如何都很重要
对怀疑肺结核和肺外结核者做仔细排查	HIV 相关的疾病谱广
X 线检查	低特异性：与 HIV 相关肺病难以鉴别

五、结核病合并 HIV 感染的治疗

结核病是 HIV 阳性儿童最常见的机会性感染。因此，同时进行抗结核治疗和抗病毒治疗十分重要。

（一）异烟肼预防性治疗

对于确诊 HIV 感染的 1 岁以上的儿童，如果没有结核病接触史且无结核感染相关的临床表现，考虑在结核感染的可能性非常小的情况下，建议：①结核高发地区者应该接受为期 6 个月的异烟肼预防性治疗[10mg/（kg·d），7～15mg/kg，最大剂量 300mg/d]；②结核中、低流行地区者可考虑接受为期 6 个月的异烟肼预防性治疗[10mg/（kg·d），7～15mg/kg，最大剂量 300mg/d]。低于 12 个月龄的 HIV 感染儿童，有结核接触史，但经筛查评估显示没有结核病的，应该接受 6 个月的异烟肼治疗。

（二）HIV 阳性患儿的抗结核治疗方案

对于 HIV 高发地区或已确诊的 HIV 感染患儿，在确诊或疑诊肺结核或周围淋巴结结核时，采用 2HRZE/4HR 方案，剂量同 HIV 阴性者，在疗程完成以后继续异烟肼单药治疗 6 个月。

（三）抗病毒治疗

启动抗病毒治疗的时机：WHO 对于儿童启动抗病毒治疗的时机做出以下建议，①对于不满 5 岁的所有 HIV 感染儿童，无论其 WHO 临床分期及 CD4 细胞计数结果如何，都应当启动抗病毒治疗；②对于 5 岁及以上且 CD4[+]T 淋巴细胞计数≤500/mm³ 的所有 HIV 感染儿童，无论其 WHO 临床分期如何，都应当启动抗病毒治疗；③对于患有重症或晚期有症状疾病（WHO 临床 3 期或 4 期）的所有感染 HIV 的儿童，无论其年龄 CD4[+] T 淋巴细胞计数结果如何，都应当启动抗病毒治疗；④对于不满 18 月龄，临床初步诊断为 HIV 感染的所有儿童，都应当启动抗病毒治疗；⑤当合并有活动性结核病时，无论年龄、免疫状态，均应启动抗病毒治疗，具体抗病毒治疗方案见表 22-3。

表 22-3　结核病合并 HIV 感染的抗病毒治疗方案

针对正在接受结核治疗，同时准备启动抗病毒治疗的儿童及青少年的推荐方案 [ab]	
3 岁以下	两种 NRTI+NVP（确保剂量为 200mg/m²）；
	或是三联 NRTI（AZT+3TC+ABC）[c]
3 岁及以上	两种 NRTI+EFV；
	或是三联 NRTI（AZT+3TC+ABC）[c]

续表

针对正在接受抗病毒治疗，同时准备启动抗结核治疗的儿童及婴儿的推荐方案 [a]		
接受标准 NNRTI 方案的儿童 （两种 NRTI+EFV 或 NVP）	3 岁以下	继续使用 NVP（确保剂量为 200mg/m² ）； 或是三联 NRTI（AZT+3TC+ABC）[c]
	3 岁及以上	如果儿童正在接受 EFV，继续使用同一方案； 如果儿童正在使用 NVP，改为 EFV； 或是三联 NRTI（AZT+3TC+ABC）[c]
接受标准 PI 方案的儿童（两种 NRTI+LPV/r）	3 岁以下	三联 NRTI（AZT+3TC+ABC）[c]； 或是将 LPV/r 替换为 NVP（确保剂量为 200mg/m² ）； 或是继续使用 LPV/r；考虑添加 RTV 以达到完全治疗剂量 [d]
	3 岁及以上	如果儿童没有 NNRTI 方案失败史： 改为使用 EFV[e]； 或是三联 NRTI（AZT+3TC+ABC）[c]； 或是继续使用 LPV/r；考虑添加 RTV 以达到完全治疗剂量 [d] 如果儿童有 NNRTI 方案失败史： 三联 NRTI（AZT+3TC+ABC）[c]； 或是继续使用 LPV/r；考虑添加 RTV 以达到完全治疗剂量 [d] 考虑咨询专家以构建二线方案

a. 根据新的剂量指南，确保利福平的最佳剂量。

b. 根据国家推荐的一线抗病毒治疗，基于适于特定年龄的抗病毒治疗方案对抗病毒药物进行替换。

c. 建议三联 NRTI 用药仅用于抗结核治疗期间。当利福平治疗结束时，应当重新启动适于特定年龄的 PI 或 NNRTI 方案。根据 ARROW 试验的结果，对于启动抗结核治疗时正在接受 LPV/r 方案的 3 岁以下儿童，这一方案应当考虑作为其首选方案。美国食品药品监督管理局批准了在 3 月龄至 3 岁，体重超过 3.5kg 的儿童中使用 EFV，为三联 NRTI 策略提供了一个潜在的替换方案。目前仍然不推荐在 3 岁以下儿童中使用 EFV 方案，因为还需要更多的药代动力学研究数据来确保其与利福平共用时血药浓度不会低于治疗所需水平。对于曾有 NNRTI 方案失败史的 3 岁以上儿童，也应当考虑采用三联 NRTI 作为首选方案。

d. 增加 RTV，直至其剂量达到与 LPV 相同的毫克数（比例 1∶1）。

e. 应当考虑改为采用 EFV 作为首选方案。在抗结核治疗结束后，应当继续使用 EFV 方案，以简化治疗并与大龄儿童的 ARV 用药方案保持一致。

注：NRTI，核苷类逆转录酶抑制剂；NVP，奈韦拉平；AZT，齐多夫定；3TC，拉米夫定；ABC，阿巴卡韦；EFV，依非韦仑；LPV/r，洛匹那韦/利托那韦合剂。

六、预　　后

　　与 HIV 阴性者相比，HIV 感染的结核病患儿对抗结核治疗的反应和结局都更差。结核病合并 HIV 感染的儿童在开始抗结核治疗的最初 2 个月中就有较多死亡，通常在启动抗病毒治疗之前。治疗反应差和死亡的危险因素包括严重的营养不良、合并感染、严重的免疫抑制、高病毒负荷等。改善预后的方法包括磺胺类药物的预防性治疗，早期启动抗病毒治疗，补充维生素 B_6 等营养支持。

（廖　琼　舒　敏）

参 考 文 献

胡亚美，江载芳，2002. 诸福棠实用儿科学. 第 7 版. 北京：人民卫生出版社.

American Academy of Pediatrics，2015. Tuberculosis. In：Kimberlin DW，Brady MT，Jacks on MA，et al，Red Book：2015 Report of the Committee on Infectious Disease. 30th ed. Elk Grove Village，IL：American Academy of Pediatrics：805.

World Health Organization，2006. WHO case definitions of HIV for surveillance and revised clinical staging and immunologic classification of HIV-related disease in adults and children.Geneva：World Health Organization.

World Health Organization，2014. Guidance for national tuberculosis programmes on the management of tuberculosis in children. 2nd ed. Geneva：World Health Organization.

World Health Organization，2015. Guideline on when to start antiretroviral therapy and on pre-exposure prophylaxis for HIV. Geneva：World Health Organization.

第二十三章

肺结核合并肺部感染

肺部感染即下呼吸道感染，由病毒、非特异性细菌和真菌等所致，包括支气管炎、肺炎和胸膜炎，这些疾病类型的临床表现通常表现为病情严重程度上的差异，而病因学和治疗方案基本相似。其中，肺炎最具有代表性。因此，本章仅讨论肺结核合并肺炎。

肺炎是儿科常见疾病之一，也是儿童的首位致死病因。这与儿童呼吸道的解剖生理特点和一系列社会问题的存在密切相关，尤其是与贫困相关的某些特殊疾病的流行有关，如营养不良、HIV 感染、结核病等。营养不良和 HIV 感染死亡的首位病因是肺炎；与之相比，肺结核并发肺炎虽然没有如此严重，也与健康儿童所患肺炎具有显著区别。原因主要在于肺结核导致的全身免疫紊乱和局部肺组织结构的破坏。

一、儿童肺结核合并肺炎的临床特征

当儿童患肺结核时，结核杆菌对肺组织局部造成直接和间接破坏，同时导致全身免疫系统功能异常，使人体对某些特定病原菌相对易感，而且常迁延不愈。首先，在年龄幼小或免疫力低下的儿童中，结核杆菌的毒力或其诱发的高敏反应常导致干酪性肺炎。其次，干酪性病灶或结核结节的形成包括引流不畅，可能导致局部发生非特异性细菌感染，其类型取决于患儿年龄、生活环境和免疫状态等。最后，当儿童患肺结核时，机体免疫功能发生改变，尤其是机体患重型肺结核时，机体的细胞免疫功能受损，再加上肺部干酪性病灶和结核空洞的形成，使肺结核患者对一些机会性感染的易感性增加，包括非结核杆菌、军团菌、其他革兰氏阴性杆菌、真菌（尤其是曲霉菌）和病毒感染，如巨细胞病毒（cytomegalovirus，CMV）和单纯疱疹病毒感染等。

肺结核是肺炎患儿的基础疾病，因此该类患者首先具有结核病的基本特点，包括结核中毒症状，如持续性低热、盗汗、厌食、消瘦和咳嗽等；而且，无论是肺结核所致的免疫功能改变和肺局部的损害，还是肺结核所致的营养不良，都会增加患者的肺炎易感性和患病的严重程度，影响患病后的恢复或疗效，临床上常表现为肺炎的反复发作、重症肺炎发生率高和治疗恢复慢。但是，也有部分患者的表现并不明显。因此，在结核病高发地区，反复呼吸道感染，尤其是反复下呼吸道感染是儿童肺结核的常见表现，也是诊断肺结核（尤其是"结核感染")的重要线索。

肺结核患儿与健康儿童具有相同的社区或医院环境因素的暴露，因此该类患儿的肺炎疾病谱与健康儿童基本相同，包括社区获得性肺炎（community acquired pneumonia，CAP）或医院获得性肺炎（hospital acquired pneumonia，HAP）。

目前的文献资料显示，肺结核并发肺炎的病原体包括革兰氏阳性菌、革兰氏阴性杆菌（如嗜肺军团菌、克雷伯菌、铜绿假单胞菌等）和真菌[尤其是曲霉菌（aspergillus）]等，其病原分布涵盖了 CAP 和 HAP。无论该类患儿发生 CAP 或 HAP，其病情的严重程度与肺结核的严重程度密切相关。如隐匿性肺结核或结核感染、轻型肺结核并发肺炎与健康儿童的肺炎临床表现相似，而血行播散型肺结核、干酪性肺炎等严重肺结核并发的肺炎则病情可能较重。同时，肺结核是该类患者的基础性疾病，肺炎是在这一基本背景下发生和演变的。有关肺结核并发肺炎的流行病学、病因学等均缺乏系统性研究。

二、儿童肺结核合并社区获得性肺炎的临床特征

《儿童社区获得性肺炎诊疗规范》（2019 年版）对 CAP 的定义如下：CAP 是指在医院外（社区）发病的感染性肺炎，包括在医院外（社区）感染了具有明确潜伏期的病原体而在入院后发病的肺炎。与《儿童社区获得性肺炎管理指南》（2013 年修订版）仅限于"原本健康的儿童"相比较，《儿童社区获得性肺炎诊疗规范》（2019 年版）将具有潜在基础疾病的儿童也纳入了该诊疗规范的使用范围。

CAP 病原包括病毒、细菌、非典型微生物（肺炎支原体、肺炎衣原体、沙眼衣原体、嗜肺军团菌等）。儿童 CAP 的病因学诊断非常困难，但年龄可能对初步评估病原体有一定帮助。具体来说：①呼吸道病毒是婴幼儿及学龄前期 CAP 的最常见病原。常见的病毒包括呼吸道合胞病毒、流感病毒、腺病毒、副流感病毒和鼻病毒等；新发病毒有人类偏肺病毒、博卡病毒、新型冠状病毒、人禽流感病毒等；偶见巨细胞病毒等疱疹类病毒及肠道病毒等。②细菌也是常见的 CAP 病原体。常见的革兰氏阳性细菌包括肺炎链球菌、金黄色葡萄球菌、A 群链球菌，常引起重症肺炎和坏死性肺炎；其中，肺炎链球菌（SP）是出生后 20 天至儿童期各年龄段 CAP 最常见的病原之一；金黄色葡萄球菌（SA）多见于婴幼儿，病死率高；常见的革兰氏阴性杆菌包括流感嗜血杆菌、卡他莫拉菌、大肠埃希菌、肺炎克雷伯菌、铜绿假单胞菌；其中，流感嗜血杆菌（Hi）多见于 5 岁以下儿童；卡他莫拉菌（MC）多见于婴幼儿；大肠埃希菌（E.coli）和肺炎克雷伯菌（KP）不常见，可引起重症肺炎，多见于婴儿，或有慢性吸入、气道畸形、先天性心脏病、免疫功能低下、重症病毒感染等基础疾病者。③非典型微生物也是儿童 CAP 的重要病原体。肺炎支原体（MP）是学龄前期和学龄期儿童 CAP 的常见病原体，1~3 岁亦不少见；肺炎衣原体（CP）多见于学龄期和青少年，独立引起肺炎的报道较少；沙眼衣原体多见于 6 个月尤其是 3 个月以内的婴儿；嗜肺军团菌少见，可能是重症 CAP 的独立病原或混合病原之一。值得注意的是，儿童 CAP 常有混合病原体感染，年龄越小，越易发生。

在儿童肺炎的辅助检查中，有助于病因学诊断的检查方法如下：

（1）炎性指标（白细胞计数、中性粒细胞计数、C 反应蛋白、降钙素原）：在病程早期，

特别是 1～3 天，炎性指标明显升高对重症细菌性肺炎的判断及抗菌药物的使用具有较大的参考价值；对评估治疗反应也具有一定的参考价值。

（2）病原学检查

1）细菌学检查：血、胸腔积液及支气管肺泡灌洗液细菌培养结果具有确诊价值，痰涂片和培养结果具有参考价值，不推荐采集咽拭子或鼻咽吸出物进行细菌培养。

2）病毒学检查：在临床上，最常采用鼻咽分泌物病毒抗原检测进行早期快速诊断；鼻咽分泌物病毒核酸检测也是经常使用的早期诊断方法；血清特异性抗体 IgM 检测对快速诊断具有参考价值。

3）肺炎支原体检查：急性期和恢复期双份血清特异性 IgG 抗体检测是肺炎支原体肺炎的确诊依据，但没有早期诊断价值；血清特异性 IgM 抗体检测具有早期诊断价值；肺炎支原体脱氧核糖核酸（deoxyribonucleic acid，DNA）或核糖核酸（ribonucleic acid，RNA）检测也具有早期诊断价值。

在儿童肺炎的诊治过程中，重症肺炎的及时识别对降低患儿的死亡率和后遗症发生率至关重要。当肺炎患儿出现严重的通气换气功能障碍或肺内外并发症时，即为重症肺炎。具体的判断指标如下：首先，需要对病情进行快速评估：WHO 推荐 2 月龄至 5 岁儿童出现下胸壁吸气性凹陷、鼻翼扇动或呻吟之一表现者为重度肺炎；如果出现中心性发绀、严重呼吸窘迫、拒食或脱水征、意识障碍（嗜睡、昏迷、惊厥）之一表现者为极重度肺炎。在临床实践中，出现面色苍白或发灰，对周围环境反应差也为重症表现。此外，病情严重度评估还需要依据年龄、临床和影像学表现等进行综合评估。在病情判断时，还需要注意以下问题：①识别重症肺炎的高危因素，如基础疾病史；小于 3 个月婴儿；经积极治疗，病情无好转，病程超过 1 周。②判断患儿是否存在潜在的基础疾病。

儿童肺炎的治疗包括对症治疗；抗病原微生物治疗；辅助治疗；并发症处理；呼吸支持，包括气道管理和氧疗、无创通气、有创机械通气、体外膜肺。其中，抗病原微生物治疗是儿童肺炎治疗的难点和重点。首先，需要根据患儿年龄、流行病学资料、病情进展情况、初始治疗反应、胸部影像学特点和病情严重程度等情况选择合适的经验性治疗方案。

（1）怀疑细菌性肺炎：①存在致命性并发症，如脓毒症、脓毒性休克等，推荐糖肽类抗生素或利奈唑胺，必要时联合头孢菌素/加酶抑制剂或第 4 代头孢菌素或碳青霉烯类抗生素。②存在非致命性并发症者，如大叶肺实变合并胸腔积液，或伴有肺坏死或脓肿、起病 1～3 天炎性指标明显升高者，推荐使用头孢曲松或头孢噻肟；当地流行病学资料提示肺炎链球菌存在对头孢曲松或头孢噻肟耐药菌株或疗效不佳，或怀疑 MRSA 肺炎者，推荐使用糖肽类抗生素或利奈唑胺；怀疑革兰氏阴性、产 ESBL 细菌肺炎者，推荐使用头孢菌素/加酶抑制剂、第 4 代头孢菌素等，或使用亚胺培南、美罗培南等；③无上述表现者，根据病情口服或静脉使用阿莫西林或阿莫西林/克拉维酸，第 1/2 代头孢菌素，必要时第 3 代头孢菌素（需覆盖肺炎链球菌）；怀疑革兰氏阴性杆菌，但产 ESBL 菌的可能性不大者，首选第 3 代头孢菌素或头霉素类抗生素。

（2）怀疑支原体肺炎：根据病情口服或静脉使用大环内酯类抗菌药物。8 岁以上患儿可选择多西环素或米诺环素。高度怀疑难治性支原体肺炎时，病程 7～10 天，不建议联合使用糖肽类抗生素、利奈唑胺及碳青霉烯类抗生素，可根据病程、临床和影像学表现、治疗反应及炎症指标的动态变化，联合或不联合第 2、3 代头孢菌素。

（3）怀疑病毒性肺炎：可疑流感病毒性肺炎者尽可能在 48 小时内给予抗流感病毒治疗，不必等待检查结果；怀疑其他病毒性肺炎且无特效抗病毒药时，可根据病情、病程及有无混合感染等使用抗菌药物。

在给予经验性抗病原微生物治疗方案之前，需要采集合格标本进行病原学检查和血清学检查；在给予经验性抗病原微生物治疗方案以后，需要密切观察治疗反应，等待病原学检查结果并且结合治疗反应，及时调整为目标治疗。

三、儿童肺结核合并医院获得性肺炎的临床特征

肺结核患儿存在肺结核基础疾病，造成肺组织结构破坏和免疫功能受损，加之患儿在住院期间接受各种侵袭性操作和治疗，这些都是医院获得性肺炎的重要易患因素。因此，肺结核容易合并医院获得性肺炎。

肺结核患者来源的地区和医疗机构不同，这些患儿合并 HAP 的发病率、病原种类、耐药状况等情况也不同，很多细菌、病毒和真菌等都会导致 HAP。其中，革兰氏阴性杆菌是儿童 HAP 的首要致病菌，大肠埃希菌、肺炎克雷伯菌、铜绿假单胞脓杆菌等是最常见的 HAP 病原菌；其他的革兰氏阴性杆菌，如不动杆菌、黏质沙雷菌和变形杆菌等也可导致 HAP。革兰氏阳性菌是儿童 HAP 的第 2 位致病菌，以金黄色葡萄球菌和凝固酶阴性葡萄球菌最常见，肠球菌属的粪肠球菌、屎肠球菌及肺炎链球菌等也可导致 HAP。在临床上，儿童肺结核合并真菌性肺炎也并不罕见。病毒和非典型微生物多是混合感染的病原体之一。此外，肺结核并发非结核杆菌肺炎也有报道。

如果肺结核患儿出现难以解释的临床表现（如发热、心率增快、需氧增加或需要进行呼吸器辅助通气等）、新的肺部体征、呼吸道分泌物的量或外观改变等情况时，应该考虑为 HAP 的可能。此时，复查胸部影像学检查发现新病灶或进行性的肺部浸润灶、实变或胸膜渗出，同时采集合格标本送检病原学检查和血清学检查，有助于确诊 HAP。

及时诊断 HAP 及尽早开始治疗有助于降低 HAP 患儿的病死率和后遗症发生率。与儿童 CAP 治疗相同的是，儿童 HAP 的治疗仍然遵循综合治疗原则。其中，重症肺炎的及时识别对降低肺炎的死亡率和后遗症发生率仍然至关重要。由于儿童 HAP 的病原明显不同于 CAP，HAP 的经验性治疗方案需要选择针对常见的院内病原菌，同时采集合格标本进行涂片和培养，密切观察病情变化和治疗反应，根据检查结果和治疗反应，及时调整为目标治疗。

（舒　敏）

参 考 文 献

倪鑫，马小军，王力宁，等，2019. 儿童社区获得性肺炎诊疗规范（2019 年版）. 全科医学临床与教育，（9）.

《中华儿科》杂志编辑委员会，中华医学会儿科学分会呼吸学组/急救学组/免疫学组，2011. 儿童医院获得性肺炎管理方案（2010版）. 中华儿科杂志，49（2）：106-115.

Mohammod JC，Tahmeed A，Mark ACP，et al，2013. Pulmonary tuberculosis in severely-malnourished or HIV-infected children with pneumonia：A review. J Health Popul Nutr，31（3）：308-313.

第二十四章

耐药结核病的诊断

一、儿童耐药结核病的流行情况

根据 WHO 发布的《2018 年全球结核病报告》，每年约有 1000 万例新感染结核病患者，其中约 60 万例为利福平耐药结核病（rifampicin-resistant tuberculosis，RR-TB）患者，49 万例为耐多药结核病（MDR-TB），11 万例为对异烟肼敏感而对利福平耐药，而超过半数的 MDR-TB 来自印度、中国及俄罗斯，仅 22% 的耐药结核病患者进行正规治疗。耐药结核病已经成为全球卫生领域的一大难题，总体治愈率约为 55%。

目前，国内外关于儿童耐药结核病的研究较少，WHO 也未提供关于儿童耐药结核病发病率的确切数据。柬埔寨的学者对结核杆菌培养阳性的住院患儿的研究结果显示，儿童结核杆菌的耐药率为 14.9%（24/161）。重庆学者的流行病学调查研究结果显示，儿童结核病耐药率为 20%，但该研究中 15 岁以下的样本数很少。四川学者的研究结果显示，儿童结核病的总体耐药率为 10.4%。由此可见，我国儿童结核病的流行和耐药情况尚不明确；从已经获得的信息来看，耐药结核病也严重威胁着儿童的健康，因此迫切需要解决儿童耐药结核病的诊断和进一步管理。

二、概　　述

耐药结核病是指患者感染的结核杆菌对一种或一种以上的抗结核药物产生了耐药性。根据结核杆菌的耐药种类，将耐药结核病分为以下四种：①单耐药结核病（monoresistance-tuberculosis，MR-TB），结核病患者感染的结核杆菌体外被证实对一种一线药物抗结核药物耐药；②多耐药结核病（polydrug resistance-tuberculosis，PDR-TB），结核病患者感染的结核杆菌体外被证实对不同时包括异烟肼和利福平在内的一种以上的一线抗结核药物耐药；③耐多药结核病，结核病患者感染的结核杆菌体外被证实至少同时对异烟肼和利福平耐药；④广泛耐多药结核病（extensive drug resistance-tuberculosis，XDR-TB），结核病患者感染的结核杆菌体外被证实除了至少对两种主要一线抗结核药物异烟肼、利福平耐药外，还对任何氟喹诺酮类抗生素（如氧氟沙星）产生耐药，以及三种二线抗结核注射药物（如卷曲霉素、卡那霉素、阿米卡星等）中的至少一种耐药。

根据患者是否接受过抗结核药物治疗及耐药原因，将耐药结核病分为原发性耐药、初始耐药、获得性耐药。

1. 原发性耐药 指从未接受过抗结核药物治疗的结核病患者感染的结核杆菌对一种或多种抗结核药物耐药。

2. 初始耐药 已知结核病患者感染的结核杆菌对一种或多种抗结核药物耐药，但治疗史不详。其包括原发性耐药和一部分未被证实的获得性耐药。

3. 获得性耐药 指抗结核药物治疗开始时，结核病患者感染的结核杆菌对抗结核药物敏感，但在治疗过程中逐步发展为耐药。由于治疗不当等因素，原本敏感的主体菌群被杀灭，少数耐药突变株逐渐成为优势菌群而产生耐药性。

三、诊 断 标 准

由于儿童载菌量较少的特点，病原学检测阳性率低，儿童耐药结核的诊断较成人更加困难，罕有获得病原学阳性结果的病例。事实上，绝大多数儿童耐药结核病例主要依靠具有富有临床经验的儿科结核病专家进行临床诊断。WHO 发布的儿童耐药结核病的诊断指南虽然强调进行药敏试验和耐药基因检测的重要性，但也重点强调，在未能获得病原学阳性结果时须结合患儿的耐药结核接触史及其对一线抗结核治疗反应等进行综合判断。

儿童耐药结核病的诊断遵循 WHO 推荐的诊断流程，根据流行病学史、结核菌素试验、临床表现、影像学检查、痰或胃液涂片查抗酸杆菌、结核杆菌培养及分子生物学检验结果等综合分析诊断为结核病，而且存在以下情况之一者临床诊断为耐药结核病：①与确诊的耐药结核病患者有密切接触史；②与疑诊耐药结核病患者有密切接触史（如感染来源为治疗失败或复发病例，或近期死于结核病)；③对一线抗结核药物治疗无效(排除不合理用药)；④复发病例。药敏试验或耐药基因检测阳性者为实验室确诊耐药结核病。

（舒 敏）

参 考 文 献

廖琼，谭珊，朱渝，等，2017. 儿童耐药结核病的临床特点及二线抗结核治疗效果分析[J]. 中华儿科杂志，55（2）：100-103.

Dodd PJ，Sismanidis C，Seddon JA，2016. Global burden of drug-resistant tuberculosis in children：a mathematical modelling study. Lancet Infect Dis，16（10）：1193-1201.

Schopfer K，Rieder HL，Steinlin-Schopfer JF，et al，2014. Molecular epidemiology of tuberculosis in Cambodian children. Epidemiol Infect，143（5）：1-12.

World Health Organization，2014.Guidance for national tuberculosis programmes on the management of tuberculosis in children. 2nd ed. Geneva：World Health Organization.

World Health Organization，2018. Global tuberculosis report 2018. Geneva：World Health Organization.

World Health Organization，2018.WHO treatment guidelines for isoniazid—resistant tuberculosis：supplement to the WHO treatment guidelines for drug—resistant tuberculosis. Geneva：World Health Organization.

第二十五章

儿童结核病与耐药结核病的化学治疗总论

第一节　化学治疗的原则

儿童结核病有明显不同于成人的特点，在感染后表现类型、诊断、治疗、预后等方面与成人相比均有着明显的差异，致残率、死亡率更高；另外，小儿结核病症状常常不典型，肺外结核比较多见，依靠病原诊断困难。目前，我国儿童结核病治疗缺乏系统的证据和指南，导致一线和二线用药混乱，治疗方案改动随意，患儿及家属治疗依从性差，结果形成了大量医源性耐药的结核病。

在开始抗结核的化学治疗之前，首先需要清楚地认识治疗的目的。抗结核治疗的目标是快速杀灭结核杆菌，防止耐药菌株的出现，消灭组织内残留的细菌，防止结核病复发。为了达成这些目标，抗结核的药物方案必须是采用多药联合的方案，并且要根据疾病类型及个体耐受性等采取不同的药物方案和疗程。体内及体外细菌学研究显示，患者体内结核杆菌分为三群，细胞外快速生长群，对单一抗结核药物的耐药基因突变发生率为 $10^{-8} \sim 10^{-6}$，但能同时发生异烟肼、利福平两种药物耐药突变的概率就小得多，仅有 10^{-14}。其他两群还包括胞内缓慢生长的菌群，主要生长在坏死组织的酸性环境中，以及休眠菌群。联合方案的作用不仅在于减少耐药菌株的出现，而且各单一抗结核药物的作用也不相同。例如，异烟肼主要是在治疗的早期快速杀灭大量的细菌，而利福平及吡嗪酰胺主要针对后两群，起效时间是治疗开始后 1 个月。利福平在整个短程治疗的 6 个月内都有上述作用，而吡嗪酰胺虽然可杀灭酸性环境中的结核杆菌，主要是吞噬细胞内的细菌，但作用时间主要在服药 2 个月内。临床观察研究也证实了异烟肼联合利福平的方案，再加上第三种药物（如乙胺丁醇或链霉素）可以明确减少耐药的发生，从而防止治疗失败。

一、抗结核药物

传统观点将抗结核药物分为一线和二线抗结核药物。在 2006 年版指南中，WHO 将抗结核药物分为 5 组，详见表 25-1。临床实际应用时则包含了很多复杂的情况，如耐药、肝毒性及其他严重副作用。因此，现在更提倡根据疗效、使用经验和药物分类来确定分类法，这种分类方法对治疗方案的设计非常有用。

表 25-1　抗结核药物分类

组别	药物
第1组：一线口服抗结核药物	异烟肼（H）、利福平（R）、乙胺丁醇（E）、吡嗪酰胺（Z）、利福布汀（Rfb）
第2组：注射用抗结核药物	卡那霉素（Km）、阿米卡星（Am）、卷曲霉素（Cm）、链霉素（S）*
第3组：氟喹诺酮类药物	莫西沙星（Mfx）、左氧氟沙星（Lfx）、氧氟沙星（Ofx）
第4组：口服抑菌二线抗结核药物	乙硫异烟胺（Eto）、丙硫异烟胺（Pto）、环丝氨酸（Cs）、特立齐酮（Trd）、对氨基水杨酸（PAS）
第5组：疗效不确切的抗结核药物	氯法齐明（Cfz）、利奈唑胺（Lzd）、阿莫西林/克拉维酸（Amx/Clv）、氨硫脲（Thz）、亚胺培南/西司他丁（Ipm/Cln）、大剂量异烟肼（high-dose H）、克拉霉素（Clr）

*链霉素不再作为儿童结核病治疗的一线药物。主要原因是由于注射治疗的方式不易实施，耳毒性的副作用，以及有可替代的口服一线药物。

喹诺酮类药物在儿童多耐药结核病中的使用：儿童有可疑或确诊的耐多药肺结核或结核性脑膜炎时，治疗方案中可使用一种喹诺酮类的药物。这种治疗方案的决定应当由一位具有丰富儿童结核诊治经验的临床医师完成。目前，还没有随机对照研究或非随机研究对儿童耐多药结核病治疗中使用喹诺酮类药物的有效性和安全性进行评价。使用喹诺酮类药物的风险是发生软骨损害，这种风险主要基于动物实验的结果。当面临耐药风险或因药物不良反应需要调整方案时，喹诺酮类药物良好的口服药物生物利用度、组织穿透性及低耐药率，使其成为必然的选择。必须强调 WHO 的指南推荐是在临床诊断耐多药结核病的背景下，要综合评价儿童的获益超过风险，才能使用喹诺酮类药物作为抗结核治疗联合用药方案的药物之一。决不应单独或随意使用喹诺酮类药物进行不规范的结核诊断性治疗。

二、一线药物推荐治疗剂量及说明

在 2010 年儿童结核病治疗的指南中，WHO 对第一组药物的使用剂量做了如下推荐：异烟肼（H）10mg/kg（范围 10～15mg/kg）；最大剂量每天 300mg；利福平（R）15mg/kg（范围 10～20mg/kg）；最大剂量每 600mg；吡嗪酰胺（Z）35mg/kg（范围 30～40mg/kg）；乙胺丁醇（E）20mg/kg（范围 15～25mg/kg）。

在 WHO 指南中，上述剂量为强烈推荐，证据为中等级别。一篇系统评价回顾了异烟肼、利福平及吡嗪酰胺三个药物引起的肝脏毒性损害的研究，有 17 个研究评价了儿童抗结核治疗药物的肝毒性，涵盖肺结核、肺外结核和结核性脑膜炎。不同研究使用了不同的药物剂量，而且缺乏一个统一的肝毒性的界定，治疗的期限和联用的药物种类也不同，因此很难对比。总的来说，这些研究的质量偏低，结果缺乏一致性。

目前，还没有高质量证据能够解答儿童使用一线抗结核药物治疗所致的包括肝毒性在内的副作用风险问题。但是，以上研究表明：①在儿童和成人结核中，长期使用这些药物治疗的临床经验；②一批相对数量较大的、低质量的观察性研究，对各种情况下儿童人群的观察结果显示，没有证据表明这些药物的这些剂量导致肝毒性增加；③如果使用低剂量可能有潜在的治疗疗效不足的风险；④如果使用低剂量可能导致异烟肼耐药的风险；⑤成人这些药物的平均抑制浓度、最小抑制浓度和有效治疗结果之间的关系；⑥药物代谢途径的研究显示年幼儿有较高的药物代谢率；⑦对肝毒性的过度报道导致报道偏倚在研究中的干扰。

总而言之，没有可信的证据显示新推荐的高治疗剂量会导致更明显的肝毒性反应。相反，治疗剂量不足会导致耐药及治疗无效的发生。同时，有药代动力学研究的证据显示使用原来推荐的低剂量治疗方案，儿童的最小抑制浓度可能不能达到治疗要求。

三、连续治疗及间断治疗

WHO 在新的指南中强烈反对儿童使用结核间断治疗方案，证据级别低到中等；对于维持治疗阶段，没有合并 HIV 感染可在直接督导下间断治疗，每周 3 次，其推荐级别为弱推荐，证据为极低质量。2010 年发表的一项 Meta 分析纳入了 4 个随机对照研究，研究对象共计 466 名患儿，结果显示，接受每周两次的间断治疗方案儿童的治愈率低于每日治疗的儿童，OR=0.27（96% CI 0.15～0.51）。间断治疗风险在于根据这些药物在儿童中的代谢特点，很可能会造成药物的血药浓度不足，从而增加了治疗无效的风险。

四、督　导　治　疗

WHO 强烈推荐结核治疗卫生中心使用包括面视下督导化疗（directly observed treatment，DOT）在内的治疗随访计划，这样就能够确保患者服用每一剂化学治疗药物，从而保证治疗的完成。在高发病地区的研究中，DOT 是有益于治疗的。而且，在这些研究中都发现 DOT 不应当局限于被动的观察服药情况，而是在药物漏服的情况下，积极地采取干预措施。这样，DOT 才能真正提高治疗效果。

五、中　断　治　疗

目前，关于抗结核治疗中断时的处理方案尚无足够的证据以供决策，但结核病的中断治疗实际上常有发生。现有的处理方案来自于 2003 年美国 CDC 出版的结核病指南。由于中断时的治疗阶段、中断的时间长短和患者本身的载菌量不同，处理的方式也因此各有不同。除了治疗的时间长短以外，治疗期间药物的剂量总数也很重要。如果患者在强化治疗阶段中断了治疗，那么需要确定中断的时间，如果小于 14 天，则应该继续原有方案治疗；如果中断时间大于 14 天，那么治疗应当重新开始。但不管哪种情况，强化治疗药物的总数量应当足量给予患者服用。当巩固期治疗在督导治疗下完成了 80%以上，而患者在强化期间痰涂菌为阴性，那么此时中断治疗可以视为完成治疗，不再继续治疗。但是，对于强化期痰涂菌为阳性的患者，应当保证所有的治疗药物剂量都全部给予患者服用。当巩固期治疗完成不到 80%，中断治疗的时间超过 3 个月，那么应当从头开始治疗；如果中断治疗时间不超过 3 个月，就可以继续治疗直到完成全过程。除此以外，中断治疗的所有患者一旦重新开始治疗就必须完全在每日督导的监督之下服药。同时，还应当再次给患者进行痰菌培养和药敏试验。如果痰菌阳性，治疗方案应当重新开始。

第二节 单耐药结核病和多耐药结核病

MDR-TB 以外的其他耐药结核病类型患者包括单耐药结核病和多耐药结核病，而非MDR-TB。单耐药结核病是指对一种抗结核药物耐药，多耐药结核病是指对两种或两种以上的抗结核药物耐药（同时耐异烟肼和利福平除外）。在耐药监测过程中，会发现单耐药结核病或多耐药结核病患者。使用标准化的短程化学治疗方案治疗单耐药结核病或多耐药结核病患者可增加治疗失败和获得性耐药的风险，甚至可能发展为 MDR-TB，但这种可能性很小（即采用短程化学治疗方案，大多数单耐药或多耐药结核病患者均能治愈）。

一、单耐药结核病和多耐药结核病的治疗

目前尚无明确的随机或对照实验研究来确定不同耐药类型的最佳治疗方案。WHO 指南推荐的治疗方案是基于前利福平时代的经验、观察性研究、结核病的微生物学及治疗学的一般原则、证据的推断及专家意见。如果要对标准的短程化学治疗方案进行修改，应从开始就选择治愈可能性最大的治疗方案，随后的治疗不能停止有效药物的使用。表 25-2 是针对不同药敏试验结果推荐的治疗方案，使用时需要注意，推荐的治疗方案中的药物是否已经产生了耐药。

表 25-2 单耐药结核病和多耐药结核病的推荐治疗方案

耐药类型	推荐方案	最短疗程（个月）	备注
H（±S）	R、Z 和 E	6～9	氟喹诺酮类药物可增强病变广泛患者的疗效
H+Z	R、E 和氟喹诺酮类药物	9～12	对病变广泛的患者应延长治疗时间
H+E	R、Z 和氟喹诺酮类药物	9～12	对病变广泛的患者应延长治疗时间
R	H、E、氟喹诺酮类药物加用至少 2 个月的 Z	12～18	注射剂可增强病变广泛患者的疗效
R+E（±S）	H、Z、氟喹诺酮类药物，至少在治疗开始的 2～3 个月加用注射剂	18	较长时间（6 个月）使用注射剂可增强病变广泛患者的疗效
R+Z（±S）	H、E、氟喹诺酮类药物，至少在治疗开始的 2～3 个月加用注射剂	18	较长时间（6 个月）使用注射剂可增强病变广泛患者的疗效
H，E，Z（±S）	R、氟喹诺酮类药物，至少在治疗开始的 2～3 个月加用注射剂	18	较长时间（6 个月）使用注射剂可增强病变广泛患者的疗效

注：H，异烟肼；R，利福平；E，乙胺丁醇；Z，吡嗪酰胺；S，链霉素。

二、单耐药、多耐药患者标准方案的注意事项

（一）产生进一步的耐药

如果单耐药、多耐药患者采用标准的一线化学治疗方案，实际上等同于单药治疗了一

段时间（通常认为是 1 个月或以上，但不充分的治疗即使少于 1 个月也可能产生耐药），就应怀疑有无进一步耐药的产生。有时，患者实际上使用相当于两种药物的治疗也会产生耐药，这取决于所用的药物。例如，与其他药物联合用药时，吡嗪酰胺不能有效地预防耐药的发生；使用 I 类治疗方案时，如果一名患者对异烟肼和乙胺丁醇耐药，在治疗初始阶段，相当于仅接受利福平和吡嗪酰胺治疗，则可能产生利福平耐药。因而，从采集药敏试验的标本到新的治疗方案开始期间，考虑患者实际上使用的药物就非常关键。

（二）DST 结果

DST 结果反映了痰标本收集时的菌群状态，当开始治疗一段时间结果报告时，耐药的菌群状态可能已发生改变。如果怀疑推荐的治疗方案中某药物已产生了进一步耐药，则不能使用本表推荐的方案。实验室结果的可信度十分重要，乙胺丁醇和吡嗪酰胺的药敏试验重复性不高。单耐药和多耐药结核病患者治疗方案的设计需要经验，适合有能力治疗 MDR-TB 的单位。设计的单耐药和多耐药患者的个体治疗方案需定期审查患者的治疗史、药敏试验结果及结核杆菌新的获得性耐药的可能性，然后再确定进一步治疗方案。

第三节　耐多药结核病的治疗

耐多药结核病的治疗遵循以下原则：耐药结核病的及时诊断及正确治疗；治疗方案的设计应该建立在患者详尽的抗结核用药史的基础上；方案设计时应考虑本国常用的药物和方案，以及一线和二线抗结核药物耐药情况；根据五组抗结核药物的层次，按照先后顺序选择药物制订治疗方案；方案应该包括至少 4 种有效或基本有效的药物。药物的剂量应根据患者体重而定。通常按药敏试验结果指导治疗，但制订乙胺丁醇、吡嗪酰胺及第 4 和第 5 组药物的个体化治疗方案时，不能完全依赖药敏试验；应及时处理药物不良反应，减少治疗中断的危险性，并预防由于严重不良反应而增加患病率和死亡率；治疗全程应直接 DOT，每次服药后均在治疗卡上标记；采用合理的辅助治疗措施，包括外科治疗、营养和社会支持；应根据具有高度重复性和可靠性（来自质量可靠实验室）的药敏试验结果指导治疗。耐药结核病的早期诊断和及时治疗是取得成功的重要因素。总的来说，耐药结核病的规划管理是一个非常复杂的卫生干预问题，必须在可靠的实验室药敏结果指导下，在具有丰富耐药结核治疗经验的专业医师及严密的监控和效果评价系统下，才能真正实现。目前，MDR-TB 尤其是 XDR-TB，由于缺乏大规模随机临床试验，这些建议很大程度上是基于专家意见、队列研究及病例分析的结果。

一、耐多药结核病和广泛耐药结核病的治疗策略

耐多药结核病的治疗策略分为标准化治疗、个体化治疗及经验性治疗。标准化治疗是指患者分类明确，具有代表性的耐药监测资料，用于治疗方案的设计；个体化治疗是指根据个体药敏试验的结果来设计方案，但通常仅进行异烟肼、利福平等有限数量结果可靠的

药物敏感试验；经验性治疗是指根据患者的病史进行治疗方案的设计。

（一）药物敏感试验的作用

不同国家、不同实验室可以开展的分枝杆菌种类及可靠性差别很大。无法常规进行药敏试验不应该成为需要进行Ⅳ类治疗的障碍，尤其是儿童耐药结核患者，往往难以获得病原培养阳性结果（参见第二十四章"耐药结核病的诊断"）。儿童耐药结核病一般由原发耐药菌传播所致。尽管儿童常因排菌量少导致培养阴性，但如果能进行 DST，应以 DST 结果指导治疗。应尽量使用 DST 从细菌学上诊断耐药结核病，避免对儿童不必要地使用毒性大的药物。

能够开展药敏试验的国家，标准化治疗方案也可作为个体化治疗方案的选择：

（1）部分一线和二线药物的药敏结果难以解释，可能误导治疗方案的设计。设计个体化治疗方案不应完全依据二线药物的药敏结果。不建议根据乙胺丁醇、吡嗪酰胺和第 4、第 5 组中的药物 DST 来设计个体化治疗方案。

（2）很多以痰培养为基础的药敏试验结果回报时间过长。等待药敏试验结果造成的治疗延误会增加患病率和死亡率，增长疾病传染时间。一般情况下，在获得药敏试验结果前，高度怀疑耐药结核病的患者应采用经验性的Ⅳ类治疗方案。

（3）实验室可能不开展某些药物的药敏试验，快速检测（分子生物学方法）结果可在数天之内得到，但仅限于某些一线药物，如异烟肼和利福平。

WHO 建议根据Ⅳ类患者分类，本区域的耐药监测情况及规划方案进行实际的方案设计。举例来说：针对新发活动性结核病患者，区域内新患者中 MDR-TB 的比例为低至中等，建议开始Ⅰ类方案治疗；对Ⅰ类治疗方案无效的患者至少开展 H 和 R 的药敏试验；优先选择快速耐药检测技术。而对区域高比例耐药，即新患者中 MDR-TB 的比例高，建议治疗前所有患者开展 H 和 R 的药敏试验；优先选择快速耐药检测技术。等待药敏结果期间开始Ⅰ类方案治疗；药敏试验确定为耐药结核病后调整为Ⅳ类方案治疗。Ⅱ类治疗失败患者还需要考虑二线药物耐药情况，进行个体化治疗。

有复发史的患者 MDR-TB 的比例为低至中等。Ⅰ类治疗失败患者，都要根据本地区的耐药情况进行监测，区分患者中 MDR-TB 的比例高低。但一致的建议均为治疗前所有患者至少开展 H 和 R 的药敏试验，需要快速耐药检测技术。区域内新患者中 MDR-TB 的比例低，在等待药敏结果期间开始Ⅱ类方案治疗，药敏试验确定为耐药结核病后调整为Ⅳ类。Ⅳ类治疗：选用注射剂及喹诺酮类各 1 种，第 4 组药物 2 种，根据患者前面用药史加用或不加吡嗪酰胺。

不同组别患者（新患者、Ⅰ类治疗失败、Ⅱ类治疗失败、复发和返回及Ⅳ类治疗失败）的耐药监测数据特别有助于确定 MDR-TB 及其他药物耐药比例。当能力和资源允许时，建议对所有 MDR-TB 菌株进行二线药物耐药检查。氨基糖苷类药物、多肽类和氟喹诺酮类药物的药敏试验相对稳定和可靠，故对这些药物产生耐药可确诊为 XDR-TB。治疗大多数患者的标准的经验性治疗方案多由 4 种有效药物组成，对大多数患者而言，注射剂和氟喹诺酮类药物是治疗方案中的核心药物。根据乙胺丁醇、吡嗪酰胺和第 4、第 5 组中的药物 DST 结果设计个体化治疗方案时要慎重。这些药物 DST 的可靠性和重复性尚有争议。设计个体化治疗方案时应根据既往治疗史及异烟肼、利福平、二线注射剂和氟喹诺酮类药物的DST。鉴于大多数 DST 需要数月时间才得到结果，建议获得 DST 结果前根据患者的治疗史、接触史制订经验性治疗方案。不要因为等待 DST 结果导致延误治疗、病情恶化及耐药结核的传播。

采用经验性方案治疗，可避免病情加重及疾病的传播。但也有例外，如果实验室采用快速耐药检测方法，1~2 周就能得到 DST 结果，即可等 DST 结果得到后再进行治疗。此外，慢性病例既往多采用二线抗结核药物治疗很长时间，只要患者临床稳定、有适当的感染控制措施，即使等待数月的药敏试验结果也可能是明智的。对有明显活动性结核病临床症状但培养阴性的儿童，有证据证实具有耐药结核病接触史，治疗时应参考接触者的 DST结果和抗结核药物使用史。

尽可能从患者原治疗人员那里获得患者客观的治疗信息，对患者回忆加以补充。详细的临床治疗史能有助于发现可能无效的药物。虽然某些药物使用不足 1 个月即可产生耐药，但一般情况下，患者使用某个药物超过 1 个月，痰涂片或培养持续阳性，即使 DST 提示敏感，但该药物也应视为 "可能耐药"。

在判断某一药物是否有效时，DST 结果需要与其他来源数据结果相互补充。例如，既往治疗史提示某种抗结核药物可能无效，即使 DST 结果提示其敏感，但这种药物不能作为4 种核心药物之一。又如，DST 显示某种药物耐药，但患者既往未使用过该药物，当地该药物耐药病例特别少见，这可能是实验室检测错误或者一些二线药物的药敏试验特异性不强造成的。另一个局限是由于 DST 结果回报的时间问题，患者在得到 DST 结果前可能已经接受了数月的标准化或经验性治疗。要考虑这期间产生进一步的获得性耐药可能。收集了药敏试验的痰标本后，如果某种药物产生获得性耐药的可能性大，该药物不能作为 4 种核心药物之一，但可以作为辅助药物。

初始阶段包括 5 种药物，至少持续 6 个月，或痰菌阴转后 6 个月，如不使用注射剂而使用口服药物的非注射期，至少持续 12 个月，总疗程至少 18 个月。虽然 2016 年更新的《WHO 耐药结核病治疗指南》中提及 12 个月短疗程，但指南推荐仅限于未暴露于二线药物等特殊情况，并且需要的方案包括加替沙星或莫西沙星等药物在内，我国尚无法涵盖，并且对于儿童无相应研究结果。因此，目前常用的治疗方案仍推荐至少 18 个月的长疗程方案。注射剂为卡那霉素（Km），但也可以选择卷曲霉素（Cm）。有时只列出开始阶段的治疗方案，待有药敏试验结果后再做出调整，或者根据规划方案停用注射剂。

（二）注射期（强化期）

注射期是指注射剂的推荐使用时间，或称为强化期，应依据痰培养的阴转情况而定。注射剂至少使用 6 个月，且痰涂片和培养首次阴转后持续至少 4 个月。使用个体化方案时，为了决定是否需多于上述推荐的时间继续应用注射剂，综合考虑痰培养、涂片、胸部 X 线片及临床状况是有意义的，尤其是耐药情况不详、药物有效性不确定、双侧或广泛肺部病变的患者。在长时间使用注射剂或者药物毒性危险性增加的情况下，可考虑注射剂的间歇性治疗（每周用药 3 次）。若患者使用的是包含 5 种或 6 种药物的经验性治疗方案，获得DST 结果后除了注射剂外，可以考虑停用一些药物，但至少持续给予 3 种最有效的药物。

（三）肺外耐药结核病

肺外耐药结核病采用与肺耐药结核病相同的治疗策略和疗程。如果患者的症状提示中枢神经系统受累，并且感染了耐药结核病，治疗方案应选择中枢神经系统渗透性好的药物。利福平、异烟肼、吡嗪酰胺、丙硫异烟胺/乙硫异烟胺和环丝氨酸都能很好地渗透到脑脊液；卡那霉素，阿米卡星和卷曲霉素只有在脑膜炎症时才能有效渗透；对氨基水杨酸和乙胺丁醇渗透性差或没有。氟喹诺酮类药物的脑脊液的渗透性不同，新一代药物的渗透性较好。

二、耐多药结核病的用药策略

第 1 组药物药效最强，耐受性最佳。如果具有实验室证据和临床治疗史提示该组药物有效，就应该使用。如果既往使用过含该组中某药的方案而治疗失败，即使药敏试验提示敏感，也应该怀疑该药物的有效性，不能作为首选考虑或治疗方案中的主要药物或有效药物。有些患者对低浓度的异烟肼耐药，而对高浓度异烟肼敏感，提示高浓度异烟肼的治疗可能有效，这种情况下异烟肼将被作为第 5 组药物。新一代的利福霉素（如利福布汀）与利福平有高度交叉耐药。

如果证实或推测第 2 组的注射剂有效，如首次治疗未曾选用过或耐药监测未提示地区性注射剂高耐药流行，所有患者都应该使用。由于耐药结核病患者对链霉素的高耐药比例，WHO 指南将卡那霉素或阿米卡星作为注射剂的首选。而且，这两种药物不仅便宜，耳毒性也少于链霉素。阿米卡星和卡那霉素作用非常相似，有很高的交叉耐药。如果分离株对链霉素和卡那霉素耐药，或者耐药监测数据提示阿米卡星和卡那霉素耐药比例高，就应该使用卷曲霉素。

第 3 组药物：如果分离株对其敏感或被认为有效，所有的患者都应接受第 3 组药物。不再建议用环丙沙星治疗敏感结核病或耐药结核病。目前，最有效的氟喹诺酮类药物强度的顺序依次是莫西沙星＝加替沙星＞左氧氟沙星＞氧氟沙星。首选左氧氟沙星，新一代氟喹诺酮类药物——莫西沙星和左氧氟沙星更为有效且不良反应相似，而且对耐氧氟沙星的菌株可能有效。由于加替沙星与严重的低血糖、高血糖和新发糖尿病相关，因此已经不再使用加替沙星。氟喹诺酮类药物长期使用的数据有限，建议对所有使用氟喹诺酮类药物的患者进行密切监测。

应当根据敏感性、用药史、疗效、不良反应及费用确定第 4 组药物的使用。虽然因为经济适用而经常使用乙硫异烟胺或丙硫异烟胺，但是它们与异烟肼有部分交叉耐药。对于氨基水杨酸（PAS），其肠溶剂耐受性良好，与其他药物没有交叉耐药。如果需选用两种药物，常选环丝氨酸和乙硫异烟胺（或丙硫异烟胺）或者 PAS 联合。乙硫异烟胺（或丙硫异烟胺）与 PAS 合用时胃肠道不良反应的发生频率高，只有需要使用 3 种第 4 组药物时才会考虑合用乙硫异烟胺（或丙硫异烟胺）、环丝氨酸和 PAS。第 4 组药物可从低剂量开始使用，两周期间逐渐加足剂量，以减少消化道反应，从而帮助建立服药依从性。

第 5 组药物疗效不确切，WHO 不推荐将其用于耐药结核病的常规治疗。大多药物价格昂贵，在一些情况下还需静脉给药。只有当 1～4 组内的药物无法组合成合理的方案时可考虑使用。如果需要使用第 5 组药物，WHO 建议至少使用该组中的 2 种药物。氨硫脲抗结核疗效确切，把它放在第 5 组是因为其对耐药结核病的疗效还未确定。氨硫脲与部分其他抗结核药物有交叉耐药，总体来说是一种弱的抑菌剂。HIV 阳性患者不建议使用氨硫脲，因为可导致 Stevens-Johnson 综合征及死亡等严重不良反应。亚裔人群发生 Stevens-Johnson 综合征的可能性较高。很多专家认为在低浓度异烟肼耐药的情况下仍然可以使用大剂量的异烟肼（对 0.2μg/ml 的异烟肼耐药但对 1μg/ml 的异烟肼敏感的菌株＞1%）。当对高浓度异烟肼耐药时则不推荐使用异烟肼（对 1μg/ml 的异烟肼耐药的菌株＞1%）。值得警惕的是高浓度异烟肼可能增加肝损害的发生率。

已知的抗结核药物中的交叉耐药：①所有的利福平类药物之间有高度的交叉耐药。氟喹诺酮类药物之间也有程度不等的交叉耐药，体外试验显示对老一代氟喹诺酮类药物耐药时对新一代氟喹诺酮类药物可能仍然敏感。新一代氟喹诺酮类药物是否在临床上有效尚未确定。②阿米卡星与卡那霉素之间有极高的交叉耐药；卷曲霉素和紫霉素之间有高度的交叉耐药；其他氨基糖苷类药物和多肽类药物之间有低水平的交叉耐药。③丙硫异烟胺和乙硫异烟胺之间有 100% 的交叉耐药；如果存在 *inhA* 突变，乙硫异烟胺与异烟肼之间就有交叉耐药。④有报道认为特立齐酮与异烟肼、乙胺丁醇及 PAS 之间交叉耐药，但程度较低。

对儿童应用二线抗结核药物长期治疗的经验不多。在设计治疗方案时应仔细权衡每一种药物的利弊。特别是在治疗开始时，与家庭成员进行坦诚沟通是至关重要的。耐药结核病是威胁生命的疾病，对于儿童没有绝对禁忌的抗结核药物。已接受耐药结核病治疗的儿童常可以逐步耐受二线抗结核药物。虽然，动物实验显示氟喹诺酮类药物妨碍幼犬软骨发育，但并没有关于人类使用氟喹诺酮类药物的类似报道。对于儿童耐药结核病，通常认为氟喹诺酮类药物治疗利大于弊。此外，乙硫异烟胺、对氨基水杨酸和环丝氨酸用于儿童疗效良好，且易耐受。通常应参考患儿体重确定抗结核药物剂量。每月监测患儿体重尤为重要，根据体重增长调整剂量。除乙胺丁醇外，包括氟喹诺酮类药物在内的所有药物剂量应为推荐范围的上限。推荐儿童乙胺丁醇的剂量应为 15mg/kg，因为对儿童进行视神经炎监测更为困难。

三、治疗方案设计

（一）抗结核药物治疗方案的标准代码

每一个抗结核治疗方案都有标准代码。每一种药物都有缩写（表 25-1）。一般耐药结核病方案包括两个阶段：第 1 阶段为注射期，第 2 阶段为非注射期。每个阶段前的数字代表此治疗期持续的最短月数。字母后的下标（如 3）为每周的用药次数。如果字母后面没有下标即指每天用药。备选药物放在括号内，药物的书写顺序按药效递降序排列。

以下是设计任何方案时都要遵循的原则：

（1）治疗方案应建立在患者用药史基础上。

（2）方案设计时应考虑本国常用的药物和方案，以及一线和二线抗结核药物耐药情况。

（3）方案应该包括至少 4 种有效或基本有效的药物。如果某种药物的有效性证据不足，在方案中可以包含此药物，但治疗的成功不能依赖这种药物。如果耐药情况不详、某种抗结核药物的疗效不确定或存在广泛、双侧肺部结核病，治疗初期常使用4种以上的药物。

（4）吡嗪酰胺、乙胺丁醇、氟喹诺酮类药物尽可能每天一次顿服，因为高的血清峰浓度可能达到更好的疗效。其他二线抗结核药物需根据患者的耐受性调整，也可以每天一次用药。但为减少不良反应，习惯上还是将乙硫异烟胺/丙硫异烟胺、环丝氨酸和PAS分次服用。

（5）药物的剂量应根据体重而定。

（6）应及时处理药物不良反应，减少治疗中断的危险性，并预防由于严重不良反应而增加患病率和死亡率。

（7）注射剂（氨基糖苷类或卷曲霉素）至少使用6个月，且培养阴转后使用至少4个月。

（8）治疗疗程应为培养阴转后至少18个月。

（9）治疗全程应直接面视下督导服药，每次服药后均在治疗卡上标记。

（10）应根据具有高度重复性和可靠性（来自质量可靠实验室）的药敏试验结果指导治疗。药敏试验不能100%预测药物有效或无效，如乙胺丁醇、链霉素和第4、第5组药物的药敏试验不具有高度的重复性和可靠性，不要根据这些药物的药敏试验结果制订个体化治疗方案。

（11）如果证实吡嗪酰胺有效，应尽量全程使用。许多耐药结核病患者伴有肺部慢性炎症，理论上说可产生利于吡嗪酰胺发挥作用的酸性环境。如果患者治疗效果良好且能继续使用至少3种有效或基本有效的药物，吡嗪酰胺与注射剂可同时停用。

（12）耐药结核病的早期诊断和及时治疗是取得成功的重要因素。

药物剂量应根据患者的体重确定（表25-3）。

表25-3 儿童常用二线抗结核药物剂量表

药物	用药频率	每天最大用药剂量	每日用药剂量（mg/kg）
链霉素	每日1次	1g	20～40
卡那霉素	每日1次	1g	15～30
阿米卡星	每日1次	1g	15～22.5
卷曲霉素	每日1次	1g	15～30
氧氟沙星	每日2次	800mg	15～20
左氧氟沙星	每日1次	750mg	7.5～10
莫西沙星	每日1次	400mg	7.5～10
乙硫异烟胺	每日2次	1g	15～20
丙硫异烟胺	每日2次	1g	15～20
环丝氨酸	每日1次或2次	1g	10～20
对氨基水杨酸	每日2次或3次	12g	150

药物剂量的增加（药物加量）：大多数药物一开始就要足量使用，但环丝氨酸、乙硫异烟胺和PAS除外，这些药物可在2周内逐渐加到足量。

（二）设计 MDR-TB 治疗方案的步骤

第一步：使用任何可能的第 1 组药物，一线口服抗结核药物如吡嗪酰胺、乙胺丁醇。使用有效或基本有效的一线药物。不要使用很可能耐药的一线药物（如用于 II 类治疗失败患者的 IV 类治疗方案不要包括乙胺丁醇，根据治疗史很可能已经产生耐药）。

第二步：第 2 组药物加用一种注射剂，卡那霉素（或阿米卡星）、卷曲霉素。由于链霉素对耐药结核病菌株的高耐药率，并且有较高的听神经毒性，因此即使 DST 提示其敏感，也尽量避免使用。

第三步：加用一种第 3 组药物，氟喹诺酮类药物，如左氧氟沙星、莫西沙星、氧氟沙星。根据 DST 结果和治疗史加用一种氟喹诺酮类药物。若对氧氟沙星耐药或怀疑为 XDR-TB，使用更新一代的氟喹诺酮类药物，但不要把它作为 4 种核心药物中的一种。

第四步：选择一种或多种第 4 组药物，二线口服抑菌抗结核药物如对氨基水杨酸、环丝氨酸（或特立齐酮）、乙硫异烟胺（或丙硫异烟胺）。根据至少需要 4 种可能有效药物的原则来增加第 4 组药物。选择药物时考虑治疗史、不良反应和费用。药敏试验不是选择该组药物的标准。

第五步：考虑使用第 5 组药物，耐药结核病患者疗效不确切的药物包括氯法齐明、利奈唑胺、阿莫西林/克拉维酸、氨硫脲 B、亚胺培南/西司他丁、大剂量异烟肼、克拉霉素。如果未能在前 4 组药物中选择到可能有效的 4 种药物，如果需用该组药物，建议至少选用两种。药敏试验不是选择该组药物的标准。

四、耐多药结核病的辅助治疗

（一）IV 类治疗中的外科治疗

肺耐药结核病患者最常见的有效外科处理方法是手术切除（切除局部或全肺）。大量病例研究发现在正确的外科治疗条件下，手术切除术是有效且安全的。作为化学治疗的补充，当胸外科医师技术熟练及术后护理到位时，通过外科治疗患者将获益，但双肺广泛病变的患者除外。为了使患者获得最大可能的治愈而患病率最低，手术切除要及时进行。因此，应尽早手术治疗，如当病变局限于单侧肺或一个肺叶时，此时患者的发病率和死亡率均较低。也就是说，手术治疗不能视为最后的手段。一般情况下，为了减少肺周围组织的细菌感染，手术前至少要药物治疗 2 个月。即使是成功的手术切除，患者仍然还需要 12~24 个月的药物治疗。外科操作环境需要严格的感染控制措施，因为在手术中、机械通气时或术后肺部护理时都会产生大量的感染性物质和气溶胶。许多规划实施手术治疗受到一定限制。在外科治疗困难的规划中，手术切除的一般指征包括痰涂片持续阳性，对多种药物耐药，肺部病变局限。建议术前检查进行 CT、肺功能、定量的肺部灌洗/通气检查。缺乏外科治疗设备及有经验的胸外科医师时，应该限制使用手术切除治疗，此时手术可能增加发病率和死亡率。

（二）耐药结核病的辅助治疗

1. 营养支持   耐药结核病可能造成营养不良，而营养不良反过来可以导致病情恶化。没有营养支持，患者（尤其是那些曾遭受饥饿的患者）可陷入疾病与营养不良之间的恶性循环。二线抗结核药物也可进一步降低食欲，因此充足的营养支持是一个更大的挑战。

所有服用环丝氨酸或特立齐酮的患者都必须给予维生素 B_6，以预防神经系统不良反应的发生。在维生素（尤其是维生素 A）和矿物质缺乏地区，还需要补充维生素和矿物质。服用矿物质（锌、铁、钙等）的时间应与服用氟诺喹酮类药物错开，因为矿物质会影响氟诺喹酮类药物的吸收。

2. 糖皮质激素   已经有大量研究证明在耐药结核病患者出现严重呼吸困难、中枢神经系统及心包受累的情况下，使用糖皮质激素作为辅助治疗，不会增加死亡率，而且对患者是有益的。最常使用的糖皮质激素是泼尼松，开始剂量约为 1mg/kg，长期使用可逐渐减少剂量至 10mg/周。糖皮质激素也可减轻急性发作的阻塞性肺病症状。在这种情况下，泼尼松可使用 1～2 周，开始剂量约为 1mg/kg，逐渐减少至 5～10mg/d。儿童适合剂量尚未确定，应当适当减量使用。糖皮质激素注射剂还常用于出现紧急反应时。

五、治疗方案设计基本原则总结

（1）使用最少 4 种疗效确切的药物。药物有效性的有利因素包括 DST 结果显示药物敏感（实验室可靠性好）；无抗结核治疗失败史；无与耐药患者密切接触史；在类似患者中耐药监测确定的耐药罕见；此种药物在这一地区未广泛应用。

（2）如果 4 种药物疗效不确切，就要依据药物不确切的程度选用 5～7 种药物。

（3）不使用可能存在交叉耐药的药物。

（4）不使用对患者不安全的药物：已知严重的过敏反应或难以控制的不能耐受；发生严重的不良反应危险，如肾衰竭、失聪、肝炎、抑郁症和（或）精神疾病。

（5）根据药效强弱顺序选用第 1～5 组中的药物。

六、治 疗 监 测

在临床实践中，应该密切观察患者有无治疗失败征象。临床上最重要的治疗效果监测办法是常规的病史记录和体格检查。卫生人员应该经常观察结核病的典型症状：咳嗽、咳痰、发热和体重下降。一般在首次治疗数月内得到改善。痰菌阴转后结核病症状的再次出现可能是治疗失败的第一个征兆。对于儿童来说，应该定期测量身高和体重以确定是否正常发育生长。在成功治疗数月后，儿童的生长应该恢复正常。实验室改善的客观依据经常滞后于临床症状的改善。特别是有慢性肺部病变的复治患者，胸部 X 线片可能没有变化或仅有轻微改善。患者病情改善的最重要客观指标是痰涂片和培养阴转。痰涂片结果需时较短，目前仍被应用于临床。痰培养更敏感，对监测治疗来说是必需的。痰标本检查也依赖于留痰的质量，所以要注意获得合格的痰标本。耐药结核病患者痰菌阴转速度要慢于药物敏感患者。治疗耐药结核病时，培养出极少量的细菌不应该机械地认为是阴性结果。获得性耐药和治疗失败常常开始于痰培养中出现一个或两个菌落生长。痰培养阴转不等同于治愈。有一定比例的患者可能在开始时转阴，而后又恢复为阳性。治疗过程中应该密切监测痰涂片和培养。阴转定义为连续两次间隔30天以上的痰涂片和培养阴性，阴转前每月检查痰涂片和培养。阴转后细菌学监测的最小间隔是每月一次痰涂片和每季度一次痰培养。对治疗期间痰涂片和培养持续阳性的患者或怀疑治疗失败的患者，可以重复DST。

最初培养结果为阴性的患儿，很难从细菌学上得出治疗失败的结论。应当连续监测临床症状及影像学检查。但耐多药结核病的缓解较为缓慢，胸部X线片持续异常时，不一定表明病情没有改善。对于儿童患者，体重减轻或体重增长迟缓常常是首先出现（或唯一出现）的治疗失败征象，需特别加以注意。这也是必须认真进行患儿体重监测的另一个原因。儿童耐多药结核病也包含了相当一部分的肺外结核病，但往往同时累及肺部。当治疗后病情趋于稳定时，每3个月复查包括肺部在内的影像学检查。例如，耐多药结核性脑膜炎伴脑积水时应当监测颅脑影像学及胸部影像学检查。值得注意的是，儿童肺结核病变常累及胸内淋巴结及胸膜，复查时需进行增强CT检查。因此，需特别提醒临床医师注意放射量的累积，合理选择检查的方式。早期诊断、强有力的社会支持、个人与家庭的咨询、与卫生人员保持良好的关系都将会有助于改善这类患者的治疗效果。

（朱　渝）

参 考 文 献

全国第五次结核病流行病学抽样调查技术指导组，全国第五次结核病流行病学抽样调查办公室，2012.2010 年全国第五次结核病流行病学抽样调查报告[J]. 中国防痨杂志，34（8）：485-508.

Centers for Disease Control and Prevention，2003. Treatment of Tuberculosis—United States. MMWR，52（No. RR-11）.https：//www.cdc.gov/mmwr/preview/mmwrhtml/rr5211al.htm.

World Health Organization，2003.Treatment of tuberculosis：guidelines for national programmes.3rd ed. Geneva：World Health Organization.

World Health Organization，2008.Anti-tuberculosis drug resistance in the world. Fourth global report. The WHO/IUATLD global project on anti-tuberculosis drug resistance surveillance，2002—2007. Geneva：World Health Organization.

World Health Organization，2008.Guidelines for programmatic management of drug-resistant tuberculosis. Geneva：World Health Organization.

第二十六章

儿童结核病与耐药结核病的化学治疗各论

第一节　潜伏结核感染的治疗

一、潜伏结核感染的治疗目的和推荐方案

治疗潜伏结核感染是用于强调患者被认定为感染了活的结核杆菌，这样就有可能在将来发展成为活动性结核病。因此，对这种情况进行治疗是有效的。潜伏结核感染的治疗是为了阻止其发展成为活动性结核病。在过去，这种治疗被定义为预防性化学治疗或预防性治疗。实际上，潜伏结核感染的病原菌载量低。因此，治疗所需的药物就比活动性结核病更少，而不会产生耐药情况。对大多数的患者，治疗潜伏结核感染使用单药抗结核药物就足够了，但活动性结核病不能这样。因此，潜伏结核感染的治疗方案不能用于活动结核病患者。婴幼儿和小龄儿童（如小于 5 岁儿童）有潜伏结核感染时都会有很高的风险发展为活动性结核病。如果不治疗，会有超过 40% 的人进展为活动性结核病。尤其是那些和有活动性结核病成人接触过的幼龄儿童（如家庭内接触），都有很高的风险进展为结核病，因此应当作为潜伏结核感染治疗的筛查目标（应当在除外活动性结核病之后）。在儿童期，随着年龄增加，进展的风险逐渐降低。婴幼儿及小龄儿童比大龄儿童及成人更容易进展为危及生命的结核病，尤其是结核性脑膜炎和血行播散性结核病。

推荐治疗方案：异烟肼单药口服 6～9 个月；利福平单药口服 4～6 个月。

这种方案用于那些不能耐受异烟肼的患者，或者那些暴露于异烟肼单耐药结核病而对利福平仍敏感的患者。利福平单药口服 4 个月通常推荐给成人，儿童推荐口服 6 个月，利福布丁在上述方案中是可以取代利福平的，主要是用于利福平不能使用的情况，如 HIV 感染者口服蛋白酶抑制剂或非核苷逆转录酶抑制剂。WHO 推荐所有 HIV 感染的 1 岁以上儿童在排除结核病后进行异烟肼单药的预防性治疗。这种推荐的根据来源于一个随机双盲的对照研究，该研究在南非的 HIV 感染儿童中进行，不考虑是否有结核的暴露因素。该研究使用的是异烟肼单药 10mg/kg 口服，每天一次，或每周 3 次的方案。预防治疗组可降低死亡率 54%，降低进展为结核病的风险为 72%。由于治疗组获益非常显著，该研究没有完成

就直接终止了试验。

二、潜伏结核感染治疗的疗程

各个地区的潜伏结核感染治疗疗程差异很大。根据美国胸科协会及 CDC 的指南推荐，对于敏感的儿童潜伏结核感染使用异烟肼单药治疗，疗程 9 个月。但是 WHO 和英国的国家指南则推荐异烟肼口服 6 个月。在美国的指南中，6 个月的方案只推荐给非 HIV 感染的成人作为替代方案。有研究显示更长的方案较为优越，但 6 个月的治疗方案已经很有效果。治疗中断超过 2 个月者，需要再次评估病情除外活动性结核病以后，才能重新开始潜伏结核感染治疗。参考这些研究的结果，因此在美国及欧洲一些国家，3~4 个月的异烟肼联合利福平治疗潜伏结核感染也是一个可替代的方案。尽管 4 个月口服利福平的耐受性优于 9 个月的异烟肼，但是关于利福平方案的有效性缺乏研究证据。在 2000 年的美国指南中，美国胸科协会及 CDC 曾经推荐 2 个月利福平联合吡嗪酰胺治疗潜伏结核感染的方案在最近更新的指南中取消了，原因就在于此方案的严重肝损害风险。

三、治疗的监测

需要进行潜伏结核感染治疗的副作用教育，如果发生严重副作用应当停药并且立即寻求专科医师评估；至少每月 1 次的随访评估，包括仔细询问和简单的体格检查来评价肝炎或其他副作用，结核病的症状及方案的其他方面；对于有基础肝功能异常的患者或其他导致药物性肝炎的风险的患者推荐进行定期的肝功能实验室检查，如果症状或体征表明肝炎病情在进展，应当还有其他检查要完善；标注基础的肝功能指标应当包括血清胆红素水平、天冬氨酸转移酶或丙氨酸转氨酶，以及病毒性肝炎血清学检查、HIV 感染情况、使用潜在的肝毒性药物情况等。

四、特殊情况下治疗潜伏结核感染

1. 有局部纤维化病变或可疑病变的患者　患者胸部影像学显示上肺的纤维结节改变或符合原发肺结核的陈旧改变，并且结核菌素试验大于 5mm 的阳性，没有活动性结核病的证据，也没有经过治疗，被认为有高风险结核活跃，应当接受治疗。原发性肺结核愈合后（钙化的孤立肺结节，钙化的纵隔淋巴结，肺间的帽化现象）只有很轻的风险发生肺结核（约是健康者的 2 倍）。他们发生肺结核的风险及是否需要进行潜伏结核感染治疗还需要进一步评估其他的相关风险因素。

2. 肾衰竭　慢性肾衰竭患者结核复燃的风险很高（相关风险 10~25.3 倍），所有结核菌素试验阳性的患者都推荐进行治疗。但是在需要透析的患者结核菌素试验很容易发生过敏反应，因此判定潜伏结核感染结核菌素试验不再那么敏感。没有随机对照研究对该人群进行治疗效果的研究，推荐 9 个月的异烟肼。器官移植的患者有非常高的风险从潜伏结核感染进展为活动性结核病。感染的发生率在此类患者中估计为 20~74 倍于正常人群。

如果患者的结核菌素试验为阳性就应当进行潜伏结核感染的治疗。异烟肼的安全性还是一个值得关注的问题，尤其是肝移植患者，不过治疗前转氨酶水平正常就通常比较安全。通常选用的方案有异烟肼单药 9 个月或利福平单药 4 个月。如果可能最好在移植前进行治疗。

3. 多药耐药的结核暴露　目前，还没有随机对照试验提供关于暴露于多药耐药的结核病之后的潜伏结核感染的治疗证据。对于那些可能进展为活动性结核病的患者，治疗方案最好包含两种敏感的药物。理想状态下，药物的选择应当根据患者所暴露的个体感染的结核药敏培养的结果。对于可能感染了多药耐药结核并有高危险进展为活动性结核病的患者，治疗方案应当包含至少 2 种有效药物。例如，吡嗪酰胺和乙胺丁醇，或者吡嗪酰胺和喹诺酮类药推荐治疗 6～12 个月；或者推荐一种喹诺酮类（左氧氟沙星或莫西沙星）联合乙胺丁醇方案。以下情况可能增加儿童耐药结核感染的风险：暴露于耐药结核患者；暴露于治疗失败或复发的患者；暴露于治疗 2 个月后仍然痰涂菌阳性的患者；暴露于来自耐药结核高发地区的患者或者前往耐药结核高发地区者。与异烟肼单耐药结核患者接触者需使用 6 个月利福平的治疗。对于接触多耐药结核的患者，1992 年美国 CDC 的推荐是联合两种药物的方案，可能包括吡嗪酰胺联合乙胺丁醇，或者吡嗪酰胺联合喹诺酮类一种药物。但是，基于目前可获得的证据，WHO 不推荐普遍的使用二线药物进行多耐药结核病接触的预防化学治疗。由于儿童禁用喹诺酮类药物，推荐采用吡嗪酰胺和乙胺丁醇联用 9～12 个月。所有怀疑多药耐药潜伏结核感染的患者，无论使用哪一种方案，都应该随访 2 年。如果不能使用喹诺酮类和乙胺丁醇，专家推荐联用其他可能敏感的两种药物。

第二节　活动性结核的治疗

一、肺结核治疗方案

WHO 认为如果儿童居住在 HIV 感染高发地区和（或）异烟肼耐药高发地区，有可疑或证实的肺结核或外周淋巴结结核，或儿童虽然居住在 HIV 低流行地区或异烟肼耐药率低的地区，但有较为广泛的肺结核病变，都应当采用 HRZE 四联药物方案作为开始 2 个月治疗的强化方案，然后采用 HR 的两联治疗 4 个月的巩固治疗方案。这一推荐级别为强烈推荐，证据级别为中等。对于儿童居住在 HIV 低流行地区或异烟肼耐药率低的地区并且个体 HIV 阴性，有可疑或证实的肺结核或外周淋巴结结核可以采用 HRZ 的三联药物作为强化治疗方案 2 个月，然后采用 HR 两联巩固治疗 4 个月。

血型播散型肺结核应当常规进行脑脊液检查以明确是否已有中枢神经系统感染。当合并有中枢神经系统感染时，应当采用结核性脑膜炎的方案进行治疗。如果没有合并中枢神经系统感染，可采用 9 个月的总疗程，即强化治疗方案 2 个月，然后采用 HR 两联巩固治疗 7 个月。因为血行播散型肺结核的细菌随血流可进入中枢神经系统、骨髓及肾上腺等器官，因此需延长疗程防止复发的可能。

二、结核性脑膜炎

儿童有可疑或证实的结核性脑膜炎都应当采用 HRZE 四联药物方案作为开始 2 个月治疗的强化方案，然后采用 HR 的两联药物治疗 10 个月的巩固治疗阶段。推荐的药物剂量参见第二十五章"儿童结核病与耐药结核病的化学治疗总论"。

有很多观察性的研究对儿童结核性脑膜炎的治疗方案进行了观察，但这些研究的质量都很低，有很多偏倚，而且各个研究使用了各不相同的多种抗结核药物。而在治疗疗程方面，各方也只是报道了使用 6 个月、9 个月及 12 个月的方案，对结果没有进行对比的研究结果。绝大多数研究的方案采用 12 个月，而且之前的推荐也是延长疗程的方案。对此，WHO 强烈推荐该方案，但目前证据级别仍然很低。风险获益评价显示，获益为有效的治疗，副作用和产生耐药的风险最小；而风险可能是不恰当的方案和剂量。获益超过风险。目前，结核性脑膜炎的有效治疗方案缺乏强有力的证据，基于对该病严重的死亡率和致残率的考量，使用长疗程的方案是有效治疗的保证。

三、骨关节结核的治疗

儿童有可疑或证实的骨关节结核都应当采用 HRZE 四联药物方案作为开始 2 个月治疗的强化方案，然后采用 HR 的两联药物治疗 10 个月的巩固治疗阶段。推荐的药物剂量同前。

有很多观察性的研究对儿童骨关节结核的治疗方案进行了观察，但这些研究的质量都很低，缺乏对照，也没有采用随机盲法，有很多偏倚。而治疗方案中大多数都包括异烟肼和利福平两个药物，疗程方面一般都持续 12 个月。同结核性脑膜炎一样，WHO 对骨关节结核的治疗方案强烈推荐，但证据级别显示较低。骨关节结核的治疗方案有所调整，巩固治疗阶段延长了。这是因为药理学的参数显示骨关节的感染需要更长的治疗周期，但关于儿童骨关节结核的确缺乏高质量的证据。虽然现有证据级别低，但观察性研究结果仍然显示至少 12 个月的治疗周期无复发病例。综合药理学参数、骨关节结核治愈的判断难度，以及没有证据显示推荐方案会升高药物毒性的风险，因此推荐以上方案。

四、耐多药肺外结核

肺外耐药结核病采用与肺耐药结核病相同的治疗策略和疗程。如果患者的症状提示中枢神经系统受累及，并且感染了耐药结核病，治疗方案应选择中枢神经系统渗透性好的药物。利福平、异烟肼、吡嗪酰胺、丙硫异烟胺/乙硫异烟胺和环丝氨酸都能很好地渗透到脑脊液；而卡那霉素，阿米卡星和卷曲霉素只有在脑膜炎症时才能有效渗透；对氨基水杨酸和乙胺丁醇渗透性差或没有。氟喹诺酮类药物脑脊液渗透性不同，新一代药物的渗透性较好。

五、糖皮质激素

儿童肺外结核感染比较多见，糖皮质激素是某些类型肺外结核的有效辅助用药，如结核性脑膜炎、结核性心包炎。在有力的抗结核治疗方案下，糖皮质激素可减轻炎症渗出，缓解水肿、粘连，目前的证据显示，患结核性脑膜炎、结核性心包炎这两种疾病时，在充分抗结核治疗的情况下，联用糖皮质激素对患者有利。

（一）结核性脑膜炎

多个指南包括美国 CDC 及 WHO 均推荐儿童结核性脑膜炎在有力的抗结核治疗方案下，糖皮质激素是有益的辅助治疗。最新的 Meta 分析发现糖皮质激素的辅助治疗可以减少22%的结核性脑膜炎患者的死亡风险，减少 22%的后遗症风险。观察性研究发现糖皮质激素可以减少脑积水和脑梗死的形成，详见表 26-1。

表 26-1　结核性脑膜炎糖皮质激素使用方案

临床情况	治疗方案
结核性脑膜炎 GCS 评分大于 15 分并且没有神经系统定位损害	总疗程 6 周
	第 1 周地塞米松 0.3mg/kg iv qd
	第 2 周地塞米松 0.2mg/kg iv qd
	第 3 周地塞米松 0.1mg/kg iv qd
	第 4～6 周改为口服地塞米松，顺序减量
结核性脑膜炎 GCS 评分小于 15 分或者具有神经系统定位损害	总疗程 8 周
	第 1 周地塞米松 0.4mg/kg iv qd
	第 2 周地塞米松 0.3mg/kg iv qd
	第 3 周地塞米松 0.2mg/kg iv qd
	第 4 周地塞米松 0.1mg/kg iv qd
	第 5～8 周改为口服地塞米松，顺序减量

注：iv，静脉注射；qd，每日 1 次。

（二）结核性心包炎

Meta 分析结果显示糖皮质激素作为抗结核治疗的辅助方案，可以降低约 35%的死亡风险，但没能达到统计学差异。同样糖皮质激素也不能降低需要进行心包剥离手术的概率，但糖皮质激素可改善生存质量，使 2 年内无后遗症存活的比率达 45%。有的长期随访研究发现这个时间段可高达 10 年。因此，美国 CDC 及 WHO 也都推荐儿童结核性心包炎在有力的抗结核治疗方案下加用糖皮质激素，详见表 26-2。

表 26-2　结核性心包炎糖皮质激素使用方案

临床情况	治疗方案
结核性心包炎	总疗程 11 周
	第 1～4 周泼尼松 1mg/kg po qd
	第 5～8 周泼尼松 0.5mg/kg po qd
	第 9～10 周泼尼松 0.25mg/kg po qd
	第 11 周泼尼松 0.1mg/kg po qd

注：po，口服；qd，每日 1 次。

（三）结核性胸膜炎

Meta 分析显示糖皮质激素对缓解症状、改善胸膜增厚或粘连均无效果，故目前均不推荐在结核性胸膜炎治疗方案中加用糖皮质激素以辅助治疗。

目前美国 CDC 推荐结核性脑膜炎时糖皮质激素可选用地塞米松 0.3～0.4mg/kg，总量都不宜过大。体重小于 25kg 的儿童每日地塞米松不超过 8mg，25kg 以上可达 12mg，这样的剂量足量使用 4 周后开始缓慢减量，总的疗程应达到 8 周。而结核性心包炎则主要使用泼尼松，剂量也相应减少，为 1mg/kg 左右，泼尼松总剂量也不宜超过 30～40mg。

（四）注意事项

1. 安全性　即有效抗结核治疗。由于单用糖皮质激素可以导致肺结核活跃或播散，因此上述疾病需在有力的抗结核治疗方案下才能加用糖皮质激素以辅助治疗。

2. 依从性　上述糖皮质激素使用方案均包含口服减量疗程，因此要确认患者及家属的服药和随访依从性。糖皮质激素长期大剂量使用不仅可以导致肺结核活跃或者播散，而且对基础免疫功能也有影响，增加机体对其他病原体的易感性。

3. 补钙　儿童因处于生长发育阶段，因此糖皮质激素长期使用后造成的骨钙流失常引起明显的临床症状，包括承重部位的不适、疼痛，肌肉无力，甚至低钙搐搦。因此，需要辅助补充钙和维生素 D。

（朱　渝）

参 考 文 献

Al Jahdali HH，Baharoon S，Abba AA，et al，2010. Saudi guidelines for testing and treatment of latent tuberculosis infection. Ann Saudi Med，30（1）：38-49.

Centers for Disease Control and Prevention，2003.Treatment of Tuberculosis— United States. MMWR，52（No. RR-11）. https://www.cdc.gov/mmwr/preview/mmwrhtml/rr5211al.htm.

Kadhiravan T，Deepanjali S，2010. Role of corticosteroids in the treatment of tuberculosis：An evidence-based update. Indian J Chest Dis Allied Sci，52（3）：153-158.

Mack U，Migliori GB，Sester M，et al，2009. LTBI：latent tuberculosis infection or lasting immune responses to M. tuberculosis? A TBNET consensus statement. Eur Respir J，33（5）：956-973.

National Institute for Health and Clinical Excellence，2011. Tuberculosis：Clinical Diagnosis and Management of Tuberculosis，and Measures for its Prevention and Control. London：Royal College of Physicians.

World Health Organization，2008.Guidelines for programmatic management of drug-resistant tuberculosis. Geneva：World Health Organization.

World Health Organization，2010. Rapid advice：treatment of tuberculosis in children. Geneva：World Health Organization.

第二十七章

结核病治疗过程中发生的暂时恶化问题

赫氏反应的全称为赫克斯海默尔反应，是指梅毒治疗过程中病灶暂时性恶化的反应，表现为一过性、可逆性病灶增大、淋巴结肿大、胸膜炎等；在应用青霉素治疗钩端螺旋体病、鼠咬热等疾病时可发生类似反应。后来，医学界发现肺结核患者在应用抗结核药物强化治疗早期，部分患者可出现病情暂时恶化，症状加重，常表现为发热、不适、大汗、头痛，出现伴或不伴排菌的 X 线片上一过性病灶阴影扩大、病灶增多，出现空洞、淋巴结肿大和渗出性胸膜炎等，称为类赫氏反应。类赫氏反应是指在抗结核化学治疗初期伴有疾病临床症状体征的恶化，出现肺内或肺外病灶的暂时"恶化"现象。但用原化学治疗方案继续治疗，病情稳定好转，并不包括化学治疗方案不合理治疗无效的真正恶化和继发肺部感染等。经典的理论认为类赫氏反应的发生是由于强化治疗早期杀菌药异烟肼、利福平短时间内杀死并破坏了大量细菌，造成磷脂蛋白和毒素的释放，使已致敏的机体发生变态反应，致淋巴结肿大、胸膜及其他浆膜炎性渗出物增多。

一、流 行 病 学

自 20 世纪 60 年代国外开始有使用异烟肼和链霉素后造成赫氏反应的个案报道，发生率为 1%～5%。从 80 年代广泛应用利福平和异烟肼联合治疗以来，我国的相关报道也逐渐增多，发生率为 0.5%～8.91%。类赫氏反应被认为是暂时性恶化，呈自限性、良性经过，不遗留后遗症，多在强化期好转。

二、病 理 学

类赫氏反应的主要病理改变是病灶中毛细血管扩张，中性粒细胞渗出；巨噬细胞、淋巴细胞聚集形成结节，甚至病灶坏死。菌体破坏后产物如蛋白质、磷脂质、肽糖是炎症反应和免疫系统的强烈诱导剂，其作为抗原使已处于高敏状态下的淋巴结、浆膜、脑膜等机体组织发生变态反应而导致肺部病灶恶化、扩大，从而发生周围炎，并出现新病灶。经病理证实新出现的病灶并无结核杆菌感染，是变态反应。随着继续应用化学治疗，原病灶中载菌量也相应减少，变态反应出现的病变逐渐消失，恶化的病灶也逐渐吸收好转。

三、临 床 特 点

我国临床病例总结类赫氏反应多见于初治患者，可达病例总数的 94% 以上，绝大多数为青壮年。儿童病例报道年龄分布在 3～15 岁，多见于青少年。常见结核病类型为血行播散型肺结核、浸润性肺结核等结核杆菌载量较高的类型，或以痰菌阳性、PPD 强阳性的病例多见。儿童病例报道还有结核性脑膜炎发生类赫氏反应的较多见，表现为治疗过程中原有症状和体征一度好转后加重，高热（体温可达 39℃以上）、意识障碍加重、头痛明显或伴明显呕吐和脱水，头颅 CT 可见脑水肿明显。有些患儿出现新的症状、体征，其中 2 例偏瘫，1 例面神经麻痹，2 例颈部淋巴结肿大（表 27-1）。

表 27-1　我国常见类赫氏反应的临床表现排序

发生率排序	临床表现	占比（%）
1	病灶暂时扩大增多	33.8～47.8
2	胸膜炎	26.3～35.3
3	肺门、纵隔淋巴结肿大	9.8～19.1
3	发热	1.5～7.0
4	腹膜炎、腹腔淋巴结肿大	2.3～4.4
5	心包炎	2.0～2.2
6	颈部淋巴结肿大、软化	1.3～3.7

对有类赫氏反应的 21 例病例的胸部 CT 影像学研究发现：①肺内原发结核灶进展 6 例，其他肺叶出现新病灶 5 例，原发结核灶旁新病灶 4 例，多发肺叶病灶部分进展 3 例，结核瘤增大 2 例，结核空洞扩大 1 例；②合并渗出性胸膜炎 1 例；③合并纵隔淋巴结肿大 5 例。

在观察性研究中发现发生类赫氏反应的病例治疗方案均有利福平，但由于没有病例对照或队列研究的证实，因此无法论证其相关关系。

四、处　　　理

一方面，首先除外结核恶化、合并感染或其他疾病；另一方面重视结核化学治疗出现的暂时恶化现象。对于结核性脑膜炎、心包炎应当按照指南证据在正规抗结核治疗方案下加用糖皮质激素进行辅助治疗。当发生与前期治疗效果矛盾的反应时，需更全面地进行考虑。尤其缺乏病原培养及药敏试验结果时要诊断耐药结核病需慎重，且临床治疗无效的结论需有一个明确观察期间。不能单凭短期内影像学病灶的扩大或增多而武断地更改方案，从而造成患者负担加重，依从性差。对于载菌量高的结核病类型，强化治疗早期出现与临床预期不一样的表现，需考虑类赫氏反应的可能。另外，类赫氏反应尚无统一的临床诊断标准和确诊金标准，临床表现的加重确实需要与其他呈恶性经过的疾病相鉴别。注意从临床的表现总结，也应当借助必要的检查手段，如影像学、支气管镜等检查。笔者就曾遇到典型血行播散型肺结核强化治疗 1 个月后仍然持续高热的病例。最终经支气管镜检查发现抗酸杆菌阳性合并曲霉菌感染。但回顾该病例，其症状没有一个好转又加重的经过，并且除了高热不缓解，还有持续消瘦。复查胸部 CT 出现了病灶扩大形成结节及空洞。因此，一旦明确排除其他疾病及耐药结核的可能，可加用糖皮质激素，一般以小剂量为宜，如泼尼松每天 1mg/kg，50kg 以下最大剂量 30mg。疗程一般 6～8 周，足量 2 周，然后减量。

（朱　渝）

参 考 文 献

李红，2010. 肺结核化疗过程中出现的类赫氏反应 89 例临床分析. 临床肺科杂志，15（4）：494-4976.

梁思礼，廖俊秀，1994. 结核病化疗期类赫氏反应的表现（附 136 例分析）. 中国实用内科杂志，14（4）：229-230.

刘亚曦，2013. 初治儿童结核性脑膜炎出现类赫氏反应 30 例临床观察. 中国实用医药，8（26）：100.

刘扬，龚圣兵，陈严，等，2013. 初治活动性肺结核化疗期内类赫氏反应的胸部 CT 表现. 临床放射学杂志，32（7）：959-962.

赵丽玲，彭卫生，马淑敏，2000. 结核病化疗中类赫氏反应——附国内 599 例统计分析.罕少疾病杂志，（3）：F002.

第二十八章

抗结核药物不良反应和临床对策

一、抗结核药物不良反应及对策

在各个研究报道中，抗结核药物的主要不良反应的发生率相差甚远，范围为 1.67%～10.7%。这些不良反应包括胃肠道反应、肝毒性、皮疹、高敏反应、耳肾毒性等。二线抗结核药物比一线药物可能导致更多的不良反应。抗结核药物的副作用处理有非常重要的意义，有些副作用如果不处理可能会危及生命，如肝毒性、高敏反应；有些副作用虽然不会危及生命，但会影响患者服药的依从性，最终导致患者治疗中断等严重后果。因此，抗结核治疗前的评估、患者教育、治疗时的随访、及时处理相应的药物副作用是抗结核治疗中非常重要的一部分工作。

（1）不良反应的正确处理始于患者教育，开始治疗前应该培训患者有关治疗导致潜在不良反应的详情，以及将不良反应告诉医务人员。

（2）对于医务人员而言，应当注意监测抗结核药物的不良反应，定期的、适时的随访是治疗的有力保证，最佳方案是督导下治疗。

（3）有些药物联用会加重不良反应的发生，如乙硫异烟胺（或丙硫异烟胺）与对氨基水杨酸合用时胃肠道不良反应发生频率高，在可以选择的情况下尽量避免同时选择这两种药物的方案。

（4）有些患者的基础疾病不适用某些药物，如严重的病毒性肝炎应避免肝毒性药物，因此治疗前的筛查及评估同样重要。

（5）有些药物的不良反应在一开始治疗时就应当加用辅助用药予以避免。但是值得注意的是肝毒性并不需要进行预防性保肝治疗。

（6）有些药物的不良反应有明确的剂量依赖性，因此要在一个安全合理的药物剂量范围内使用。因为严重不良反应需要停止或更换治疗方案的情况不常见，也不罕见。由于抗结核药物的可选择性不多，如果可能的情况下尽量不要轻易停药换药。

（一）胃肠道反应

胃肠道反应是抗结核药物常见的副作用，尤其是在治疗开始的前数周，包括有恶心、呕吐、食欲下降、腹痛、腹泻等表现。轻微的胃肠道反应患者可以逐渐适应。有时候胃肠道反应可能与肝毒性有关，因此出现胃肠道反应时都应当检测肝功能。如果氨基转移酶升高不明显，不超过正常上限值的 3 倍，那么胃肠道反应可能是药物直接引起的。胃肠道反应在数周内可以逐渐适应，症状消失。这种情况可加用止吐药物减轻反应及注意补液或调整服药的时间，如将清晨顿服的药物分开服用或者将可疑的药物改为饭后服用。如果仍然无法适应，则需要更换药物，如将利福平更换为利福喷丁。常见引起胃肠道反应的药物有利福平、吡嗪酰胺、乙硫异烟胺、丙硫异烟胺、对氨基水杨酸。乙硫异烟胺（或丙硫异烟胺）与对氨基水杨酸合用时胃肠道不良反应发生频率高，如果可以选择的情况下尽量避免同时选择这两种药物的方案。

（二）皮疹

所有抗结核药物都可能导致皮疹，皮疹发生的时间范围较宽。轻微的皮疹可发生在服药后数天内，但严重的高敏性皮疹发生在服药 2～3 周，因为需要一个致敏的过程。再次接触到致敏的药物，皮疹就会发生很快，一般 2～5 天。通常皮疹都是轻微的、局限的，有时需要抗组胺药物缓解瘙痒等症状。这种情况下抗结核药物可继续使用，无须停药。利福平有时候可以引起血小板减少性紫癜，如果检测血小板有减少，那么应当考虑为利福平过敏所致。应当停用利福平，并且监测血常规，直到血小板恢复到正常基线水平，同时不能再使用利福平。严重的皮疹可以引起全身泛发的红疹，还将合并发热、黏膜损害，这种情况需要立即停用全部抗结核药物。如果患者的结核病病情非常严重，那么需加用未使用过的2～3 种抗结核药物。原有药物停用之后患者皮疹有明显的改善时，原有药物可以逐一地重新加用，每个药物添加的间隔时间为 2～3 天。在这个 2～3 天的观察期内，如果患者没有出现皮疹，那么可添加另一种药物。添加的顺序应当是从利福平开始，然后为异烟肼，接着是乙胺丁醇、吡嗪酰胺。当某种药物在添加时再次出现皮疹，就可明确致敏的药物，避免再使用此类药物。一线抗结核药物及对氨基水杨酸都可引起致死性的渗出性多形性红斑或大疱表皮松解性渗出性红斑。但随意更改或中断抗结核药物治疗会导致患者依从性变差、疗效变差，甚至导致诱导性耐药。因此，当出现皮疹的反应时需要仔细观察，慎重处理。

（三）药物热

值得注意的是药物热的确诊需要排除多种因素，如结核病本身、继发感染、赫氏反应等。药物热一般在开始治疗数周内出现，往往患者结核病的症状体征等有明显的好转，而又出现发热，并且患者发热时一般情况比较好。药物热出现可以伴有或不伴有皮疹、嗜酸性粒细胞升高。明确了药物热及引起药物热的药物种类后需要停用该药。处理原则类似于皮疹。

（四）肝毒性

在使用可能致肝脏毒性的抗结核药物期间，肝功能的监测一般为每月 1 次。肝毒性发生时间一般在服药 2 周内，多数在 1 周内出现临床症状。因此，开始抗结核治疗的 1 周内应密切监测有无反应，必要时进行肝功能的复查，但没有证据显示预防性加用保肝药物有效果。异烟肼、利福平及吡嗪酰胺都可引起氨基转移酶轻度增高，这种小于 5 倍正常上限值而且不伴有临床症状的氨基转移酶升高，可以视为轻微的肝毒性。在这种情况下原有的治疗方案可以继续进行，但需要加用保肝降酶的药物，如多烯磷脂酰胆碱、还原型谷胱甘肽等。同时，对消化道症状及肝功能的临床和实验室监测就需要密切一些。这样处理之后多数患者可以自行缓解。但是如果氨基转移酶水平高于正常上限值 5 倍以上，或者氨基转移酶水平高于正常上限值 3 倍，并且伴有临床症状，如恶心、食欲下降、黄疸等，那么有肝毒性的药物就需立即停用。同样，如果胆红素升高也需上述评价和处理。这些患者还需要进行病毒性肝炎血清学检查，以及其他一些潜在肝毒性因素的调查，如饮酒或其他肝毒性药物。药物性肝炎是一个排除性诊断，因此在合并其他基础肝病时确诊会非常困难。由于肝毒性停药和调整方案的时间远远超过皮疹或药物热所需时间，为了避免中断治疗的风险，在停药期间需要加用没有肝毒性的抗结核药物，种类至少三种。经过停用肝毒性药物和保肝治疗后 1～2 周，患者肝功能恢复到完全正常。这时候需要重新加用原有药物，加用顺序首先为利福平，其次为异烟肼，最后为吡嗪酰胺。每种药物加用 1 周后氨基转移酶没有升高，那么可加用第二种肝毒性药物。当加用药物出现了氨基转移酶升高时，那么引起肝毒性的药物就明确了，应当在今后的治疗方案中避免使用该药。如果前两种药物加用以后都没有反应，那么吡嗪酰胺就不应再加用了。最后根据患者病情可以停用 1～2 种中间加用的没有肝毒性的抗结核药物。最终如何制订患者特定的抗结核治疗方案还需要有经验的儿科结核病治疗医师来拟定。

（五）耳肾毒性

耳肾毒性是注射剂药物的常见不良反应。使用注射剂药物前应常规进行听力筛查，了解患儿基础听力水平，幼儿可进行听力诱发电位检查。耳毒性反应早期可出现耳鸣、耳痛，及时停药尚不会造成不可逆的听力损害。但由于低龄儿童不能很好地反映耳鸣、耳痛等耳毒性早期症状，因此使用上述药物需要谨慎。但注射剂药物对于耐药结核病的治疗非常重要，因此有时需全面权衡利弊，并与患儿家属进行详细的沟通交流以确定方案。对于有失聪家族史的患儿，使用注射剂前应常规筛查失聪基因。有研究显示链霉素耳毒性大于阿米卡星，而阿米卡星的毒性又大于卡拉霉素。肾毒性常是隐匿和致命的，肌酐检查的最佳时间并没有确定，但目前建议注射剂药物使用中最少每月检查一次。另外，对于合并肾结核病史或慢性肾病的患儿，在治疗开始时更应该密切监测。肾小球滤过率评估有助于对患者发生肾毒性危险的分层进行评估。一旦发现肾毒性反应，均应停止正在使用的注射剂，也不适合加用其他注射剂药物。而吡嗪酰胺使用过程中还可造成血尿酸升高，但在儿童期也为可逆性的改变，停药后可恢复正常。因为儿童期没有痛风的基础疾病，指南中均未建议对用药儿童进行高嘌呤食物限制。

（六）球后视神经炎

使用乙胺丁醇可出现球后视神经炎这一副作用，具有剂量依赖的关系。当使用乙胺丁醇 15mg/kg 这一剂量，副作用发生率非常低。但使用剂量超过 25mg/kg，发生率超过 10%。这种视神经炎最初症状为视野缺失，并不容易被患者发现并且引起重视。如果没有及时停药，视神经炎将是不可逆转的，会造成视野缺损，甚至失明。因此，防止这种副作用主要还是注意准确使用药物剂量。因此，WHO 在 2010 年的指南中并没有完全禁止乙胺丁醇在 3 月龄以下的婴儿中使用。

有个案报道异烟肼可引起球后视神经炎,用药时联合使用了维生素 B6 并未能预防该病的发生。停药及激素、B 族维生素的补充可使之恢复,但异烟肼引发的该不良反应非常罕见。

(七)外周神经炎

外周神经炎的临床表现主要为从足趾开始的感觉异常、麻木;逐渐影响上肢,出现手套、短袜型的感觉障碍,浅感觉较震动觉和位置觉重。肢体远端有烧灼样疼痛、肌肉压痛、肌力减退和腱反射消失。常见引起外周神经炎的药物包括异烟肼、环丝氨酸、利奈唑胺、环丝氨酸等。使用环丝氨酸或特立齐酮时加用维生素 B6 每天 5~10mg 可预防外周神经炎的发生。对于异烟肼而言,上述不良反应的发生概率与剂量呈正相关,在常规剂量下发生的可能性非常小,并且加用维生素 B6 可能影响异烟肼的效果,因此不常规加用。

(八)电解质紊乱

电解质紊乱是注射剂药物的一种并发症,卷曲霉素最易发生。经常在治疗数月后迟发,一旦停药是可逆的。电解质紊乱在早期通常是隐匿的,也容易通过补充电解质来纠正。在高危人群和所有使用卷曲霉素的患者中应至少每月检查一次血钾。

(九)甲状腺功能低下

甲状腺功能低下是对氨基水杨酸及乙硫异烟胺导致的迟发性反应。通过临床评估和检查血清促甲状腺激素(TSH)的水平而诊断。同时使用这些药物可造成高达 10%的患者发生甲状腺功能低下。由于症状可能不明显,建议在 6~9 个月时检查血 TSH 筛选甲状腺功能低下,之后每 6 个月或出现症状时复查。甲状腺素替代治疗的剂量应参考血 TSH 水平。对氨基水杨酸、乙硫异烟胺/丙硫异烟胺可引起甲状腺肿大。在一些地方碘缺乏所致的甲状腺肿大是一种地方病,除了评估和治疗甲状腺功能减退外可以使用碘治疗。

二、特殊情况下的方案选定

(一)肝病患者的治疗方案

虽然异烟肼、利福平及吡嗪酰胺可能造成药物性肝损害,但是这些药物在抗结核方面起关键作用,因此对于有肝病的患者,尤其是对有基础肝病的患者也应当尽可能地使用这些药物构成的方案。如果开始治疗时血清 AST 超过正常上限 3 倍,并且排除了由结核病所致,可以考虑选择两种、一种或不含肝毒性的治疗方案,并制订相应的强化和维持治疗疗程。当伴有进展性肝病的结核病患者开始抗结核治疗时,如果只能选择一种有潜在肝毒性的药物,应当尽可能保留利福平,因为利福平最为重要。这样的方案还应包括乙胺丁醇、一种喹诺酮类药物、注射用抗结核药物,甚至环丝氨酸等药物。具体方案视病情轻重程度、药物敏感性和治疗反应而定。疗程应当延长,全程 12~18 个月。具体的治疗方案应当咨询专业的结核科医师。如果不含任何一种肝毒性的抗结核药物的方案被制订,那么专家建议疗程应当为 18~24 个月。

（二）无异烟肼的治疗方案

国外的研究显示在体外培养和药敏研究中对异烟肼单药耐药的肺结核患者，使用异烟肼、利福平、吡嗪酰胺、乙胺丁醇四种药物进行强化治疗，仍然在 6 个月时有很好的治疗效果。香港的研究也显示 6 个月治疗疗程中全程包含吡嗪酰胺，疗效很好。因此在无法使用异烟肼时，抗结核治疗的方案应在强化期包含利福平、吡嗪酰胺及乙胺丁醇，并且在巩固期也应包含上述三种药物。

（三）无吡嗪酰胺的治疗方案

如果选择的方案中不能使用吡嗪酰胺，那么强化期应当包含异烟肼、利福平及乙胺丁醇三种药物，疗程 2 个月。巩固期则需包含异烟肼和利福平，疗程需要延长，原 4 个月疗程应当延长到 7 个月。

（朱　渝）

参 考 文 献

Centers for Disease Control and Prevention，2003. Treatment of Tuberculosis—United States. MMWR 2003；52（No. RR-11）.

Kulkarni HS，Keskar VS，Bavdekar SB，et al，2010. Bilateral optic neuritis due to isoniazid（INH）. Indian Pediatr，47（6）: 533-535.

Sagwa EL，Ruswa N，Mavhunga F，et al，2015. Comparing amikacin and kanamycin induced hearing loss in multidrug-resistant tuberculosis treatment under programmatic conditions in a Namibian retrospective cohort. BMC Pharmacol Toxicol，16: 36.

第三篇

预 防 篇

第二十九章

儿童结核病的流行趋势与控制对策

结核病是由结核杆菌引起的传染性疾病，它严重危害人类健康，是我国重点控制的传染性疾病之一，也是全球关注的公共卫生问题和社会问题。近年来，结核病在全球范围内死灰复燃，成为传染病的头号杀手。WHO 将结核病列为重点控制的传染病之一。而且，多种耐药病例日益增加，如果不采取强有力的措施，势必造成该病更为严重的流行。从结核病的地理分布来看，全球 80%的结核病患者集中在 30 个结核病高负担国家。中国是结核病的高负担国家之一，病例数居世界第二位。

一、全球结核病流行情况

结核病是全世界单一致病菌导致死亡最多的疾病。自 1882 年 Robert Koch 发现结核杆菌以来，结核病的死亡人数已达 2 亿，被称为"白色瘟疫"。而且，结核病也是人类最"古老"的疾病之一，考古曾发现新石器时代的人颈椎骨化石存在结核病变。

18 世纪，随着工业革命的兴起，结核病曾在欧洲猖獗蔓延，18～19 世纪达到高峰。19 世纪末，采用空气、休息、营养及外科疗法，加之对传染源进行隔离，结核病得到了控制，其死亡率年递降率达到 4%～5%。特别是采用化学疗法以后，结核病死亡率年递降率提高至 11%～13%。与此同时，结核病的控制不应忽略其他因素如生活水平、营养状况、一般卫生状况和劳动条件改善等的作用。但是，结核病死亡率的迅速下降主要反映了结核病患者治疗条件的进步和化学疗法对治愈患者的重要作用。

在化学治疗时代前，结核病的治愈率仅 25%。WHO 推荐的短程督导化学治疗可使结核病治愈率达到 85%以上，结核病控制措施取得良好的效果。短程化学治疗方案使结核患者的疗程缩短至 6～8 个月，治疗 2 个月的痰菌转阴率达 80%以上，大大缩短了肺结核患者的传染期，在控制结核病传播方面起到了重要作用。

二、全球结核病流行趋势

化学治疗药物的应用使结核病成为可治之症，20 世纪 80 年代初人们曾经认为可以在世纪末消灭结核病,但是过度的乐观导致世界许多地区的结核病防治系统被削弱甚至取消。艾滋病的流行使结核病患者迅速增加,再加上结核耐药菌株的产生,使结核病的流行成为严重的公共卫生问题。随着结核杆菌对药物产生耐药,治疗结核病的一线药物的效果越来越差。在部分西欧地区,耐药结核的病例增加了50%。一旦某位肺结核患者对一线结核药物产生耐药性,他还会把这种耐药菌株传播给其他人。这些患者常需要第二轮治疗,但接受二线抗结核药物治疗费用较高,而且这些药物具有明显的副作用。此外,迄今为止,人们对结核杆菌仍然知之甚少,研发和生产新的抗结核治疗药物可能需要5～10年的时间。1993年4月WHO发布"全球结核病紧急状态宣言"。WHO估算全球约20亿人已被结核杆菌感染,每年约6500万新发结核杆菌感染者。WHO的最新研究表明,全球结核病发病率每年平均增加1.1%,2017年结核病新发病例1000万,发病率达133/10万,差不多每一秒就有一名新发患者,结核病已跃升为人类头号杀手,每年约200万人死于肺结核,其中95%来自发展中国家,全球新发耐多药结核病患者人数约为48万,而且结核杆菌对抗生素的抵抗力正变得越来越强。

三、中国结核病流行情况

1949年,中国结核病患病率高达1750/10万,死亡率为200/10万。结核病曾是成人传染病中的第一杀手。1949年10月中华人民共和国成立以后,党和政府采取各项措施,以发现传染源和实施结核病化学治疗为主,加强结核病的控制,取得了巨大的成就。据相关调查推算,20世纪20年代末,全国肺结核病例约1000万,每年死亡病例约120万;1979～2010年,全国一共开展了五次结核病流行病学调查,全国结核病疫情有较大幅度下降,活动性肺结核患病率下降幅度为36.0%,涂阳肺结核患病率下降幅度为64.7%。2010年以来,我国结核病发病率的年递降率为3.2%,明显高于全球平均水平的1.5%。我国的结核病死亡率也呈明显下降趋势。

70年来,我国结核病防治工作虽然取得了瞩目的成绩,但依然面临结核病防治的严峻形势。肺结核的发病率和死亡率依然排在法定报告传染病的前列,我国肺结核和耐药肺结核患者人数依然居世界第2位,要在2035年实现"终止结核病策略"目标,必须在结核病防治政策和策略上不断创新才有可能实现。

四、中国结核病的流行趋势

根据有关调查结果和近年来我国结核病控制的效果,在采用结核病短程化学治疗的前提下,结核病的流行趋势取决于肺结核患者的发现率。以2000年全国结核病流行病学抽样调查资料为预测基线,采用数学模型分析,我国结核病的流行趋势为:①肺结核患病率下降缓慢;②在不同地区、不同干预策略下,流行趋势具有明显差异;③肺结核患者的耐药率提高;④结核病死亡率明显下降。

五、全球和中国儿童结核病的流行状态与趋势

WHO《2019 年全球结核病报告》表明，2018 年全球新增的 1000 万结核病病例中包括 110 万例儿童。全球儿童结核病病例约占病例总数的 11%，大多数儿童结核病病例发生在结核病高负担国家。据估计，非洲和东南亚地区儿童结核病负担占全球总负担的 2/3。2018 年，WHO 估算全球约 150 万人死于结核病；其中，120 万人为 HIV 阴性病例，25.1 万人为 HIV 阳性病例。WHO《2018 年全球结核病报告》表明 2017 年全球约 157 万人死于结核病，其中包括 23.4 万例儿童。

2000 年第四次中国结核病流行病学抽样调查结果显示，0～14 岁儿童结核菌感染率为 9.2%，年感染率为 0.72%，年递减率为 4.1%，据此估算中国儿童结核病感染病例为 2608 万。2013 年国家传染病重大专项课题最新研究数据显示，不同结核病疫情地区 5～15 岁儿童的结核菌素试验阳性率为 8.09%～21.26%（≥10mm），γ 干扰素释放试验阳性率为 1.36%～3.93%。2000 年儿童活动性肺结核患病率为 91.8/10 万，其中痰涂片阳性患病率为 6.7/10 万，结核杆菌阳性患病率 12.3/10 万，儿童活动性肺结核患者约 26.6 万，结核杆菌阳性患者 3.6 万，痰涂片阳性患者 1.9 万，分别占同期全年龄组肺结核患者数的 5.9%、1.8%、1.3%。2015 年，全国一共有 0～14 岁儿童 22 653 万例，报告的肺结核患者 6861 例，发病率为 3.03/10 万，与 2011 年相比，儿童肺结核报告发病率下降了 18.3%。

1993～1997 年中国结核病监测结果显示，0～14 岁儿童全结核病死亡率为（0.1～0.2）/ 10 万，占各年龄组全结核病死亡构成比的 0.6%～1.0%；结核性脑膜炎是儿童结核病死亡的主要原因，约占儿童结核病死亡的 75%，其中 0～4 岁组死亡率较高。2014 年，全国 0～14 岁儿童结核病死亡率为 0.12/10 万。

2014 年 IUALTD 当时估算我国儿童结核病患者约有 26 万例，但是每年报告登记只有 5000～8000 例，IUATLD 由此认为我国儿童结核病控制的千里之行刚刚迈出第一步。WHO 认为儿童结核病反映了某一地区或国家近期结核杆菌感染的现状，并可作为远期结核病疫情的预测指标。因此，中国儿童结核病疫情不容乐观。

六、儿童结核病的控制对策

（一）全球儿童结核病防治策略

近年来，随着全球遏制结核病策略的推进，儿童结核病得到了越来越多的重视。WHO 于 2006 年出版了《国家结核病规划指南——儿童结核病管理》，对儿童结核病的防治进行了专业、详细的阐述，并于 2014 年更新并发布了第 2 版。2012 年的世界结核病日主题为"向儿童结核病零死亡迈进"，倡导各国对儿童结核病加强重视。同年，WHO 结核病年度报告首次报告儿童结核病负担情况：除莫桑比克之外，包括中国在内的全球 22 个结核病高负担国家报告了儿童结核病负担。在此基础上，WHO 连同多个国际合作组织于 2013 年 10 月发布"儿童结核病路线图：迈向零死亡"。2014 年 3 月，WHO 西太区办公室在越南召开

"研发儿童结核病在西太平洋地区行动计划会议",并建立了由多位国际知名专家和各国代表组成的儿童结核病工作组。在该会议的基础上,区域内各成员国建立了各自国家的儿童结核病行动计划。同年,WHO 连同国际抗击结核和肺部疾病联盟发布"儿童结核病培训工具包",对儿童结核病的流行趋势、诊断、治疗和预防均进行了详细阐述。该培训课程在WHO 和国际肺部疾病联盟的网站上均可进行,在很大程度上改善了传统培训在时间和地点方面的局限性。除此之外,多个非政府组织也发布了针对儿童结核病和儿童耐药结核病的工作指南。2014 年,WHO 发布了《国家结核病规划指南——儿童结核病管理》(第 2 版),进一步明确了儿童结核潜伏感染的筛查方法和预防性治疗方法。2015 年 12 月 1 日,治疗儿童结核病的新型可溶解复合制剂通过审批上市。

(二)中国儿童结核病诊治现状和策略

长期以来,我国将注意力更多地集中于成人结核病;与成人相比,儿童结核病患病率偏低,因此在国家结核病防治规划中常得不到应有的重视。一方面,在结核病防治机构,临床医师的儿童结核病诊治能力有限,使儿童结核病患儿的诊疗受到限制;另一方面,许多儿童医院不设结核病床,一些儿科医师对结核病的诊断治疗原则和最新进展了解不够,导致儿童结核的规范诊治受到影响。

2017 年 2 月,国务院办公厅印发《"十三五"全国结核病防治规划》,提出要完善儿童结核病的防治措施,各省(区、市)应专门指定儿童结核病定点医疗机构,对儿科医师开展结核病防治技术培训,规范儿童结核病的诊疗服务。强化儿童结核病的登记报告制度,对所有以就诊、转诊、接触者检查、追踪和健康体检等方式前来作结核病确诊的儿童,均应严格按照《中国结核病防治规划实施工作指南》的诊疗流程和治疗转归结果进行及时登记,录入国家结核病防治规划(NTP)的结核病管理信息系统。对已确诊的结核病患儿,应按照《中华人民共和国传染病防治法》乙类传染病报告的要求进行 24 小时内限时疫情报告。但目前仅对肺结核患儿进行登记报告,还需强调儿童肺外结核治疗管理信息的登记报告。

关于儿童结核病的控制对策具体如下:

1. 普及卡介苗接种　卡介苗是来源于分枝杆菌的一种减毒活疫苗,保护效果差异较大。关于卡介苗接种的具体内容详见第三十章"卡介苗与卡介苗接种"。

2. 接触者的筛查与管理　筛查与管理的目的:①了解各年龄段人群与结核病可疑患者的接触情况;②对近期有结核杆菌感染史,尚未发展为结核病者进行预防性用药。如 5 岁以下儿童和 HIV 阳性的各个年龄段儿童更值得关注。

(1)与活动性结核病有密切接触史的人群或家庭,应进行临床评估,评价其感染结核杆菌并发展为活动性结核病的潜在后果。需要密切关注的人群包括有结核病感染症状的儿童;5 岁以下儿童;已知或可能存在免疫缺陷病的儿童;与耐多药结核病和广泛耐药结核病患者接触的儿童。

与具有以下特点的患者有密切接触史的人或其家庭成员,建议应进行严密筛查:痰涂片阳性肺结核病;耐多药结核病和广泛耐药结核病(证实或怀疑);合并感染了 HIV 的结核病或 5 岁以下结核病儿童。此外,对密切接触过其他类型结核病患者的人也应进行接触者筛查。

痰涂片阳性病例应进行密切随访。一般情况下，可通过 PPD 筛选有结核杆菌感染的儿童，通过胸部 X 线片筛选有结核病的儿童。不具备 PPD 和胸部 X 线片条件时，临床评估足以判定。

5 岁以下儿童有结核病密切接触史，但经过评估未感染结核病者，应给予 6 个月的异烟肼预防性治疗[10mg/（kg·d），范围为 7～15mg/（kg·d），最大剂量 300mg/d]。

（2）在 HIV 高发地区，所有与结核病患者有密切接触者都应该进行 HIV 筛查。在 HIV 低发地区，所有与结核病患者有密切接触者，并且有疑似结核病症状的人都应该进行 HIV 筛查。与艾滋病患者有接触的人群，建议应进行 HIV 筛查。

经症状筛查可能不存在活动性结核病、无结核病接触史的 HIV 感染的＞1 岁儿童，若在结核病高发地区，必须接受 6 个月的异烟肼预防治疗[10mg/（kg·d），范围为 7～15mg/（kg·d），最大剂量 300mg/d]作为 HIV 预防和护理综合方案的一部分；若在结核病较低或中等发病率地区，可根据需要选择是否增加异烟肼预防治疗方案。

在 HIV 高发地区或确诊 HIV 感染的、疑似或确诊肺结核或结核性淋巴结炎的儿童，不应该采用间断性治疗方案（即每周 2 次或 3 次用药）。

（3）与耐药结核病患者有接触的儿童的预防：目前并不推荐对耐药结核病患者的接触者进行预防治疗。耐药结核病患者的密切接触者若发展为结核病，一般为耐药结核病。

接触传染性结核病患者的所有儿童均需要进行结核病相关筛查，尤其是 HIV 阳性儿童和家庭耐药结核病患者接触者。建议对无症状的儿童进行密切随访（最初的半年中每 2～3 个月随访 1 次，随后的至少 2 年内每半年随访 1 次）。如果发展为结核病，则应根据传染源的药敏试验结果制订相应的耐药结核病治疗方案。年龄越小的结核杆菌感染儿童发展为活动性结核病的风险越高。

3. 控制传染源　早期发现并治疗结核菌涂片阳性患者是关键。

依据《中华人民共和国传染病防治法》和《中国疾病预防控制中心关于实施网络直报中结核病报告相关事宜的通知》，所有接受结核病治疗的儿童应该按照乙类传染病的报告要求限时进行网络直报。

向国家相关机构汇报所有已确诊的结核病患儿，并且登记治疗情况和临床结局，这些非常重要。开始接受治疗的结核病患儿必须纳入医疗机构的记录中，并应完善以下信息：年龄、结核病类型、HIV 感染情况，以及 HIV 阳性时复方磺胺甲噁唑预防性治疗和 ART 的疗效。

（舒　敏）

参 考 文 献

丁百兴，王明贵，2016. 多重耐药结核病的严峻形势. 中国感染与化疗杂志，16（1）：49.

焦伟伟，孙琳，肖婧，2016. 国家结核病规划指南——儿童结核病管理. 第 2 版. 中国循证儿科杂志，11（1）：65-74.

刘二勇，李惠民，赵顺英，2018. 儿童结核病流行病学及诊治现状. 中国实用儿科杂志，33（6）：423-426.

陆伟，周扬，刘剑君，2019. 新中国成立 70 年来我国结核病防治工作的进展与成就. 中华疾病控制杂志，23（7）：754-762.

曾瑜，杨晓妍，周海龙，2018. 中国人群结核病疾病负担的系统评价. 中国循证医学杂志，18（6）：570-579.

赵一菊，王声湧，2017. 科学推进结核病防控策略实现"十三五"结核病防治规划. 中华疾病控制杂志，21（5）：431-433，538.

第三十章

卡介苗与卡介苗接种

卡介苗（BCG）是预防结核病的特异性疫苗，使用活的无毒牛型结核杆菌（*Mycobacterium bovis*）制成。BCG注入人体后，通过引起轻微感染而产生对人型结核杆菌的免疫力。90%以上的受种者会在接种局部形成溃疡持续数周至半年，最后愈合形成瘢痕，俗称卡疤。牛型结核杆菌在特殊的人工培养基上经数年的传代丧失了对人类的致病能力，但仍保持有足够高的免疫原性，成为可在一定程度上预防结核病的疫苗，特别对于可能危及儿童生命的严重类型结核病，如结核性脑膜炎和播散性结核病等有效。WHO研究证实，接种卡介苗预防结核性脑膜炎和播散性结核病的平均有效率为86%；预防结核病相关死亡的有效率为65%，预防结核性脑膜炎死亡的有效率为64%，预防播散性结核病死亡的有效率为78%。卡介苗接种已挽救了成千上万人的生命。

一、卡介苗的诞生

1908年，法国的细菌学家卡默德（Leon Calmette）和介兰（Camille Guerin）共同合作研究预防结核杆菌的人工疫苗。他们总结前人研究活疫苗的经验，将一株毒力很强的牛型结核杆菌培养在5%甘油、胆汁和马铃薯培养基上，每隔2～3周移植一次（称为一代）；移植30次以后，这个菌株的毒力已完全消失，对豚鼠、兔、马、牛、猴等动物均不致病，但是这些动物接种该菌株以后，可以产生对结核病的免疫力。两位科学家花费13年时间，将该菌株传代230次后，最终培育了毒力大减的牛型结核杆菌的突变株。经反复试验后制成减毒疫苗，用于预防人类的结核病，取得了很好的效果。为纪念这两位发明者，将经过减毒处理的活疫苗命名为"卡介苗"。

二、卡介苗的药理作用

结核杆菌是细胞内寄生菌，因此人体抵抗结核的特异性免疫主要是细胞免疫。接种无毒卡介苗（结核杆菌）后，其对人体进行初次感染，经过巨噬细胞的加工处理，机体将抗原信息传递给免疫活性细胞，使T细胞分化增殖，形成致敏淋巴细胞；当机体再次接触结核杆菌时，巨噬细胞和致敏淋巴细胞迅速被激活，执行免疫功能，引起特异性免疫反应。释放淋巴因子是致敏淋巴细胞的免疫功能之一，其中趋化因子（MCF）能吸引巨噬细胞及中性多核白细胞，使其趋向抗原物质与致敏淋巴细胞相互作用的部位移动，巨噬细胞抑制因子（MIF）能抑制进入炎症区的巨噬细胞和中性多核白细胞的移动，使它们停留在炎症或病原体聚集的部位，有利于其发挥作用。MIF 可使巨噬细胞发生黏着，并使吞噬反应显著增加。巨噬细胞激活因子（MAF）的主要作用是增加巨噬细胞的吞噬与消化能力，并加强巨噬细胞对抗原进行处理的能力，从而提高抗原的免疫原性作用。因此，在结核杆菌侵犯的部位出现巨噬细胞的凝聚，并大量吞噬结核杆菌。在分枝杆菌生长抑制因子的作用下还能抑制细胞内的结核杆菌生长，有助于细胞消化和杀灭结核杆菌，形成结核的特异性免疫。卡介苗在激发机体产生特异性免疫反应的同时还产生了比较广泛的非特异性免疫作用，这与 T 细胞产生的淋巴因子、T 细胞本身的直接杀伤作用及体液免疫因素相互作用有关。

三、药　物　成　分

　　该品是将卡介菌接种在综合培养液中培养后，收集菌膜，混悬于适宜的灭菌的保护液内，经冷冻干燥制成。所得到的活菌制剂具有产生抗体、增强免疫力、诱导 γ 干扰素产生的作用。冻干菌苗活菌数每毫克应在 100 万以上，皮内注射剂稀释后，每 1ml 含 0.5～1mg。

四、制　剂　规　格

　　粉针剂：0.5～0.75mg 菌体。该品冻干粉针剂为乳白色疏松固体或粉末，加入 1ml 注射用水应于 2 分钟内完全溶解为均匀混悬液，残余水分不应超过 3%。冻干卡介苗注射剂 10 人份/支。储存方法：保存在 2～8℃暗处。有效期：1 年。

　　卡介苗口服混悬液：1ml∶10mg。

　　口服用卡介苗：1ml∶50mg。

　　划痕用卡介苗：①0.5ml∶37.5mg；②1ml∶75mg。

　　皮内注射用卡介苗：①1ml∶0.5mg；②1ml∶0.75mg；③2ml∶1.5mg。该品注射液为乳白色混悬液，pH 为 6.8～7.6，放置后菌体下沉，经过轻摇能均匀分散。

五、接　种　方　法

　　卡介苗的接种方法包括口服、皮上划痕和皮内注射。口服卡介苗因菌苗需要量大，现已停用。皮上划痕虽然方法简便，但结核菌素试验转为阳性的比例较低，接种效果差。目前，主要采用皮内注射法，即抽取 0.5mg/ml 的菌苗 0.1ml，在左上臂三角肌处做皮内注射。皮内注射法的优点：剂量准确，接种成功率高，结核菌素试验由阴性转为阳性的概率高达 96%～98%，但是在操作技术方面要求比较严格和精确。值得注意的是，皮上划痕和皮内注射接种的菌苗含菌量悬殊，两者不能混同使用。

六、接 种 对 象

（1）在结核病高发区或结核病暴露度较高的地区，所有新生儿均需进行 BCG 接种。新生儿 BCG 接种可以有效预防重症结核病，如粟粒性结核和结核性脑膜炎。

（2）使用 5U PPD（PPD 为结核菌素纯蛋白衍化物）或 5U 稀释旧结核菌素试验阴性的儿童（PPD 或结核菌素试验阴性后 48～72 小时，局部硬结在 5mm 以下者为阴性）。

（3）没有证据表明 BCG 第二次接种可加强疫苗保护作用，故不推荐 BCG 第二次接种。

（4）已感染 HIV 的儿童，不推荐进行 BCG 接种。

（5）HIV 感染情况尚不明确、母亲为 HIV 阳性及暂无 HIV 感染症状的高风险婴儿，需酌情考虑实际情况后进行 BCG 接种。

（6）HIV 阳性的儿童不应进行 BCG 接种，接种可能会导致疾病加重或者引发致死性的 BCG 播散。对于 HIV 阳性并且早期已经使用 ART 的婴儿，大量文献报道显示 BCG 接种可引发免疫重建炎性综合征。相对于 BCG 播散性疾病的低病死率而言，该综合征的病死率较高。

在结核病高发区，BCG 通常在新生儿时期便进行常规接种。因此，在疫苗接种前就对 HIV 感染状况进行全面评估存在一定的难度。

七、禁 忌 证

（1）早产、难产、低体重儿、伴有明显的先天性畸形的新生儿。

（2）由感染性疾病导致的发热或未知病因的发热。

（3）结核病、急性传染病、肾炎、心脏病、免疫缺陷症、严重皮肤病患者。

（4）急性疾病、烧伤患者、疾病恢复期（疾病结束及健康恢复之间）、短期内接种其他疫苗、泌尿道感染患者。

（5）由于下列疾病导致免疫应答降低：全身恶性肿瘤、HIV 感染、γ 干扰素受体缺陷、白血病、淋巴瘤。

（6）由于使用下列药物或治疗而致免疫应答抑制：烷化剂、抗代谢药、放射治疗、类固醇。

（7）免疫力降低的婴儿或儿童。

以下人群慎用：①结核菌素试验强阳性的患者；②哮喘患者，免疫原性物质可引起哮喘发作或过敏反应。

八、接种不良反应

在接种卡介苗 2～3 周后，注射的局部可出现红肿硬结，逐渐形成脓疱或小溃疡，一般 2 个月左右便可结痂。

接种卡介苗后有极少数人会出现严重皮疹、紫癜、休克等异常反应，需及时请医师诊治。接种中偶可发生下列反应：

1. 淋巴结炎症 接种后 1～2 个月，约 1% 的儿童可引起颈部、腋下、锁骨上下等处淋巴结肿大（大于 1.0cm）。反应过强者，淋巴结肿大明显，可形成脓肿或破溃，或在接种处形成小脓疱。皮内注射者反应常较划痕法者强，另外旧结核菌素（OT）试验呈阳性者，接种后也可产生较强反应。如果发生上述强烈反应，家属不必惊慌，一般仅表现为局部肿大，并无进行性扩散的风险。淋巴结肿大者可用热敷，若已化脓者，一般不宜手术切开，可用消毒针筒抽取脓液，大多在抽取数次以后痊愈，若已破溃，可用 5% 异烟肼或 20% 对氨水杨酸油膏贴敷。

2. 类狼疮反应 与结核杆菌菌株残余毒力有关。

3. 瘢痕 因丰富的肉芽组织形成瘢痕突起，有时呈瘢痕瘤，多见于不做 OT 试验而直接皮上划痕的接种者。

4. 播散性卡介菌病 在极少数情况下，尤其是免疫缺陷儿童接种卡介苗后，由于身体缺乏免疫力，易发生全身性播散，称为播散性卡介菌病。国际防痨与肺部疾病联合会的统计数据显示，全球因接种卡介苗而引起卡介菌病的发生率仅为（0.19～1.56）/100 万。

（舒 敏）

参 考 文 献

焦伟伟，孙琳，肖婧，等，2016. 国家结核病规划指南——儿童结核病管理. 第 2 版. 中国循证儿科杂志，11（1）：65-74.

张智芳，严延生，2018. 预防与治疗性结核病疫苗的研究进展. 中国人兽共患病学报，34（11）：1033-1039.

Faustman DL，2014. The value of BCG and TNF in autoimmunity. Elsevier，Academic Press.

Thomas NN.，Nina MB，Jesper K，2016. Adverse reactions to the Bacillus Calmette-Guérin（BCG）vaccine in new-born infants-an evaluation of the Danish strain 1331 SSI in a randomized clinical trial. Vaccine，34（22）：2477-2482.

第四篇

护 理 篇

第三十一章

结核病患儿与家长的心理护理

结核病是一种慢性传染性疾病，治疗复杂，疗程长，儿童更甚。在治疗过程中，患儿存在一定的心理行为问题，如抑郁、焦虑、社会退缩等。影响其心理行为的因素包括患儿的疾病状态（包括疾病严重程度、病程长短、疾病对学习生活等的影响），患儿个体特征（性别、年龄、个性等），家庭因素（经济水平、家庭功能状态、家属心理因素等）及社会因素（文化背景、地理位置、社会保障等）。由于发育水平的差异，不同年龄段患儿的心理反应差异很大，护师应注意了解各年龄段儿童的心理特点，逐步开展针对性心理护理，采取以家庭为中心的护理模式；在治疗躯体疾病的同时，对结核病患儿及家庭进行社会心理干预，帮助他们应对危机，从而促进疾病的康复，提高患儿的生存质量。

一、各年龄段结核病患儿的心理护理

随着年龄的增长，不同年龄段儿童的生理及心理表现出一定的规律性。在医学上，将儿童年龄分为七期，结合临床，护士应注意各年龄段结核病患儿的心理特点，开展针对性的心理护理，促进患儿康复。

（一）婴儿期（0～1岁）的心理护理

1. 心理反应 婴儿期是小儿身心发育最快的时期，6个月左右的婴儿已开始认识父母或照顾者，并对其表现出强烈的依恋。但0～1岁的婴儿仅能咿呀发音或少数简单词语，患儿尚不能完整地通过语言表达自己对陌生环境的恐惧和不安情绪。当病情严重需要住院治疗时，婴儿会产生分离性焦虑，常表现为哭闹不止、难以安抚、看见医护人员就哭、对陌生环境和陌生人持拒绝态度等。

2. 心理护理 医护人员应着干净整洁的工作服，面带微笑，声音轻柔地进行治疗和护理。与患儿照顾者沟通了解患儿的生活习惯，尽量营造温馨的病房环境，适当选取患儿喜爱的玩具及物品放在床旁，让患儿接受声音、颜色等感知刺激。有条件时，应鼓励家属对住院患儿进行陪护。在病情允许的情况下，协助患儿进行动作训练，维持患儿的正常生长发育，满足患儿的生理及心理需要。护士应增加与患儿的接触时间，在适当的时候使用肢体接触，可给予患儿拥抱或抚摸，如轻拍患儿后背的简单动作就能传达出关心、安慰、信任和支持的含义，让患儿不抵触护士，消除陌生感并逐渐贴近。

（二）幼儿期（1～3岁）的心理护理

1. 心理反应　此期患儿的语言发育仍不完善，语言沟通仍困难，但能使用简单词语与医护人员进行交流，这个阶段的患儿开始萌发自我意识，具有一定的自主性。住院治疗时常表现为拒绝接触医护人员，以哭闹、踢打等行为拒绝医护人员的治疗和护理。同时，患儿易出现逃避压力、退行性等行为，或是因依恋照顾者，害怕陌生环境而产生抑郁情绪，对周围的人和事冷漠。

2. 心理护理　有条件时应鼓励父母和照顾者对住院患儿进行陪护。在接触患儿时，护士应动作轻柔，态度和蔼，适当进行抚摸等肢体接触，消除患儿的紧张抵触情绪。同时，护士需要与患儿家属进行沟通，了解患儿表达需求的特殊方式，以患儿能接受的方式进行交谈，从而促进患儿语言能力的发展。在病情允许的情况下，可让患儿适度的自由活动；如果发现患儿有退行性行为时，应给予及时引导，多给患儿营造主动性的机会，对患儿发出的各种信息及时反应，满足患儿的生理及心理需求。患儿在接受治疗和护理时，应适当使用赞美鼓励性的语言，积极引导患儿，少批评，少使用威胁性言语，以免形成不良的条件反射。

（三）学龄前期（3～6岁）的心理护理

1. 心理反应　此期患儿能通过语言表达自己的需求，心理较前明显发育，思维能力和自我意识进一步发展，逐步完善，同时具有一定的独立性。由于传统家庭育儿观念的影响，患儿家长的过分纵容和溺爱又容易造成患儿任性霸道、依赖性强及自我中心的心理特点。而结核病属于慢性病，治疗周期长，虽然此阶段的患儿对自己身体各部位和器官有所了解，但常用自身的情感和行为模式来理解疾病病因，认为疾病和痛苦是对自身不良行为的惩罚。对于疾病和治疗带来的痛苦表现为稍感不适就会哭闹、反抗等，甚至拒绝治疗。学龄前患儿已经进入一些日托机构接受学前教育，对父母或照顾者的依赖性较前两个阶段减弱；但在疾病和住院的影响下，患儿仍希望获得陪伴和安慰，分离性焦虑常表现为暗自哭泣、抵触治疗。此时，患儿能把注意力转移到与同病室病友的共同游戏等活动中，能自我调节，逐渐习惯陌生环境，但仍不能理解各种检查和治疗时对身体的刺激，从而产生恐惧心理并抗拒治疗。

2. 心理护理　首先需要尊重患儿，向患儿介绍医护人员，拉近医患之间的距离。了解患儿的喜好和习惯，在交谈和嬉戏中，让患儿体会到医护人员对他们的关爱，消除陌生和恐惧感。营造温馨的病房环境，有利于患儿对医院环境尽快适应，缓解患儿的不安和焦虑。在适宜的情况下，与患儿沟通，告知患儿积极配合治疗有利于疾病康复。此期患儿的语言能力迅速发展，具有模仿能力强、好学上进等特点。在进行治疗时，对配合治疗的患儿给予鼓励性言语赞扬，对不配合治疗的患儿应耐心劝导，切忌批评指责。

（四）学龄期（6岁至青春期）的心理护理

1. 心理反应　此期患儿多已入小学，有一定生理卫生知识和较强的自尊心。在与患儿沟通时，应保持目光接触，与患儿的视线保持水平，必要时可坐下或蹲下。由于此期患儿的独立自主意识增强，医疗活动常使其感受到对自己身体和行动自由的控制，患儿表现出挫败感和愤怒，很难接受诊疗引起的生活方式改变，从而导致对治疗的抵触和不依从。学龄期患儿常担心住院影响学习，表现为沉默、焦虑、抑郁的心理。

2. 心理护理 向患儿及家属介绍医院的环境、规章制度和主管医护人员等，使患儿感到医护人员的温暖和关爱，从而消除其因环境陌生而产生紧张不安和焦虑的不良心理。根据学龄期患儿的心理特点，护士要主动与患儿进行心理沟通，沟通时应尊重患儿的想法和隐私，以客观而不加批判的态度与其交流。在进行各项诊疗活动时，讲明目的，尊重患儿的意见。在不违反医院规定和患儿病情允许的情况下应鼓励患儿在病房内适当活动。有条件时可维持患儿住院前的日常活动或从事其喜爱的娱乐活动等。在住院过程中，护士可适当提供给患儿一些自我决策的机会，以缓解患儿的失控感。

（五）青春期患儿的心理护理

1. 心理反应 青春期的年龄范围一般为 10～20 岁，女孩较男孩发育早，此期儿童的体格生长发育迅速，同时生殖系统的发育会让患儿特别关注自我形象。此期的患儿对疾病有较理性的认识，但由于生活阅历尚浅且已经开始学校集体生活，面对罹患结核病而接受隔离治疗，患儿会产生孤独情绪。患儿会担心自己的学习和前途受到影响，也会担心传染给家人朋友。因此，患儿情绪不稳定，容易产生焦虑和恐惧心理。为防止疾病传播，患儿与其接触者都要采取一定隔离措施，同时保持一定距离。因此，患儿容易产生自卑心理，担心自己被人嫌弃。同时，部分患儿会因为惧怕药物不良反应而拒绝服药，服药依从差，抵触治疗。由于家庭经济条件限制，部分患儿担心住院会为家人造成负担，从而产生愧疚情绪。

2. 心理护理 此期的患儿能较妥善地处理因疾病导致的住院限制和挫折，但对疾病的预后、残疾或死亡会有强烈的恐惧感。因疾病而住院治疗会使其产生失去同学朋友的恐惧心理，医护人员应主动接近患儿，尽量帮助其解决困难。与患者及其家属沟通时，注意选用通俗易懂的语言和多种多样的方式讲解疾病相关知识，包括隔离治疗的意义、隔离方式及解除隔离的标准等。当患儿或家属在治疗中提出各种问题时，耐心为其解答，如治疗疾病的疗程和方式方法，消除其疑虑和恐惧心理，有利于患儿配合治疗。住院治疗期间可采用现代化通信设备，使患儿与亲人、朋友和同学等进行文字信息或视频交流，消除患儿的孤独寂寞感，减轻其焦虑情绪。同时，鼓励家属与患儿坦诚沟通，缓解患儿自责及愧疚感。向患儿讲解结核病的治疗原则和方法，强调全程规律服药的重要性，增强患儿服药的依从性。

二、结核病患儿家属的心理护理

结核病是一种常见的呼吸道慢性传染性疾病。儿童罹患疾病时，不仅对患儿，同时对其家属均造成了一种较强的心理应激。由于需要长期照顾心理及情绪产生巨大变化的患儿，患儿家属需要承受较大的躯体和心理负担。研究表明，患儿家属均存在着不同程度的心理障碍，尤以躯体化、抑郁、敌对性、恐惧、强迫较明显；另外，睡眠和饮食也出现了明显异常。因此，护理人员应该对结核病患儿家属的心理问题引起重视。

（一）心理反应

儿童结核病不同于成人，难以诊断及治疗。在患儿确诊患病和住院的初期，患儿家属常对患儿的诊断表示质疑和难以接受。通常，家属会寻找疾病的原因，如果家属是导致患儿患病或病情加重的原因，他们会产生愧疚感。部分家属会感到愤怒，并将会向其他家庭成员或医护人员进行发泄，引发患儿家庭成员之间或护患之间的矛盾和冲突。在患儿忍受病痛和接受刺激性诊疗时，家属会难过、焦虑甚至痛苦。由于结核病是慢性传染病，面对亲戚朋友的疏远和经济方面的压力，家属会表现出悲观、焦躁、愤怒甚至仇视社会等负面情绪。对于患儿预后的不确定性，家属会产生焦虑和预期性的悲伤，严重时会产生心理障碍，以至于影响正常生理功能。

（二）心理护理

第一，医护人员需要建立良好的第一印象，医护人员可亲切地向家属介绍医院环境和工作人员，讲解疾病的知识，解释患儿的情况，用药的目的等。通过展示专业的素养建立信任感，帮助家属缓解患儿住院带来的无措感，从而消除其因环境陌生而带来的紧张不安、焦虑的不良心理。第二，医护人员需要耐心倾听家属的想法，了解家属面临的困难，如果没有足够的时间进行充分的交流，应向家属解释，并告知其获取帮助的途径和方法，避免家属感到被冷落和忽视。第三，医护人员可为家属尽可能提供各项便利设施，如陪护床和基本生活设施等。鼓励和提醒照顾者合理休息与活动，保证营养的摄取，保持身体健康。鼓励家属参与患儿的照顾和护理，尽可能使用开放性的问题向家属提问，倾听家属的感受，减轻其内心的压力。同时，注意换位思考，理解家属的心情，针对家属的问题给予解答，不可搪塞或使用难以理解的医学术语。第四，医护人员需要告知密切接触患者的家属进行定期体检，及早发现、及时排除被感染的可能性。第五，医护人员需强调早期、联合、长期、规律、全程服药的重要性，建立合理的出院随访方式，做好全程督导化学治疗。多与家属分享一些配合治疗而预后好的病例，帮助患儿家属树立坚强的信念，做好长期治疗的心理准备，从而提高患儿及家属出院后的治疗依从性。对于经济条件有限、不能负担治疗的家庭，协助家属申请社会基金或资助等，减轻患儿家属的经济负担和心理负担。

（龙莉琳）

参 考 文 献

崔炎，2012. 儿科护理学. 北京：人民卫生出版社.
古卓云，林丽杰，2008. 浅谈结核病住院患儿心理特点及心理护理对策. 临床肺科杂志，13（9）：1238.
刘玉婷，2016. 心理护理在不同年龄段住院儿童患者护理中的作用. 中国医药科学，6（3）：158-160，178.
叶水英，2017. 住院患儿心理韧性研究进展. 齐鲁护理杂志，23（11）：74-77.
张洪伶，2016. 传染病住院患儿临床心理护理观察. 中国中西医结合儿科学，8（5）：543-545.

第三十二章

儿童结核病的护理

小儿结核病是由结核杆菌引起的一种慢性、传染性疾病，全身各器官均可受累，小儿以原发性肺结核最为常见。严重者可经血行播散引起血行播散型肺结核和结核性脑膜炎。随着科学的发展、卡介苗接种的推广及抗结核药物的完善，小儿结核病的发病率和死亡率已明显下降，治愈率明显增加。近十年，由于多耐药结核菌株的增加及艾滋病的出现，结核病的发病率又有所上升。

一、原发性肺结核的护理

原发性肺结核为结核杆菌初次侵入肺部后发生的原发感染，是小儿肺结核的主要类型。大多呈良性经过，但也可进展为干酪性肺炎、结核性胸膜炎等，或恶化血行播散而导致急性血行播散型肺结核或结核性脑膜炎。原发性肺结核包括原发综合征与支气管、淋巴结结核。

（一）常见的护理问题

原发性肺结核的常见护理问题包括营养失调、活动无耐力、舒适度减弱、知识缺乏、有执行治疗方案无效的危险及抗结核药物的副作用。

（二）护理措施

（1）采取空气或飞沫隔离，接触患儿应注意戴口罩。

（2）注意休息，有高热、呼吸困难等需要卧床休息。

（3）加强营养，给予高热量、高蛋白、高维生素、易消化饮食。

（4）观察病情变化，尤其是神志、生命体征、咳嗽情况及药物的副作用。

（5）指导合理用药

1）向家属讲解抗结核药物的作用，强调早期、适量、联合、规律、全程、分段治疗的重要性。

2）指导正确用药方法，督促家属及患儿按医嘱用药，以减轻药物不良反应，利福平应该在早餐前 1 小时服用，不得自行停药、漏服和改药。

3）告知家属药物可能产生的不良反应，但多数经处理可消失，如异烟肼可发生周围神经炎、肝功能异常；利福平可导致肝功能损害、胃肠道不适；链霉素可导致听力障碍等。

（三）健康教育

（1）向家长及患儿介绍肺结核的病因、传播途径及隔离措施。痰菌阳性者在病情许可时注意戴口罩。

（2）注意个人卫生，严禁随地吐痰，不得面对他人咳嗽或打喷嚏；咳嗽时要用手或纸巾遮盖口鼻；将痰液吐在加盖的容器内；凡与患儿接触过的用具做好消毒处理。

（3）指导坚持用药是治愈肺结核的关键，治疗期间需坚持全程规律服药，并观察药物疗效及副作用，发现不良反应及时就诊；定期复查了解疗效和药物使用情况，便于及时调整治疗方案。

二、继发性肺结核的护理

再次感染结核杆菌所引起的肺结核病多见于 10 岁以上的年长儿童。继发性肺结核为已感染过结核病的儿童，在原发病变已静止或痊愈后，又发生了活动性肺结核。其主要类型包括：①局灶性肺结核；②浸润性肺结核：最常见，又称为活动性肺结核；③慢性纤维空洞型肺结核；④干酪样肺炎；⑤结核球。

（一）常见的护理问题

继发性肺结核的常见护理问题包括窒息的危险、清理呼吸道无效、咯血、活动无耐力及感染的危险。

（二）护理措施

（1）采取空气或飞沫隔离，接触患儿应注意戴口罩。

（2）对于发热、胸痛等不适感均应嘱患儿卧床休息。

（3）饮食指导：饮食选择高蛋白、高维生素等富有营养且易消化的食物。

（4）病情观察

1）患儿因肺内病变有可能发生咯血，这是病情观察的重要内容。如有精神烦躁不安、心悸、气短、胸痛，需要帮助患儿保持安静，应绝对卧床休息，继续观察患儿有无大咯血的发生。

2）观察大咯血的颜色，鲜红色咯出为新鲜血液，暗红色咯出为陈旧血液，前者更为严重。

（5）指导合理用药。

（三）健康教育

（1）帮助家属及患儿了解疾病知识。

（2）指导家属及患儿掌握本病在家庭的消毒隔离技术，有条件的家庭应安排患儿有自己的房间。患儿的活动要以不感到疲劳为原则，逐渐恢复体力。

（3）出院后定期复查。

三、血行播散型肺结核的护理

血行播散型肺结核是指结核杆菌少量多次进入血液循环，机体免疫状态较好，多次在肺部发生结核病变，病变以肺部和其他脏器的增殖性结核结节为主。此型多见于10岁以上的年长儿童。

（一）常见护理诊断/问题

血行播散型肺结核的常见护理问题包括体温过高、营养失调、活动无耐力、有窒息的危险、知识缺乏、咯血。

（二）护理措施

（1）采取空气或飞沫隔离，接触患儿应注意戴口罩。

（2）注意休息：患儿机体消耗较大，分解代谢旺盛，容易疲劳，因此应特别注意调整休息。

（3）饮食护理：对食欲下降的患儿应给予清淡易消化、可口、营养丰富的食物；待患儿食欲恢复后应给予高热量、高蛋白、高维生素饮食；对反复咯血的患儿应注意补充含铁丰富的食品。

（4）观察病情变化

1）密切观察患儿面色、精神、神志及生命体征的变化，出现神经系统症状，如精神萎靡、嗜睡或烦躁、头痛、呕吐等脑膜刺激症状时应及时与医师联系。

2）血行播散型肺结核有可能发生肺气肿、纵隔囊肿，更要注意观察自发性气胸的发生，因此对呼吸状态的评估就极为重要了，如患儿烦躁、喘憋、肺部呼吸音减弱，都是疑为气胸的临床表现，勤观察、早发现是护理工作的职责。

（5）指导合理用药：指导家属及患儿应遵循早期、联合、适量、规律、全程的治疗原则，不得随意减药或停药。

（三）健康教育

（1）年长患儿除有来自长期住院的压力外，还由于长期服用激素导致形象改变、休学等原因产生焦虑甚至抵触情绪。家长因担心孩子的健康、经济原因及来自社会舆论的压力而焦虑、沮丧。应给他们讲解疾病的病因、病情发展、预后等，解除其顾虑，增强其战胜疾病的信心。

（2）定期复查，门诊随访。

四、结核性脑膜炎的护理

结核性脑膜炎是由结核杆菌侵犯脑膜引起的非化脓性炎症，是儿童结核病中最严重的类型。常在结核原发感染后 1 年内发生，尤其在初染结核 3~6 个月最易发生。多见于 3 岁以内的婴幼儿，是儿童结核病致死的主要原因。

（一）常见的护理诊断/问题

结核性脑膜炎的常见护理问题包括营养失调、皮肤完整性受损的危险、焦虑、颅内压增高及电解质紊乱等。

（二）护理措施

（1）采取空气或飞沫隔离，接触患儿应注意戴口罩。

（2）急性期卧床休息，保持室内安静，避免一切不必要的刺激，治疗、护理操作集中进行。

（3）加强营养，给予高热量、高蛋白、高维生素、易消化饮食。少量多餐，耐心喂养。对昏迷、不能吞咽者，可鼻饲和静脉补液。

（4）密切观察病情，发生异常及时配合医师处理。

1）密切观察生命体征和意识等，如果出现意识障碍、前囟膨隆、瞳孔改变、躁动不安、频繁呕吐、四肢肌张力增高等，提示有脑水肿、颅内压升高的可能。

2）如果出现呼吸不规则、瞳孔忽大忽小或双侧不等大、对光反射迟钝、血压升高，提示有脑疝及呼吸衰竭的可能。此时，尽量避免搬动头部，立即通知医师给予急救处理。

（5）腰椎穿刺术后应平卧 4~6 小时。若颅内压增高明显，应遵医嘱穿刺前使用脱水剂。

（6）遵医嘱给予抗结核药物、脱水剂、利尿剂、肾上腺素皮质激素等，注意给药速度及观察药物副作用。

（7）注意安全，维护肢体功能。由于晚期患儿可昏迷或反复惊厥，应将患儿置于有床栏的床上，防止坠床。反复惊厥的患儿，除给予止惊药外，病室应保持安静，集中护理，少扰动患儿。上下牙间放置牙垫，以防患儿惊厥时发生舌咬伤。患儿昏迷时，肢体应放置于功能位，用沙袋和夹板固定，防止下肢外旋和足下垂。对瘫痪的肢体可进行按摩和被动活动，防止肌肉挛缩，帮助患儿恢复肢体功能。

（三）健康教育

（1）强调坚持服药、定期复查的重要性。

（2）作息规律，适当进行锻炼。

（3）对有后遗症的患儿，进行康复指导。

五、结核性胸膜炎的护理

结核性胸膜炎是常见的结核病，多见于儿童及青少年。结核杆菌及其代谢产物进入高度敏感的机体胸膜腔内，引起胸膜过敏性炎症反应；也可以是贴近胸膜的原发灶经淋巴管或直接侵入胸膜腔；或由纵隔或肺门肿大的淋巴结压迫使淋巴引流发生障碍，结核杆菌逆流至胸膜所致；由血行播散累及胸膜也是发病原因之一。

（一）常见的护理诊断/问题

结核性胸膜炎的常见护理问题包括胸痛、气体交换受损、体温过高、低效性呼吸形态、营养失调、活动无耐力、焦虑。

（二）护理措施

（1）采取空气或接触隔离，接触患儿应注意戴口罩。

（2）注意休息：患儿体温正常后数天可在室内适当活动。

（3）饮食的护理：增加病儿饮食中的营养，选择高蛋白、高维生素的食品。调剂主食的品种粗细搭配；副食也要色香味具备，鼓励患儿进食，以增加其机体抵抗力，利于病体修复。

（4）病情观察

1）观察体温、脉搏、呼吸的变化。病情未控制时，患儿会表现精神不愉快，哭闹不安，体温升高，呼吸和脉搏加快。经治疗后，如果病情得以控制，患儿的体温降至正常，精神愉快，食欲改善，呼吸平稳。

2）患儿因胸腔积液而表现为呼吸急促甚至呼吸困难时，可令其采取半卧位，使胸腔容量增大，呼吸困难减轻。也可间断采用患侧卧位，以改善肺功能。

3）当患儿有大量胸腔积液时，要协助医师进行胸腔穿刺抽取积液。操作前，备好用物，向家长及患儿介绍该治疗的目的，取得合作。操作时，扶持好患儿的体位，注意为患儿保暖，避免着凉，保证操作顺利完成。操作后，送患儿回病室卧床休息，并指导患儿侧卧位，做深呼吸，预防胸膜粘连而影响肺功能。穿刺后，详细记录抽取胸腔积液的量及性质，必要时送验。保持穿刺部位的敷料清洁、干燥。

（5）用药指导：由于抗结核药物大多有胃肠道反应，需要注意患儿食欲的变化。有些药物对肝肾有损伤，应定期检查尿常规及肝肾功能。

（三）健康教育

（1）指导患儿注意休息。随着病情的恢复，可做适当户外活动，以散步为主，避免剧烈运动。

（2）门诊随访，定期复查。

六、结核性腹膜炎的护理

结核性腹膜炎多由肠结核、肠系膜淋巴结结核或泌尿生殖系统结核直接蔓延而来，可发生局限性腹膜炎或弥漫性腹膜炎。结核性腹膜炎可能是全身血行播散的一部分，或是肠结核直接蔓延到浆膜或因肠黏膜溃疡、穿孔而引起；另外，干酪化的肠系膜淋巴结破溃，大量结核杆菌散布于腹腔内，使腹膜被感染。结核性腹膜炎可分为三型，即渗出型结核性腹膜炎、粘连型结核性腹膜炎及干酪溃疡型结核性腹膜炎。

（一）常见的护理诊断/问题

结核性腹膜炎的常见护理问题包括腹痛；营养失调；疾病知识缺乏；腹泻、肠梗阻、肠漏及肠穿孔等潜在并发症。

（二）护理措施

（1）采取空气或接触隔离，接触患儿应注意戴口罩。

（2）患儿发热或有不适感时，应卧床休息，体温正常无不适感可做适当活动。

（3）饮食护理：给予少渣或无渣、高热量、高维生素饮食。防止暴饮暴食。不选用导致胃肠胀气的食物。

（4）病情观察

1）准确记录大便次数、性质及量。保持出入量平衡。

2）密切观察患儿腹部体征的变化，如腹痛、腹胀及呕吐有无明显加重，或无排便时则疑有粘连性肠梗阻，需及时与医师联系并协助处理。

3）需要做腹腔穿刺的患儿，及时备好物品，协助操作。穿刺过程中，注意观察患儿面色、呼吸及脉搏等变化，穿刺完毕以后，用无菌敷料膜覆盖穿刺针孔。如抽出腹水量较多时，应用腹带加压包裹腹部。患儿可采取半卧位。详细记录抽出腹水的颜色及量。对做腹腔穿刺后的患儿，要注意观察其面色、体温、脉搏及呼吸的变化，穿刺针孔有无渗液，局部皮肤有无红肿、压痛等不良反应。

（5）指导合理用药。

（三）健康教育

（1）入院时，向家属进行疾病知识宣教，使家长了解在治疗过程中如何帮助患儿保持长期合作。结核性腹膜炎的治疗效果常与其他部位结核病的严重程度及本病的发展变化有关。渗出型结核性腹膜炎预后最好，可完全治愈。粘连型结核性腹膜炎预后较差，病程多迁延，时而恶化、时而缓解，但是坚持治疗仍可治愈。对于难以处理的肠粘连肠梗阻需外科手术治疗。干酪溃疡型结核性腹膜炎预后最差，如果合理应用抗结核药物进行治疗，预后也能明显改善，有的患儿最终也能治愈。

（2）出院后，患儿从医院的环境、生活规律向家庭转换，家长也要做好家庭的环境准备，生活规律及食品的选择要安排得基本与住院时相似，帮助患儿出院后能很快适应。定期复查。

七、耐药及耐多药结核病的护理

耐单药结核病指结核病患者感染的结核杆菌体外被证实对一种一线药物抗结核药物耐

药。耐多药结核病（MDR-TB）是指结核病患者感染的结核杆菌体外被证实至少对异烟肼、利福平耐药。自 20 世纪 90 年代以来，全球结核病疫情回升，MDR-TB 的出现给临床治疗造成了很大困难。目前，我国耐药率高达 41%，儿童耐药结核病患者也逐年增多。

（一）常见的护理诊断/问题

耐药结核病的常见护理问题包括清理呼吸道无效；气体交换受损；传播感染的危险；活动无耐力；有窒息的危险；知识缺乏；营养失调。

（二）护理措施

（1）采取空气或者接触隔离，接触患儿应注意戴口罩。

（2）休息、活动指导：患儿应保持充足的睡眠，进行适宜的活动锻炼。咯血时，应卧床休息，待症状明显改善后进行活动，活动应根据患儿的病情而定。

（3）饮食指导：耐药肺结核仍是一种慢性消耗性疾病，丰富的营养对疾病的恢复起着重要的作用，应鼓励患者摄入高蛋白、高热量及高维生素的饮食，如牛奶、豆浆、鸡蛋、瘦肉、蔬菜水果等。饮食应当尽量多样化。

（4）病情观察

1）护士要积极鼓励家属及患儿识别和报告药物不良反应，以便获得适宜的处理。轻微的不良反应，如恶心或皮肤瘙痒，虽然其严重性不足以要求改变治疗，却影响患者的情绪，因此医护人员需要予以重视。给予患者充分的支持和理解能减轻患儿的不适并能鼓励其继续接受治疗。

2）出现严重不良反应，如黄疸或重度的腹部不适，应立即报告医师及时处理。

（5）用药指导：耐药结核患儿一般服用结核二线药物，不良反应大，出现恶心、呕吐等不良反应时要鼓励家属及患儿积极主动地接受治疗、配合治疗、规则治疗，并最终完成治疗。做到按时、按量，不自行增、减量和药物种类，不漏服及错服。

（三）健康教育

（1）耐药结核病具有传染性强、治疗效果差、疗程周期长、治疗费用高、患者对疾病的认识欠缺等方面的问题。在临床护理工作中，医护人员应通过有效的健康教育使患儿及家属认识到耐药结核病的危害性，规则治疗的重要性，从而建立良好的依从性或遵医行为。

（2）执行严格的消毒隔离制度；做好登记管理和访视工作，保证治疗效果，防止疾病传播。做好耐药和耐多药患儿与其他患儿、医务人员和工作人员的隔离工作，以防止耐药及耐多药结核病在医院内传播。作为家属，与患儿接触不可避免，易感性高，让患儿及家属掌握痰的处理方法和简便易行的消毒隔离措施，养成不随地吐痰的习惯，排菌传染期要与家人分居、分餐，并尽量不去公共场所，咳嗽和打喷嚏时用手帕掩住口鼻。

（3）指导患儿出院后定期复查，门诊随访。

（李　黎）

参 考 文 献

陈逢玉，杨克芬，2010. 耐药结核病的护理体会. 长江大学学报自然科学版：医学卷，（1）：163-164.

陈卫华，2008. 耐多药肺结核的整体护理体会. 当代护士（学术版），（3）：15.

崔炎，2012. 儿科护理学. 北京：人民卫生出版社.

王丽娟，2009. 实用结核病护理学. 北京：科学出版社.

张玲，谢晓燕，陈树珍，2010. 肺结核. 南京：江苏科学技术出版社.

第三十三章

技 术 操 作

一、经外周静脉穿刺中心静脉导管的运用

儿童结核病患者一般住院时间较长，长期静脉输液对患儿的外周血管损伤比较大，且为患儿带来很多痛苦。选择经外周静脉穿刺中心静脉导管（PICC）的方法可以有效地减少患儿的痛苦、保护外周血管、降低静脉炎的发生率。但是，PICC 置管期间，必须严格按照PICC 的护理常规进行护理，保证管道的正常使用，防止感染发生。

（一）严格无菌操作

（1）静脉输液治疗及更换敷贴时都应严格无菌操作。

（2）固定 PICC 穿刺点时，应选用透气性好、过敏性低的敷贴。

（3）PICC 置管后的 24 小时内更换敷贴一次，常规每周更换敷贴及肝素帽（或无针输液接头）1～2 次。儿童活动度较大，且自律性较差，如敷贴松脱或污染等应及时予以更换。

（4）更换敷贴时，应顺着导管方向往上撕除敷贴，避免导管滑出。如遇导管滑出，不能将滑出的导管再次送入患儿血管内。

（二）妥善固定

（1）用敷贴固定导管时，应做到无张力粘贴，避免影响穿刺点周围皮肤的血液循环，损伤局部皮肤。

（2）指导患儿及家属减少置管处肢体的活动，避免穿刺点出血、导管滑出及脱落。必要时可以使用弹力绷带对局部进行加压制动，但应注意预防压疮的发生。

（三）预防导管堵塞

（1）管道使用期间应每日通管。如管道未使用而还需要继续保留，则最长 7 天通管一次以保证管道的通畅。

（2）每次输液前应先抽回血确认管道是否在血管内，然后冲管，确认管道功能完好，再输液。

（3）导管的堵塞与诸多因素有关，如所输药液的成分、封管的方法、血液黏滞度、输液速度等。如果输液速度较慢或者输注胶体液后，一定要进行冲管，避免所输液体在管腔内形成沉积。液体输注完毕后应先用生理盐水脉冲式冲管，然后再使用含肝素的盐水正压封管。

（4）冲管、封管、推注药液均必须使用 10ml 及以上管径的空针。

二、结核杆菌标本的采集

结核杆菌是结核病诊断的重要指标。因结核杆菌具有抗酸性，所以可取患儿的痰液及胃液标本涂片或培养以查明病原体。临床上，标本的采集一般由护理人员完成，现多采用自行吐痰、吸痰及抽胃液的方法来采集结核杆菌标本。

（一）自行吐痰

自行吐痰适用于年龄较大的儿童，可以在护理人员指导下进行很好的配合。指导患儿及家属清晨起床后暂不进食，先清洁口腔，然后进行有效拍背，最后在多次深吸气后用力咳嗽，尽量咳出气管深处的痰液。护理人员将患儿咳出的痰液收集到标本盒内。痰液标本收集时，护理人员应初步判断标本是否合格，避免收集到的标本只有唾液而影响检查结果。

（二）吸痰

对于年龄较小、不会自行吐痰及不配合的患儿，可以采用负压吸痰的方法采集结核杆菌标本。指导患儿及家属清晨起床后暂不进食，并且进行有效拍背，然后护理人员在无菌操作下进行负压吸痰，将收集到的痰液作为标本进行结核杆菌检查。

（三）抽胃液

对于年龄较小、不会自行吐痰及不配合的患儿，也可以采取抽胃液的方法收集结核杆菌标本，尤其是患儿咳嗽症状不明显、痰液较少、痰液标本采集困难时。一般在清晨抽取胃液，指导患儿及家属在抽取胃液前 6~8 小时禁食禁饮，婴儿母乳及配方奶喂养者一般禁食禁饮 4~6 小时。清晨由护理人员安置胃管进行胃液抽取，然后将抽取到的胃液标本进行结核杆菌检查。

以上标本均需留取在无菌容器内密闭保存，并立即送检。一般连续留取标本 3 天以提高阳性率。其中脓样痰及血痰标本培养阳性率最高，黏液痰及唾液痰标本相对较低。

三、腰椎穿刺术的护理

腰椎穿刺术是诊断结核性脑膜炎的重要检查指标，是可靠的诊断依据。腰椎穿刺术一般以第 3、4 或第 4、5 腰椎间隙为穿刺点。腰痛、头痛及穿刺部位出血是儿童腰椎穿刺术后最常见的并发症。因此，儿童腰椎穿刺术前后的护理非常重要。

（一）术前护理

（1）协助医师告知家属腰椎穿刺术的重要性及意义，向家属讲解腰椎穿刺术的原理及过程，解除家属对该项操作的畏惧、担心和误解，并尽量与大龄儿童做好沟通工作，使其能在术中顺利配合。

（2）术前嘱患儿排空大小便。

（二）术中护理

（1）术中配合医师为患儿摆好体位，充分暴露穿刺部位。
（2）严格执行无菌操作，减少感染风险。
（3）严密观察患儿病情，监测生命体征。

（三）术后护理

1. 指导患儿去枕平卧 为避免脑脊液因重力因素从腰椎穿刺部位流出及颅内压降低引起头痛，常规腰椎穿刺术后指导患儿去枕平卧4～6小时，但现在的研究存在不同的观点和看法。尹艳等以150例颅内压正常、需进行腰椎穿刺术的患儿为研究对象，腰椎穿刺术后分别去枕平卧0.5小时、1小时、2小时、4小时和6小时，观察腰椎穿刺术后各组头痛、腰背痛的发生率及脑脊液的渗出量。研究结果显示，儿童行腰椎穿刺术后不同的平卧时间对头痛的发生率及对脑脊液的渗出量均无影响，并且平卧0.5小时和1小时的腰背痛发生率明显低于对照组。因此，推荐儿童腰椎穿刺术后平卧时间可缩短至0.5～1小时。李淑贤所做的另一项研究将680例腰椎穿刺患者随机分为4组，各组腰椎穿刺后平卧时间分别为30分钟、2小时、4小时和6小时，结果发现4组患者腰椎穿刺去枕平卧相应时间后在头痛及不舒适发生率方面差异均无统计学意义，即腰椎穿刺后卧床时间长短（30分钟至6小时）对头痛的发生率无显著影响。因此，腰椎穿刺术后患者需要去枕平卧30分钟后可根据自身情况下床活动或以自由体位继续卧床2～6小时。综上所述，关于腰椎穿刺术后去枕平卧的时间可以根据儿童的实际情况灵活指导，取得患儿及家属的配合。

2. 做好病情观察 腰椎穿刺术完成后，对穿刺点进行按压止血，并保持穿刺点清洁，给予无菌敷料覆盖并观察是否有渗血渗液。同时，注意观察患儿是否有意识改变、头痛、呕吐、腰背痛等症状。

在患儿卧床期间，协助家属保持患儿安静，做好生活护理，并安慰、鼓励家长及患儿树立战胜疾病的信心。

四、胸腔穿刺术的护理

胸腔穿刺术在临床中已广泛开展，在肺结核的诊断和治疗中也起着非常重要的作用。护理人员应配合医师做好胸腔穿刺术的护理。

（一）术前护理

协助医师向家属及患儿做好解释工作，取得家属的理解，同时向大龄儿童做好沟通，让其在穿刺过程中更好地配合。

（二）术中护理

术中应配合医师摆好患儿体位，做好患儿的心理护理及病情观察，防止因过度紧张出现休克或呼吸困难；观察患儿是否有头晕、心悸、胸闷、面色苍白、出汗、刺激性咳嗽、晕厥等胸膜反应。

（三）术后护理

指导患儿卧床休息至少 30 分钟，并且密切观察患儿的生命体征及胸部体征，及早发现各种并发症。若无不适，可下床活动。同时，观察穿刺点是否有渗血渗液。

五、支气管镜检查的护理

支气管镜检查是一种直接观察气管及支气管病变的一种诊断和治疗方法，可以直接观察到气管和支气管的病变情况，根据病变进行相应的检查和治疗，在支气管结核中起到很重要的作用。在支气管镜检查前后，护理人员应做好相应的护理工作。

（一）支气管镜检查前护理

（1）配合医师向患儿及家属说明支气管镜检查的重要性、安全性，检查过程及可能发生的并发症，解除患儿及家属的紧张情绪，取得患儿及家属的配合。

（2）协助患儿完善相关检查，如血常规、凝血功能、输血免疫全套、胸部 X 线或 CT、心电图等检查。

（3）根据麻醉方式术前禁食禁饮，避免术中发生食物反流导致误吸。

（4）检查有无松动的牙齿，有义齿者术前取下义齿。

（5）术前半小时排空大小便。

（二）支气管镜检查后护理

（1）全身麻醉患儿苏醒前，严密监测生命体征，所有患儿检查后应卧床休息。

（2）做好病情观察。除观察生命体征外，还应观察患儿有无咯血、声音嘶哑及呼吸音的情况，必要时给予低流量鼻导管吸氧。

（3）常规检查后 3 小时内禁食禁饮，以免发生误吸，检查后宜进食温凉流质或半流质饮食。闻芳等以行电子支气管镜检查的 196 例患儿作为研究对象，发现检查后 1.5 小时和检查后 3 小时进食，不良反应的发生率没有差异。因此，儿童支气管镜检查后 1.5 小时进食的新方案是安全可行的，还可以有助于减少患儿的哭闹、饥饿，减轻家长焦虑，提高患儿及家长的满意度。

（4）检查后应尽量避免用力咳嗽，少说话，以免引起刷检或活检部位出血，向家属及患儿讲解检查后可能有痰中带血的现象，以免引起过度紧张。

六、结核菌素试验的护理

目前，我国结核病患者的早期诊断和结核杆菌感染者的筛查仍有赖于结核菌素纯蛋白衍生物（PPD）试验。虽然，PPD 试验诊断特异性稍差，但其操作简便、应用成熟，作为结核病的辅助诊断仍为广大临床医师常规使用。尤其是在流行病调查中，PPD 试验仍发挥着十分重要的作用。

（一）试验方法

常用的 PPD 试验为皮内注射 0.1ml 含 5 个结核菌素单位的 PPD。一般在左前臂掌侧中下 1/3 交界处行皮内注射，使之形成直径为 6～10mm 的皮丘。

（二）结果判断

在 48～72 小时后（一般以 72 小时为准）观察皮丘的反应结果。都伟欣等研究表明，在结核病患者的诊断中，24 小时皮丘结果的诊断灵敏度低于 48 小时和 72 小时的诊断灵敏度，48 小时和 72 小时的诊断灵敏度没有差异。因此，主张在临床应用中可以考虑接受 PPD 试验后 48 小时的诊断结果，将 PPD 试验的最佳观察时间扩大为 48～72 小时。这样既可以缩短回访时间，也利于较快速做出诊断，更便于临床医师灵活掌握随诊时间。

通过测定局部硬结的直径，取纵、横两者的平均直径来判断其反应强度。硬结平均直径＜5mm 为阴性（－），5～9mm 为一般阳性（＋），10～19mm 为中度阳性（＋＋），≥20mm（儿童≥15mm）为强阳性（＋＋＋）；局部除硬结外，还可见水痘、破溃、淋巴管炎及双圈反应等为极强阳性（＋＋＋＋）。

（三）穿刺局部皮肤的护理

（1）保持穿刺点皮肤清洁干燥，避免抓挠、感染，以免影响局部皮丘结果的判定。
（2）着宽松的衣服，减少衣物对皮丘的摩擦，以免影响试验结果。
（3）必要时对操作后形成的皮丘做记号，便于观察皮丘变化情况。

（高利红）

参 考 文 献

李淑贤，2011. 腰椎穿刺术后不同卧床时间对病人头痛影响研究. 护理研究，25（9）：2493-2494.

闻芳，周雪梅，林玲，等，2014. 小儿支气管镜术后进食时间研究. 护士进修杂志，29（19）：1779-1780.

尹艳，李素芳，付勤，等，2013. 儿童腰椎穿刺术后不同平卧时间对头痛、腰背痛及脑脊液渗出量的影响. 广东医学，34（12）：1882-1884.

钟凯惠，陈世浩，2008. 肺结核患者痰标本质量对抗酸杆菌检出的影响及护理对策. 中国实用护理杂志，24（22）：44-45.

Miller DL，O'Grady NP，2012.Guidelines for the prevention of intravascular catheter-related infections：recommendations relevant to interventional radiology for venous catheter placement and maintenance. J Vasc Interv Radiol，23（8）：997-1007.

第三十四章

结核病病区消毒隔离及自我防护措施

结核杆菌主要通过呼吸道进行传播，少数通过消化道传播，极少数通过胎盘或皮肤传播。多个发展中国家在医务工作者的调查研究中显示，以皮肤结核菌素试验作为检测方法，医务工作者的结核感染率是普通人群的数十至数百倍。因此，做好结核病病区的消毒隔离和自我防护是结核病患儿住院管理过程中的重要环节之一。

一、结核病病区的布局要求

结核病病房应严格划分为清洁区、半污染区和污染区，并设立缓冲间；分设职工通道和患者通道；设置内走廊（职工进出病房）和外走廊（患者活动）；拖把、抹布等需分区使用，标识明确；病区化粪池需消毒后才可排放。

二、结核病病区消毒措施

（一）空气消毒

病室每日通风至少两次，每次 20～30 分钟。采用动态空气消毒机或紫外线灯消毒病室、办公区及走廊，可采用三氧机行终末消毒。

（二）物体表面消毒

采用 1000～2000mg/L 的含氯消毒剂擦拭或浸泡消毒，不能擦拭消毒的物品可采用戊二醛熏蒸或紫外线照射消毒。

（三）分泌物及排泄物的处理

告知患者咳嗽、讲话或打喷嚏时要用纸巾掩住口鼻，咳痰时吐在专用带盖容器里再焚烧，或用1000～2000mg/L 的含氯消毒剂浸泡 30 分钟后倒掉。对于患者的胸腔、腹腔引流液应使用一次性引流袋，更换后立即送至废弃物存放点及时行焚烧处理。

（四）锐器和废弃物的管理

按照《医疗废物管理条例》的规定进行分类收集、存放及处理，正确使用锐器盒，将玻璃安瓿、针头等锐器放入一次性黄色硬塑料锐器盒中。设置危险品的警示标志（黄色）。医疗废弃物全部放入专用的双层黄色垃圾袋中，每日及时清理封闭包装。

三、自我防护

（1）医务工作者需要正确使用防护呼吸系统病菌传染的重要用品。走入病区，不管是接触痰菌阳性，还是痰菌阴性的患者，正确使用个人防护用具。

1）不论是否存在着潜在感染结核杆菌的危险，医务人员都应戴好口罩。口罩使用要规范，必须遮住口鼻，常规每 4 小时更换，若潮湿污染时立即更换，处理完开放型肺结核或咯血患者后要更换口罩。

2）正确穿着工作服，要求衣着整洁，扣好工作服衣领和袖口。工作服每周换洗两次，如被血液、痰液、胸腔积液污染时应立即更换，并先将工作服浸泡消毒后再清洗。行晨、晚间护理时，为避免床被表面的微生物、带菌尘埃污染空气或护士工作服和口罩表面，需采用湿式扫床法，同时进行开窗通风，保持空气流通。条件允许的情况下，尽量洗澡后回家。

3）进行下列操作时必须注意戴手套：护士在收集肺结核患者的各类标本，有可能接触患者血液、分泌物及排泄物时处理污染的敷料、器械及引流袋，接触刺激性化学消毒剂，配制细胞毒性化学药物等都必须戴手套，一旦手套破损，要及时更换。

（2）严格洗手：医务人员的手是医院感染的重要传播媒介，正确洗手可避免医院内交叉感染，有利于自我防护。在紧急救治痰窒息、咯血窒息患者后、进行体位引流或未戴手套接触了痰液、血液、胸腔积液后，都应严格执行手消毒。

（3）防止理化生物因素的伤害：应用紫外线或电子灭菌灯照射前，要关闭门窗，事先应做好病房的清洁工作，照射时严禁人员进出；结束后，应立即打开门窗通风。因为紫外线照射时会产生臭氧，吸收过多会导致恶心、呕吐，严重者可发生肺水肿、中毒等症状；另外，紫外线照射还可引起电光性眼炎、皮肤红斑等。甲醛、戊二醛等具有毒性，刺激性较大，在配制消毒液及熏蒸时应动作迅速，减少开关熏箱的次数。接触强酸、强碱、强消毒剂、挥发性气体时应用防护手套及口罩，操作过程中小心谨慎，消毒后的物品应进行相应处理。

（4）生理因素的防护：合理休息，注意营养，加强体育锻炼，提高自身免疫力。

（5）心理因素的防护：适当减轻护士的工作强度，降低心理压力，管理者要多关注医务人员的心理健康，通过改善、优化工作环境，合理地调配人力资源，改进排班制度，保证足够的睡眠和休息，提高护士的待遇，缓解精神压力，满足心理需求。

（刘孝美）

参 考 文 献

高佩凤，2012. 结核科护士职业感染管理及体会. 天津护理，20（5）：312-313.

王容侠，2012. 结核科护士的职业危害因素及防护措施. 中华医院感染学杂志，22（6）：1152.